M. Jöhr

Fälle
Komplikationen in der Kinderanästhesie

Widmung

Für die Eltern unserer kleinen Patienten;
sie sind Ungewissheit und Leiden ausgesetzt
und müssen manchmal auch Trauer ertragen.

Martin Jöhr

Fälle

Komplikationen in der Kinderanästhesie

1. Auflage

Übersetzt von: Dr. Martin Jöhr, Adligenswil/Schweiz

ELSEVIER

Elsevier GmbH, Bernhard-Wicki-Str. 5, 80636 München, Deutschland
Wir freuen uns über Ihr Feedback und Ihre Anregungen an kundendienst@elsevier.com

Titel der Originalausgabe
Managing Complications in Paediatric Anaesthesia
© Martin Jöhr 2018
ISBN: 978-1-316-62910-9
This translation of Managing Complications in Paediatric Anaesthesia, 1st edition by Martin Jöhr was undertaken by Elsevier GmbH and is published by arrangement with Cambridge University Press
Diese Übersetzung von Managing Complications in Paediatric Anaesthesia, 1. Auflage, von Martin Jöhr wird durch die Elsevier GmbH ausgeführt und in Absprache mit Cambridge University Press veröffentlicht.
Fälle Komplikationen in der Kinderanästhesie, 1. Auflage, von Martin Jöhr
© 2022 Elsevier GmbH Deutschland

ISBN 978-3-437-22922-0
eISBN 978-3-437-06288-9

Bibliografische Information der Deutschen Nationalbibliothek
Die Deutsche Nationalbibliothek verzeichnet diese Publikation in der Deutschen Nationalbibliografie; detaillierte bibliografische Daten sind im Internet über https://www.dnb.de abrufbar.

22 23 24 25 26 5 4 3 2 1

In ihren Veröffentlichungen verfolgt die Elsevier GmbH das Ziel, genderneutrale Formulierungen für Personengruppen zu verwenden. Um jedoch den Textfluss nicht zu stören sowie die gestalterische Freiheit nicht einzuschränken, wurden bisweilen Kompromisse eingegangen. Selbstverständlich sind **immer alle Geschlechter** gemeint.

Planung: Dr. rer. nat. Andreas Dubitzky, München
Projektmanagement: Annekathrin Sichling, München
Redaktion: Willi Haas, München
Bildredaktion und Rechteklärung: Katja Sieger-Schauer, München
Begutachtung: Prof. Ehrenfried Schindler, Bonn
Satz: abavo GmbH, Buchloe/Deutschland
Druck und Bindung: Drukarnia Dimograf Sp. z o.o., Bielsko-Biała/Polen
Umschlaggestaltung: SpieszDesign, Neu-Ulm
Titelfotografie: Mark Stooss, Luzern/Schweiz

Aktuelle Informationen finden Sie im Internet unter **www.elsevier.de**

Danksagung

Mein Dank gebührt meinen klinischen Lehrern Dr. Felix Hess, Dr. Roland Jundt und Prof. Gregor Schubiger; sie haben mich geprägt und auf meinem Weg zum Arzt und Kinderanästhesisten begleitet. Ich bin sehr dankbar für die Möglichkeit des fachlichen Austauschs sowie die Unterstützung und Freundschaft, die mir von Prof. Isabelle Murat und Prof. Bernard Dalens zuteil geworden sind.
Prof. Thomas M. Berger verdanke ich viel: die täglichen, inspirierenden Diskussionen in der Klinik und seine unschätzbare Hilfe beim Editieren des Entwurfs der englischen Ausgabe dieses Buchs.
In besonderem Maß aber danke ich meiner Frau Benedikta; ohne ihre unendliche Geduld und Unterstützung hätte ich nie das Privileg eines so reichen Berufslebens gehabt und viele Projekte, wie das Verfassen dieses Buchs, wären nicht zustande gekommen.

Adligenswil, Sommer 2022
Dr. Martin Jöhr

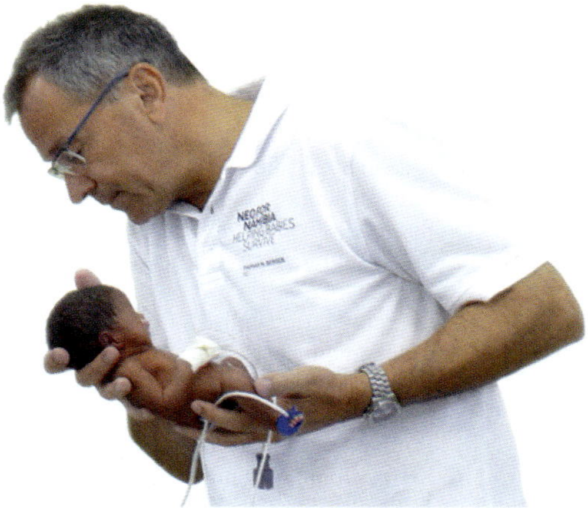

Abb. 1 Professor Thomas M. Berger auf Mission in Afrika (Neo for Namibia – Helping Babies Survive). [Bild: Thomas Berger]

Abkürzungen

A./Aa.	Arteria/Arteriae
ADARPEF	l'Association des Anesthésistes Pédiatriques d'Expression Française
ADHS	Aufmerksamkeits-Defizit-Hyperaktivitäts-Syndrom
ARDS	Acute Respiratory Distress Syndrome
ASD	Autism Spectrum Disorder
BChE	Butyrylcholinesterase
BIPAP	Bilevel Positive Airway Pressure
BIS	Bispektralindex
CK	Kreatinkinase
CMT	Charcot Marie Tooth
CO	Kohlenmonoxid
CRP	C-reaktives Protein
CT	Computertomografie
DBS	Double-Burst-Stimulation
ECMO	Extrakorporale Membranoxygenation
EKG	Elektrokardiogramm
EXIT	Ex Utero Intrapartum Treatment
FFP	Fresh Frozen Plasma
FONA	Front of Neck Access
Fr	French
FRC	funktionelle Residualkapazität
GA	Gestationsalter (Gestational Age)
HES	Hydroxyethylstärke
HFNO	High Flow Nasal Oxygen
HFOV	Hochfrequenzoszillation (High Frequency Oscillatory Ventilation)
HNO	Hals-Nasen-Ohren
HWS	Halswirbelsäule
LMA	Larynxmaske (Laryngeal Mask Airway)
M./Mm.	Musculus/Musculi
MAC	Minimal Alveolar Concentration
MRT	Magnetresonanztomografie bzw. -tomogramm
N./Nn.	Nervus/Nervi
NO	Stickstoffmonoxid
NSAR	Nichtsteroidales Antirheumatikum
PCA	Patientenkontrollierte Analgesie
PCEA	Patientenkontrollierte Epiduralanalgesie
PEEP	Positive End Expiratory Pressure
PLVCS	Persistierende linke Vena cava superior
PONV	Postoperative Übelkeit und Erbrechen (Postoperative Nausea and Vomiting)
PRIS	Propofol-Infusions-Syndrom
PTC	Post-Tetanic-Count
RAE	Ring-Adair-Elwyn
RSI	Rapid Sequence Induction
RSV	Respiratory Syncytium Virus
SIADH	Syndrom der inadäquaten ADH-Sekretion
SSW	Schwangerschaftswoche
Sup.	Superior
TAP	Transversus Abdominis Plane
TCI	Target-Controlled Infusion
TIVA	Total intravenöse Anästhesie
TOF	Train-of-Four
URTI	Upper Respiratory Tract Infection
V./Vv.	Vena/Venae
VCI	Vena cava inferior
VCS	Vena cava superior
ZAS	Zentrales anticholinerges Syndrom
ZVK	Zentraler Venenkatheter

Abbildungsnachweis

Der Verweis auf die jeweilige Abbildungsquelle befindet sich bei allen Abbildungen im Werk am Ende des Legendentextes in eckigen Klammern. Alle nicht besonders gekennzeichneten Grafiken und Abbildungen © Elsevier GmbH, München.

E1077	Deutsche Gesellschaft für Anästhesiologie und Intensivmedizin e. V. (DGAI), Nürnberg
T517	Dr. Martin Jöhr, Adligenswil (CH)

Über den Autor

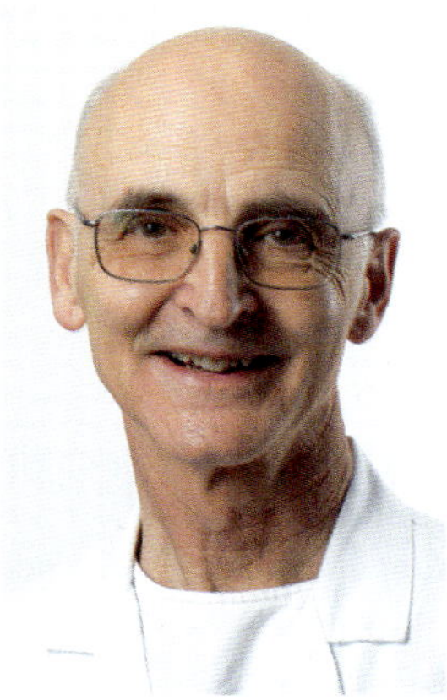

Dr. Martin Jöhr ist seit 1981 mit der Kinderklinik Luzern verbunden. Als Co-Chefarzt der Klinik für Anästhesie leitete er die Anästhesie am Kinderspital Luzern. Seine Begeisterung für die Kinderanästhesie und die Ausbildung sowie vor allem das klare Ziel, dass die Versorgung jedes einzelnen Kindes immer möglichst perfekt sein soll, zeichnen ihn aus. Jetzt spiegeln sich 40 Jahre klinische Erfahrung in seiner Tätigkeit als Autor und Experte sowie in zahlreichen Vorträgen im In- und Ausland wider.

Fehler gefunden?

https://else4.de/978-3-437-22922-0

An unsere Inhalte haben wir sehr hohe Ansprüche. Trotz aller Sorgfalt kann es jedoch passieren, dass sich ein Fehler einschleicht oder fachlich-inhaltliche Aktualisierungen notwendig geworden sind.
Sobald ein relevanter Fehler entdeckt wird, stellen wir eine Korrektur zur Verfügung. Mit diesem QR-Code gelingt der schnelle Zugriff.
Wir sind dankbar für jeden Hinweis, der uns hilft, dieses Werk zu verbessern. Bitte richten Sie Ihre Anregungen, Lob und Kritik an folgende E-Mail-Adresse: kundendienst@elsevier.com

Inhaltsverzeichnis

KAPITEL

1 Einleitung

„Wenn Dinge nicht so laufen, wie sie sollten" war der Arbeitstitel für dieses Buch. Die Devise „Jede einzelne Anästhesie soll bis ins Detail perfekt sein" hat den Autor geprägt. Trotzdem hat er im Laufe des Berufslebens zahlreiche Patienten gesehen, deren klinischer Verlauf suboptimal war oder die gar relevanten Schaden erlitten. In den meisten Fällen hätte schon punktuell anderes Entscheiden oder Handeln den klinischen Verlauf total verändert.

Dieses Buch soll den Anästhesisten anhand von Fällen anleiten, die wichtigsten Fallstricke in der Kinderanästhesie zu vermeiden und die kleinen Patienten sicher zu versorgen; ganz nach dem Motto von Albert Einstein: „Eine kluge Person löst ein Problem, ein weiser Mensch vermeidet es".

Der Autor blickt auf über 40 Jahre klinischer Tätigkeit zurück. Beginnend an einer Universitätsklinik und über weitere Ausbildungsstationen führte sein Weg nach Luzern, wo er die Anästhesie an der Kinderklinik des großen Schweizer Lehrkrankenhauses leitete. Die wohl inspirierendste Zeit seines Berufslebens waren die 18 gemeinsamen Jahre mit Professor Thomas M. Berger, einem begnadeten Neonatologen und Lehrer. Vielfach hat erst diese enge Zusammenarbeit von Anästhesist und Pädiater/Neonatologe den Autor befähigt, den Überblick zu gewinnen und zu klaren didaktischen Schlüssen zu kommen, die hoffentlich auch anderen Kollegen zugutekommen.

Einige der beschriebenen Fälle liegen weit zurück und ereigneten sich vor Jahrzehnten, so dass nur noch schemenhafte Erinnerungen verbleiben. Andere Fälle liegen weniger weit zurück und auch Details sind noch frisch im Gedächtnis vorhanden. Hier wurden alle Anstrengungen unternommen, die Patienten aufzuspüren und sie (resp. ihre Eltern) um Zustimmung zu bitten, damit die persönliche Geschichte detailliert in diesem Buch wiedergegeben werden kann. Der Autor ist ihnen allen unendlich dankbar für ihre Unterstützung, damit in Zukunft die perioperative Versorgung von Kindern verbessert werden kann.

KAPITEL

2 Konzepte und Strategien

2.1 Allgemeine Sicherheitsregeln: Identifikation des Patienten und Art des Eingriffs

2.1.1 Fallbericht

Vor mehreren Jahrzehnten stand auf dem Operationsprogramm die Entfernung von Spickdrähten am rechten Ellbogen bei einem sechsjährigen Jungen. Nach einer inhalativen Einleitung wurde der Atemweg mittels Larynxmaske (LMA) gesichert, das Kind atmete weiterhin spontan. Zur Analgesie wurde ein NSAR verabreicht und zudem war eine Wundinfiltration durch den Chirurgen vorgesehen.

Nach Hautdesinfektion und chirurgischer Abdeckung sollte der Eingriff mit einer Inzision am rechten Ellbogen, wo sich auch eine gut sichtbare Narbe befand, beginnen (➤ Abb. 2.1). Zeitgleich füllte das Anästhesieteam das Protokoll aus und realisierte dabei, dass in Diskrepanz zum Operationsprogramm der prämedizierende Anästhesist „Metallentfernung Ellbogen links" festgehalten hatte. Der erfahrene Anästhesist wies den Auszubildenden an, das Protokoll zu ändern, denn es gelte die Regel, dass das Operationsprogramm die korrekten Fakten enthalte. Der Chirurg konnte aber, trotz tiefer Exploration bis auf den Knochen, die Spickdrähte weder sehen noch tasten und verlangte nach den Röntgenbildern. Diese dokumentierten die Reposition und Spickdrahtosteosynthese am linken Ellbogen. Die Seitenangabe auf dem Operationsprogramm war offensichtlich falsch. Der Eingriff wurde darauf auf der richtigen Seite durchgeführt und die Eltern wurden über den Irrtum informiert.

2.1.2 Diskussion

Dieser Fall eines **Eingriffs an falscher Stelle** zeigt, wie wichtig die Qualität der Leistung des Teams als Ganzes ist. Ein Eingriff auf der falschen Seite scheint auf den ersten Blick primär ein chirurgisches Problem zu sein. In diesem Fall aber hätte das Anästhesieteam intervenieren können und es trägt somit eine Mitschuld. Wenn auch nur die geringsten Unstimmigkeiten auffallen, müssen Alarmglocken läuten und die Situation ist von Grund auf neu zu evaluieren. Dies wurde im vorliegenden Fall versäumt.

In der damaligen Zeit gab es weder ein Armband zur **Patientenidentifikation** noch eine präoperative Checkliste. Auch wurde das Operationsgebiet noch nicht markiert. Nichts davon schien nötig. Aber die Identifikation des Patienten ist essenziell. Der Autor erinnert sich genau an den Tag, als die rektale Prämedikation mit 15 mg Midazolam irrtümlicherweise einem dreimonatigen Säugling auf dem Arm des Kindermädchens verabreicht wurde statt dem fünfjährigen Patienten, der versteckt in der Ecke des Zimmers spielte. Der soziokulturelle Hintergrund verbot der jungen Frau, sich gegen die Entscheidung des medizinischen Personals aufzulehnen. Geprägt von diesem Ereignis beharrte der Autor trotz großem Widerstand in der Folge darauf, dass an seiner Klinik ein Armband zur Patientenidentifikation eingeführt wurde.

Das Anwenden einer einfachen präoperativen Checkliste vor dem Hautschnitt, das sog. Team-Timeout, hätte dieses Ereignis zweifellos verhindert. Checklisten verbessern die Patientensicherheit und die perioperativen Prozesse (Treadwell et al. 2014). Es wurde sogar gezeigt, dass die Einführung einer chirurgischen Sicherheitscheckliste die Mortalität in der Klinik senken kann (van Klei et al. 2012). Wenn allerdings die Qualität der perioperativen Prozesse schon vorher sehr hoch ist, dann mag der zusätzliche Nutzen einer Checkliste gering sein und kann das Outcome nicht mehr weiter verbessern. Dies wurde bei Erwachsenen (Urbach et al. 2014) und auch bei Kindern (O'Leary et al. 2016) gezeigt.

Das Pikante an der Sache ist: Auch wenn die Einführung einer Checkliste das Outcome im Durchschnitt nicht verändert, kann sie in einigen Institutionen das Outcome verbessern, während sie es in anderen, vorher schon perfekt funktionierenden Institutionen vielleicht sogar verschlechtert. Vor diesem Hintergrund ist es wohl klug, sich auf wenige, wirklich wichtige Checklisten zu konzentrieren (Grigg 2015). Der Autor ist überzeugt, dass eine Überflutung mit Checklisten (vor allem, wenn es nur um das Anklicken von Kontrollkästchen am Bildschirm geht) nicht notwendigerweise zu einer Verbesserung der Sicherheit beiträgt (de Vries et al. 2009).

Der Autor begann bereits vor über fünfzehn Jahren, vor Einleiten der Narkose konsequent eine einfache, **laut gesprochene Checkliste** abzuarbeiten:

- Patient
- Eingriff
- Allergien
- Medikamente (Hypnotikum, Relaxans, Atropin)
- Anästhesiegerät mit Schläuchen
- Atemweg (Laryngoskop mit richtigem Spatel, Tubus korrekter Größe)

Dies erhöhte die Sicherheit, denn in unzähligen Fällen konnte etwas ergänzt oder verbessert werden.

Und nicht zuletzt ist es klug, vor jedem Eingriff einen Blick auf das Operationsgebiet zu werfen. Der Anästhesist hätte in diesem Fall keine Spickdrähte getastet, was nach einer Ellbogenfraktur unüblich ist, und er hätte das Röntgenbild konsultiert. Eine solche Beurteilung erlaubt es auch, Vermutungen über die mögliche Dauer des Eingriffs anzustellen.

2.1.3 Zusammenfassung und Empfehlungen

Dieser Fall, bei dem der Eingriff an der falschen Stelle begonnen wurde, streicht die Bedeutung qualitativ hochstehender und standardisierter Prozesse in der perioperativen Medizin heraus.

Die Verwendung einer präoperativen Checkliste, das sog. Team-Time-out, hätte diese Komplikation mit größter Wahrscheinlichkeit verhindert.

Chirurgie an der falschen Stelle ist keine Komplikation, die immer ausschließlich dem Chirurgen angelastet werden kann. Meistens liegt ihr eine ungenügende Teamleistung zugrunde. Im vorliegenden Fall fiel dem Anästhesieteam zwar eine Ungereimtheit auf, aber leider sprach es niemand an, um den Beginn des Eingriffs zu verhindern.

LITERATUR

De Vries, E. N., Hollmann, M. W., Smorenburg, S. M. et al. (2009). Development and validation of the SURgical PAtient Safety System (SURPASS) checklist. Qual Saf Health Care, 18, 121–126.

Grigg, E. (2015). Smarter Clinical Checklists: How to minimize checklist fatigue and maximize clinician performance. Anesth Analg, 121, 570–573.

O'Leary, J. D., Wijeysundera, D. N. & Crawford, M. W. (2016). Effect of surgical safety checklists on pediatric surgical complications in Ontario. CMAJ, 188, E191–E198.

Treadwell, J. R., Lucas, S. & Tsou, A. Y. (2014). Surgical checklists: a systematic review of impacts and implementation. BMJ Qual Saf, 23, 299–318.

Urbach, D. R., Govindarajan, A., Saskin, R. et al. (2014). Introduction of surgical safety checklists in Ontario, Canada. N Engl J Med, 370, 1.029–1.038.

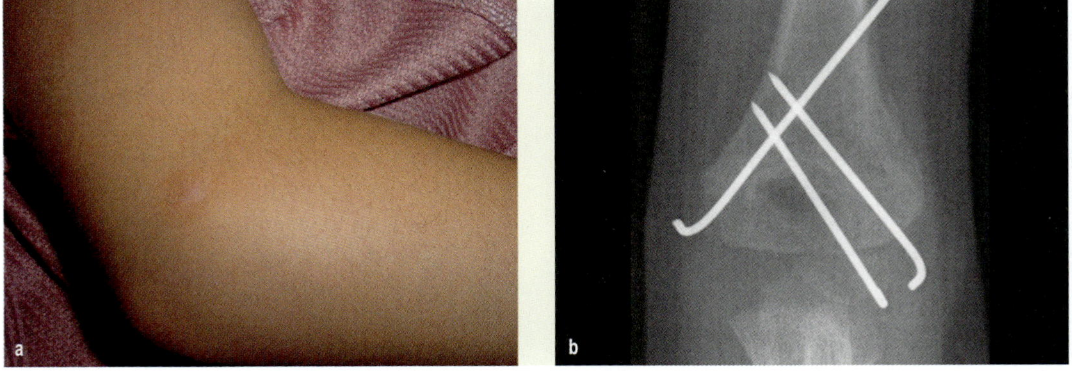

Abb. 2.1 a) Rechter Ellbogen mit einer Narbe, vermutlich nach einem Mückenstich. b) Röntgenbild des linken Ellbogens mit den Spickdrähten. Bei diesem neueren Fall wurde der Eingriff auf der korrekten Seite durchgeführt. [T517]

Van Klei, W. A., Hoff, R. G., van Aarnhem, E. E. et al. (2012). Effects of the introduction of the WHO „Surgical Safety Checklist" on in-hospital mortality: a cohort study. Ann Surg, 255, 44–49.

2.2 Adäquate Planung der Anästhesie

2.2.1 Fallbericht

Vor mehreren Jahrzehnten stand auf dem Operationsprogramm ein achtmonatiger Junge (8 kg) mit einem riesigen, rasch wachsenden Hämangiom, das Hals und Gesicht auf der rechten Seite umfasste. Der Plan des Chirurgen war, zuerst die A. carotis externa zu ligieren und in der Folge, falls möglich, das Hämangiom mindestens partiell zu resezieren. Eine niedrige Thrombozytenzahl (20.000/µl) sowie ein erniedrigter Quick waren präoperativ bekannt.

Ein mäßig erfahrener Anästhesist in Ausbildung, von Zeit zu Zeit vom Oberarzt beaufsichtigt, war für den Fall zuständig. Die Anästhesie wurde mit Ketamin und Succinylcholin eingeleitet. Zur Aufrechterhaltung wurden Enfluran, Ketamin in repetierten Dosen sowie Alcuronium (ein nichtdepolarisierendes Muskelrelaxans mit Potenzial zur Histaminfreisetzung) verabreicht. Das Monitoring umfasste das präkordiale Stethoskop, das EKG sowie das „ganz neue" oszillometrische Blutdruckgerät Dinamap. Dieses Ereignis fand lange vor der Einführung der Pulsoxymetrie statt. Die kontinuierliche Kapnografie stand nicht zur Verfügung und eine invasive Blutdruckmessung war in dieser Klinik bei einem Kind noch nie zum Einsatz gekommen.

Zuerst wurden mittels chirurgischer Freilegung an beiden Ellenbeugen Venenkatheter eingelegt und zwei Beutel Thrombozyten (je ca. 70 ml) verabreicht. Kurz nach dem Hautschnitt am Hals registrierte der Dinamap keine interpretierbaren Messresultate mehr und als Ursache wurde eine Fehlfunktion angenommen. Laute Umgebungsgeräusche behinderten den Gebrauch des präkordialen Stethoskops. Nur Minuten später konnte der Chirurg die als Leitstruktur dienenden Pulsationen der A. carotis nicht mehr tasten und in der Folge wurde das Kind bradykard, mit breiten Komplexen im EKG. Der Anästhesist rief um Hilfe.

Der Aufsicht führende Oberarzt stürmte herein, schlug die Gabe des Digitalispräparates Lanoxin vor und verließ den Saal rasch wieder, um die Dosis zu berechnen. Der Anästhesist erinnerte sich, beim Erwachsenen mit kardiovaskulärer Instabilität schon Dopamin verwendet zu haben und startete einen Tropf mit Dopamin. Der Eingriff wurde abgebrochen und das Kind auf die Intensivstation verlegt, wo es bei zwar wieder hergestelltem Kreislauf, aber mit weitbleibenden lichtstarren Pupillen wenig später verstarb.

2.2.2 Diskussion

Dieser Fall zeigt den Stellenwert einer **adäquaten Planung der Anästhesie** und wie wichtig es ist, die Pathophysiologie der zugrundeliegenden Erkrankung zu verstehen. Das Anästhesieteam war sich der drohenden Herzinsuffizienz als Folge einer massiven Hyperzirkulation über große Hämangiomgefäße nicht bewusst (➤ Abb. 2.2). So führte die akute Flüssigkeitsüberladung mit ca. 20 ml/kg Thrombozytenkonzentrat bei diesem fragilen Patienten zum Kreislaufzusammenbruch. Heute würde man dank präoperativer Echokardiografie das drohende hyperdyname Pumpversagen erfassen und die Gefahr wäre dem Anästhesisten bekannt. Ebenso wäre bei einem so komplexen Fall ein erfahrener Kinderanästhesist im Saal und nicht nur ein lose beaufsichtigter Ausbildungsassistent. Es ist klar bekannt, dass die

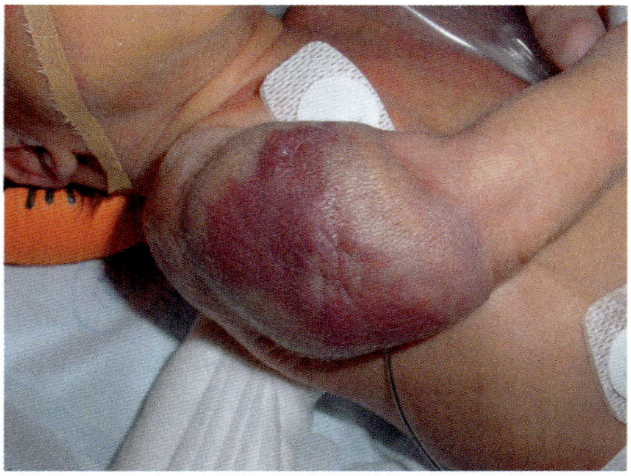

Abb. 2.2 Ein anderer Säugling mit einem Hämangiom, das auch mit einem erhöhten Herzminutenvolumen einherging. Ein Bild des beschriebenen Falls ist leider nicht vorhanden. [T517]

Erfahrung des Anästhesisten und das Alter des Kindes die hauptsächlichen Prädiktoren von Komplikationen sind (Habre et al. 2017).

Aus heutiger Sicht wäre in einem solchen Fall ein **invasives Monitoring** mittels arteriellem Katheter Standard und Perfusoren mit vasoaktiven Medikamenten, z. B. Dopamin oder Noradrenalin, stünden schon vor dem Einleiten der Narkose bereit. Die oszillometrische Blutdruckmessung war damals eine ganz neue Technologie, und die invasive Blutdruckmessung wurde bei Erwachsenen und Kindern fast nur im Rahmen der Kardiochirurgie verwendet. Sie war an dieser Klinik noch nie bei einem Kind benutzt worden und viele Kliniker glaubten damals, arterielle oder auch zentralvenöse Katheter könne man bei kleinen Kindern gar nicht anwenden. Sogar Anästhesisten an Universitätskliniken waren dieser Ansicht, wenn sie keine Erfahrungen an einem spezialisierten Herzzentrum gesammelt hatten. Es war üblich, Venenkatheter mithilfe einer chirurgischen Freilegung einzuführen. Die Pulsoxymetrie existierte noch nicht und die Kapnografie war nicht breit verfügbar.

Kurz gesagt und aus heutiger Sicht betrachtet: Ein Team mit mangelnder Erfahrung und zudem ungenügend ausgestattet und vorbereitet hatte die Anästhesie übernommen. Dieser Fall zeigt eindrücklich, dass der an einer Klinik übliche Standard nicht zwingend dem an sich wünschenswerten Standard entsprechen muss. Dies betont die Bedeutung eines kontinuierlichen Austauschs zwischen den Institutionen. Was gestern noch Standardpraxis war, genügt heute vielleicht schon nicht mehr.

Das **Kasabach-Merrit-Syndrom** ist charakterisiert durch das Auftreten von Riesenhämangiomen begleitet von einer Thrombozytopenie. Oft ist es mit einem durch die Hyperzirkulation bedingten Herzversagen verknüpft (Kumar et al. 2013; Wang et al. 2014). In neuerer Zeit werden Betablocker, insbesondere Propranolol, als primäre Therapie von kutanen (Kum und Khan 2014) und subglottischen (Hardison et al. 2016) Hämangiomen angewendet. Chirurgische Exzision und auch Laserbehandlung treten zunehmend in den Hintergrund. Zu Beginn einer Betablockertherapie sollten die Patienten überwacht werden, da Hypotension, Bradykardie und auch Hypoglykämie auftreten können. Bei Vorliegen eines Herzversagens sollen Betablocker selbstverständlich nicht oder nur mit größter Vorsicht verwendet werden.

2.2.3 Zusammenfassung und Empfehlungen

Dieser Fall zeigt eindrücklich, wie ungenügende Vorbereitung und mangelhafte Ausrüstung einen fatalen Verlauf begünstigen. Korrekterweise müssen Fälle aber im historischen Kontext betrachtet werden und das beschriebene Vorgehen entsprach dem damals üblichen Standard.

Es gilt der Grundsatz: Wenn der Blutdruck nicht messbar ist, handelt es sich bis zum Beweis des Gegenteils nicht um einen technischen Defekt, sondern um eine Hypotension und es ist sofort zu handeln.

Die Kernbotschaft ist, dass jeder Anästhesist sein eigenes Vorgehen immer wieder hinterfragen muss, denn auch in Zukunft wird es in unserem Fach ständig Veränderungen und Verbesserungen geben. Was gestern noch Standard war, ist heute vielleicht schon nicht mehr gut genug.

LITERATUR

Habre, W., Disma, N., Virag, K. et al. (2017). Incidence of severe critical events in paediatric anaesthesia (APRICOT): a prospective multicentre observational study in 261 hospitals in Europe. Lancet Respir Med, 5, 412–425.

Hardison, S., Wan, W., & Dodson, K. M. (2016). The use of propranolol in the treatment of subglottic hemangiomas: A literature review and meta-analysis. Int J Pediatr Otorhinolaryngol, 90, 175–180.

Kum, J. J. & Khan, Z. A. (2014). Mechanisms of propranolol action in infantile hemangioma. Dermatoendocrinol, 6, e979699.

Kumar, S., Taneja, B., Saxena, K. N. et al. (2013). Anaesthetic management of a neonate with Kasabach-Merritt syndrome. Indian J Anaesth, 57, 292–294.

Wang, P., Zhou, W., Tao, L. et al. (2014). Clinical analysis of Kasabach-Merritt syndrome in 17 neonates. BMC Pediatr, 14, 146.

2.3 Besonderheiten des Eingriffs und der Physiologie

2.3.1 Fallbericht

Bei einem siebenmonatigen Jungen (6 kg) mit Cornelia-de-Lange-Syndrom waren eine laparoskopische Fundoplikatio und eine Gastrostomie geplant. Weitere Befunde waren eine Gaumenspalte sowie echokardiografisch bei sonst unauffälligem Herzbefund eine aberrierende rechte A. subclavia, eine sog. Arteria lusoria.

Von Vornarkosen war eine schwierige Intubation bekannt. Deshalb wurde nach inhalativer Einleitung über die Endoskopiemaske nach Frei primär fiberoptisch mit einem geblockten Tubus Größe 3,0 intubiert. Sevofluran 2 Vol.-%, kleine Dosen Fentanyl sowie Mivacurium als Dauerinfusion dienten der Aufrechterhaltung der mehr als 6 Stunden dauernden Anästhesie. Ein 4 Fr 2-Lumen-ZVK wurde via rechte V. jugularis interna eingelegt, ein 5 cm langer 2 Fr Arterienkatheter radial rechts. Beides erfolgte problemlos und unter Ultraschallkontrolle. Es konnte eine stabile arterielle Kurve registriert werden.

Die arterielle Kurve verschwand aber plötzlich, als auf Wunsch des Chirurgen während der Präparation für die Fundoplikatio eine großkalibrige Magensonde eingelegt wurde. Dasselbe wiederholte sich während der Gastroskopie für das Einlegen der Gastrostomiesonde (➤ Abb. 2.3). Wiederholtes Spülen des Arterienkatheters radial rechts blieb erfolglos, aber am linken Arm konnte der Blutdruck problemlos oszillometrisch gemessen werden. Die Lagerung wurde sorgfältig überprüft, um direkten Druck auf den rechten Arm als Ursache für den Verlust der arteriellen Kurve auszuschließen. Dann kam der Gedanke auf, dass das Abflachen der arteriellen Kurve mit der dicken Magensonde und der A. lusoria zusammenhängen könnte.

Nach Komplettierung der Fundoplikatio wurde die Magensonde entfernt und sofort stellte sich wieder eine normale arterielle Kurve ein. Wegen der Gastrostomie war postoperativ keine Magensonde mehr erforderlich.

2.3.2 Diskussion

Dieser Fall zeigt, wie chirurgische Manipulationen unerwartet mit der Anästhesie interferieren können: Die aberrierende A. subclavia wurde zuerst durch die großkalibrige Magensonde und dann durch das Gastroskop komprimiert. Er zeigt auch, dass bei der präoperativen Visite jedes kleine Detail, wie das Vorliegen einer A. lusoria, wahrgenommen und auf seine potenzielle Relevanz für den intraoperativen Verlauf überprüft werden muss.

Die häufigste Anomalie im Bereich des Aortenbogens ist mit 0,6–1,4 % eine aberrierende rechte A. subclavia, eine sog. **Arteria lusoria** (Polguj et al. 2014). Sie entspringt aus der Aorta descendens und

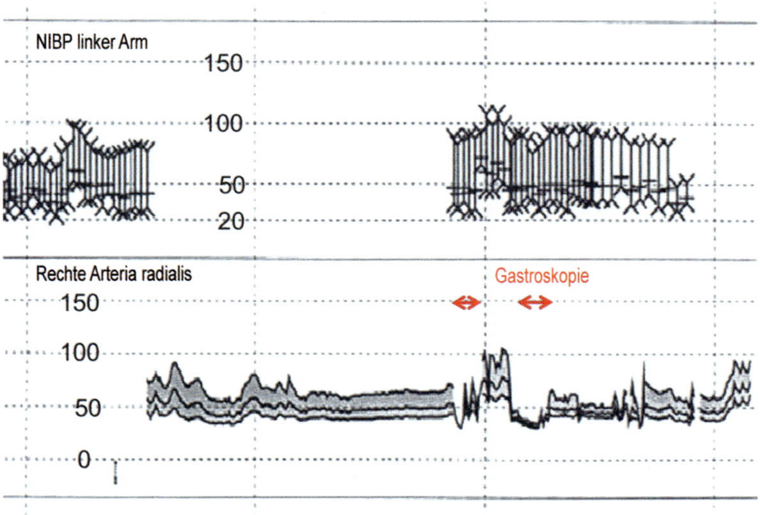

Abb. 2.3 Das Verschwinden der arteriellen Kurve während des Einführens einer großkalibrigen Magensonde oder des Gastroskops bei einem Kind mit Arteria lusoria. [T517]

2

verläuft hinter dem Ösophagus und der Trachea hin zur Clavicula. Der Großteil der Patienten bleibt zwar asymptomatisch, allerdings kann die Kompression anliegender Strukturen zu Symptomen führen. Die Kompression des Ösophagus kann eine Dysphagie bewirken (Barone et al. 2016) und die Kompression der Trachea Dyspnoe und Stridor (Derbel et al. 2012). Große Fremdkörper im Ösophagus können, wie dieser Fall zeigt, die A. subclavia komprimieren und die Pulse am Handgelenk verschwinden lassen. In der Literatur wurde über dieses Phänomen auch während der transösophagealen Echokardiografie bei einem Neugeborenen berichtet (Koinig et al. 2003). Eine nicht bekannte A. lusoria ist eine große Gefahr bei Eingriffen am Ösophagus (Lacout et al. 2012). Der Autor erinnert sich an einen Säugling mit einer Long-Gap-Ösophagusatresie, bei dem dieses große, hinter dem Ösophagus liegende Gefäß nicht richtig zugeordnet werden konnte und ligiert wurde; das von der rechten Hand abgeleitete Pulsoxymetersignal ging unmittelbar verloren. Eine A. lusoria kann auch erstmals beim transradialen Zugang rechts für koronare Interventionen auffallen (Allen et al. 2016). Assoziierte Gefäßmissbildungen können ein gemeinsamer Karotisstamm (common carotid trunk) oder eine V. cava sup. sinistra sein.

Das **Cornelia-de-Lange-Syndrom** betrifft verschiedene Organsysteme und das klinische Bild variiert von Fall zu Fall (Boyle et al. 2015). Die schwere intellektuelle Beeinträchtigung sowie der schwierige Atemweg bei kurzem Hals und Mikrognathie sind Herausforderungen für den Kinderanästhesisten. Eine Prädisposition für maligne Hyperthermie besteht aber entgegen der gängigen Meinung nicht (Emerson und Nguyen 2017).

2.3.3 Zusammenfassung und Empfehlungen

Dieser Fall eines Säuglings mit einer A. lusoria, bei dem die großkalibrige Magensonde mit der Blutdruckmessung interferierte, zeigt, wie ein Anästhesist trotz sorgfältiger präoperativer Visite die Relevanz eines Befundes übersehen und deshalb die beobachteten Veränderungen nicht richtig zuordnen kann. Nur das lebenslange Lernen und Sammeln von Erfahrung ermöglichen es, klinisch besser zu werden.

Diese Geschichte unterstützt auch die Praxis, immer an einer anderen Extremität eine oszillometrische Blutdruckmessung zu installieren, wenn ein Arterienkatheter zum Einsatz kommt. So hat man eine Alternative, falls die invasive Messung versagen sollte.

LITERATUR

Allen, D., Bews, H., Vo, M. et al. (2016). Arteria lusoria: an anomalous finding during right transradial coronary intervention. Case Rep Cardiol, 2016, 8079856.

Barone, C., Carucci, N. S. & Romano, C. (2016). A rare case of esophageal dysphagia in children: aberrant right subclavian artery. Case Rep Pediatr, 2016, 2539374.

Boyle, M. I., Jespersgaard, C., Brondum-Nielsen, K. et al. (2015). Cornelia de Lange syndrome. Clin Genet, 88, 1–12.

Derbel, B., Saaidi, A., Kasraoui, R. et al. (2012). Aberrant right subclavian artery or arteria lusoria: a rare cause of dyspnea in children. Ann Vasc Surg, 26, 419. e1–4.

Emerson, B. & Nguyen, T. (2017). Are children with Cornelia de Lange syndrome at risk for malignant hyperthermia? Paediatr Anaesth, 27, 215–216.

Koinig, H., Schlemmer, M. & Keznickl, F. P. (2003). Occlusion of the right subclavian artery after insertion of a transoesophageal echocardiography probe in a neonate. Paediatr Anaesth, 13, 617–619.

Lacout, A., Khalil, A., Figl, A. et al. (2012). Vertebral arteria lusoria: a life-threatening condition for oesophageal surgery. Surg Radiol Anat, 34, 381–383.

Polguj, M., Chrzanowski, L., Kasprzak, J. D. et al. (2014). The aberrant right subclavian artery (arteria lusoria): the morphological and clinical aspects of one of the most important variations. A systematic study of 141 reports. Scientific World Journal, 2014, 292734.

2.4 Organisation und Nüchternzeiten

2.4.1 Fallbericht

Vor langer Zeit stand ein fünfmonatiges Mädchen mit Trigonozephalus für eine frontale Kranioplastik auf dem Operationsprogramm. Der Eingriff war als zweiter Punkt, nach einem kürzeren Fall, für 09:30 Uhr geplant, um genügend Zeit für die Vorbereitung einzuräumen. Traditionsgemäß verwendeten an dieser Klinik die Pflegenden die auf dem Operationsprogramm angegebene Zeit, um den Beginn der präoperativen Nüchternphase zu bestimmen. Konsequenterweise begann diese um 05:30 Uhr.

Der anästhesiologische Plan beinhaltete eine Intubationsnarkose mit Arterienkatheter, ZVK und Blasenkatheter. Um dem Kollegen in Ausbildung ausreichend Zeit zu geben, diese Interventionen in Ruhe auszuführen, wurde das Kind schon um 07:30 Uhr in den Operationssaal bestellt, zwei Stunden vor dem geplanten Operationsbeginn.

Die Anästhesie wurde via Maske mit Halothan und Lachgas eingeleitet. Es wurde ein Venenzugang gelegt und Atracurium injiziert. Die Maskenbeatmung war problemlos, aber die Intubation mit einem ungeblockten 4,0-er RAE-Tubus erschien schwierig und endete in einer ösophagealen Intubation. Ein Beatmungsversuch führte sofort zum Aufblähen des Magens und eine milchige Flüssigkeit füllte den Mund bis zu den Lippen. Der Mund wurde abgesaugt und der Tubus entfernt. Beim Versuch der Maskenbeatmung kam es erneut zur Regurgitation von Milch in den Mund. Schließlich gelang die Intubation, der Magen wurde entleert und auch aus der Trachea konnten relevante Mengen milchiger Flüssigkeit abgesaugt werden. Die Beatmung blieb leider schwierig und 80 % Sauerstoff waren nötig, um die Sättigung über 90 % zu halten.

Der Eingriff wurde abgesagt, das Mädchen auf die Intensivstation verlegt und dort sechs Stunden später nach erfolgreichem Weaning extubiert. Bei der Analyse des Falls stellte sich heraus, dass das Kind zwei Stunden vor dem Einleiten 200 ml Babynahrung (Milch) bekommen hatte.

2.4.2 Diskussion

Dieser Fall einer massiven Milchaspiration, die zu schwer gestörtem Gasaustausch und zur Absage des Eingriffs führte, illustriert die Bedeutung gut strukturierter perioperativer Prozesse. Die lokale Regel, Nüchternzeiten anhand des voraussichtlichen Beginns des Eingriffs zu planen, funktioniert perfekt für die Routinefälle, bei denen das Einleiten 10–20 Minuten dauert; sie kann aber zu Problemen führen, wenn zwei Stunden für das Einleiten vorgesehen werden und das Kind viel früher in den Operationssaal bestellt wird. In dieser speziellen Situation hätte man die Pflegenden instruieren sollen, die letzte Mahlzeit früher zu verabreichen, um eine ausreichende Zeitspanne zwischen Nahrungsaufnahme und Einleiten der Anästhesie zu garantieren.

Die **Regeln für die Nüchternheit** wurden eingeführt, um das Risiko einer Aspiration zu reduzieren. Am häufigsten hielt man sich an die 6-4-2-Regel: sechs Stunden für feste Mahlzeiten und Flaschenmilch (Babynahrung), vier Stunden für Muttermilch und zwei Stunden für klare Flüssigkeit (➤ Abb. 2.4). Diese Richtlinien basieren auf Expertenmeinungen mit einem Konsens in Nordamerika (American Society of Anesthesiology 2017) und in Europa (Smith et al. 2011), allerdings gibt es regionale Abweichungen: Die skandinavischen Richtlinien unterscheiden nicht zwischen Muttermilch und Flaschenmilch (Babynahrung), sondern verwenden für Milch jeglicher Provenienz das gleiche Alterslimit: jünger als sechs Monate → vier Stunden, älter als sechs Monate → sechs Stunden (Soreide et al. 2005). Die deutschen Richtlinien sind mit vier Stunden für Milch jeglicher Provenienz im ersten Lebensjahr am liberalsten (Becke et al. 2007). Die Art der Milch beeinflusst die Magenentleerung erheblich; diese erfolgt schneller nach Muttermilch als nach molke- und kaseinlastigen Präparaten oder gar nach Kuhmilch (Billeaud et al. 1990). Kuhmilch sollte wie feste Nahrung beurteilt werden. Allerdings kann sowohl die Aspiration von Muttermilch als auch die von Flaschenmilch eine schwere Störung des Gasaustauschs bewirken (O'Hare et al. 1996). Der Autor ist während seines Berufslebens den skandinavischen Richtlinien gefolgt, die Säuglingen unter sechs Monaten erlauben, bis vier Stunden vor dem Eingriff Milch zu trinken; für ein zwei Wochen altes Neugeborenes mit einer Mutter, die nicht stillen kann, sind sechs Stunden Nahrungskarenz einfach viel zu lang.

Heute hat sich der Blickwinkel verändert und man beginnt, auch die Bedeutung der genügenden **Hydrierung** und des Patientenkomforts vor einem Eingriff wahrzunehmen. Die Nüchternzeiten waren für die meisten Patienten traditionell viel zu lang (Engelhardt et al. 2011). Es konnte gezeigt werden, dass dies mit einer erhöhten Produktion von Ketonkörpern und einer hämodynamischen Instabilität nach der Einleitung einhergeht (Dennhardt et al. 2016). Heute besteht der Konsens, dass Säuglinge und Kleinkinder unbedingt bis eine Stunde präoperativ trinken sollen; dies ist allerdings im hektischen Klinikalltag oft schwierig zu erreichen. Ein praktikabler Weg ist es, das Trinken klarer Flüssigkeit bis zum Abruf in den Operationsbereich zu erlauben. Dieses liberale Vorgehen hat in einer großen Klinik nicht vermehrt zu Aspirationsereignissen geführt (Andersson et al. 2015). Der Autor leitet, wie viele Kinderanästhesisten, ohne große Bedenken ein elektiv geplantes Kind ein, das kurz vorher ein Glas Wasser getrunken hat. Dieses Vorgehen ist allerdings nicht in den zurzeit gültigen Richtlinien abgebildet. Hingegen hat eine Stunde als Limit für klare Flüssigkeit eine breite Unterstützung gefunden (Frykholm et al. 2022) und sich auch bei über 12.000 Kindern im klinischen Einsatz bewährt (Beck et al. 2020).

Schließlich streicht dieser Fall auch die Bedeutung der Anwesenheit eines erfahrenen Anästhesisten heraus. Ein geübterer Kollege hätte die Trachea korrekt intubiert und es wäre gar nichts passiert. In der Mehrzahl der Fälle ist die Aspiration eben nicht ein schicksalhaftes Ereignis, sondern sie wird durch den Anästhesisten verursacht.

2.4.3 Zusammenfassung und Empfehlungen

Dieser Fall einer Komplikation wegen unzureichend langer Nüchternheit unterstreicht, wie wichtig gut funktionierende organisatorische Abläufe sind. Wenn eine Anästhesie früher als normal eingeleitet werden soll, dann ist auch die Nüchternzeit entsprechend anzupassen.

Die Aspiration von Milch ist nicht notwendigerweise ein gutartiges Ereignis; eine schwere Störung des Gasaustauschs ist möglich.

In vielen Fällen ist die Aspiration kein zufälliges Ereignis, sondern sie wird durch ein suboptimales Vorgehen der Beteiligten verursacht.

LITERATUR

American Society of Anesthesiology (2017). Practice Guidelines for Preoperative Fasting and the Use of Pharmacologic Agents to Reduce the Risk of Pulmonary Aspiration: Application to Healthy Patients Undergoing Elective Procedures: An Updated Report by the American Society of Anesthesiologists Task Force on Preoperative Fasting and the Use of Pharmacologic Agents to Reduce the Risk of Pulmonary Aspiration. Anesthesiology, 126, 376–393.

Andersson, H., Zaren, B. & Frykholm, P. (2015). Low incidence of pulmonary aspiration in children allowed intake of clear fluids until called to the operating suite. Paediatr Anaesth, 25, 770–777.

Beck, C. E., Rudolph, D., Mahn, C. et al. (2020). Impact of clear fluid fasting on pulmonary aspiration in children undergoing general anesthesia: Results of the German prospective multicenter observational (NiKs) study. Paediatr Anaesth 30, 892–899.

Becke, K., Giest, J. & Strauss, J. (2007). Handlungsempfehlungen zur präoperativen Diagnostik, Impfabstand und Nüchternheit im Kindesalter. Anästhesiologie & Intensivmedizin, 48, S62–S66.

Billeaud, C., Guillet, J. & Sandler, B. (1990). Gastric emptying in infants with or without gastro-oesophageal reflux

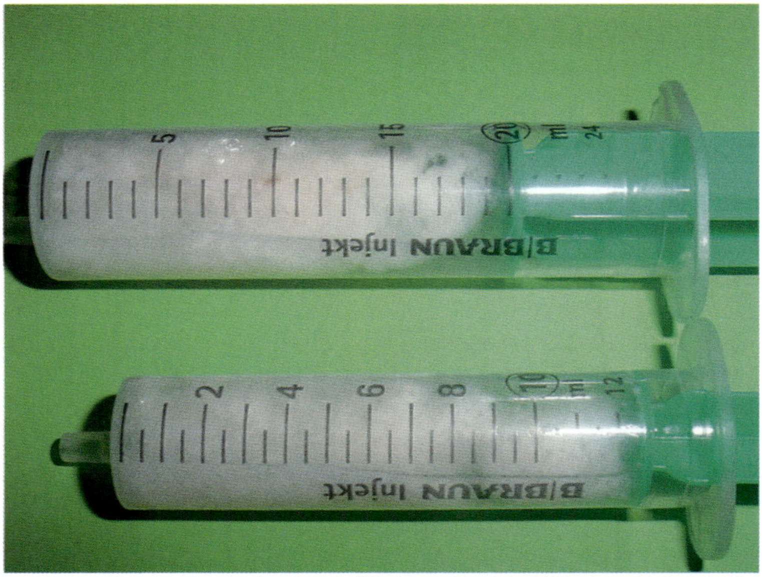

Abb. 2.4 Oft können größere Mengen Milch aus dem Magen abgesaugt werden, obwohl die Nüchternzeiten eingehalten worden sind. [T517]

according to the type of milk. Eur J Clin Nutr, 44, 577–583.

Dennhardt, N., Beck, C., Huber, D. et al. (2016). Optimized preoperative fasting times decrease ketone body concentration and stabilize mean arterial blood pressure during induction of anesthesia in children younger than 36 months: a prospective observational cohort study. Paediatr Anaesth, 26, 838–843.

Engelhardt, T., Wilson, G., Horne, L. et al. (2011). Are you hungry? Are you thirsty? Fasting times in elective outpatient pediatric patients. Paediatr Anaesth, 21, 964–968.

Frykholm, P., Disma, N., Andersson, H. et al. (2022). Pre-operative fasting in children – A guideline from the European Society of Anesthesiology and Intensive Care. Eur J Anaesthesiol, 39, 4–25.

O'Hare, B., Lerman, J., Endo, J. et al. (1996). Acute lung injury after instillation of human breast milk or infant formula into rabbits' lungs. Anesthesiology, 84, 1.386–1.391.

Smith, I., Kranke, P., Murat, I. et al. (2011). Perioperative fasting in adults and children: guidelines from the European Society of Anaesthesiology. Eur J Anaesthesiol, 28, 556–569.

Soreide, E., Eriksson, L. I., Hirlekar, G., et al. (2005). Pre-operative fasting guidelines: an update. Acta Anaesthesiol Scand, 49, 1.041–1.047.

2.5 Antizipieren einer massiven Blutung

2.5.1 Fallbericht

Vor einiger Zeit wurde ein vier Jahre und sieben Monate altes Mädchen (20 kg) mit dem Rettungshubschrauber in die Klinik gebracht. Es war beim Spielen auf dem Heuboden gestürzt und hatte eine Stichverletzung durch eine Heugabel rechts oberhalb des Schlüsselbeins erlitten. Die Mutter, eine Krankenschwester, berichtete, dass es kurz pulssynchron stark spritzend geblutet habe, deshalb habe sie direkt die Rettungsflugwacht alarmiert.

Bei Ankunft in der Notfallstation war das Mädchen ansprechbar. Aktuell blutete es nicht und es fand sich lediglich eine kleine, 5 mm große Hautverletzung. Der Plan war, die Wunde in Allgemeinanästhesie im Operationssaal zu inspizieren, und das Kind wurde direkt dorthin gebracht. Hier traf es sehr blass mit 102/64 mmHg Blutdruck und 146 Puls ein. Es wurde intravenös eingeleitet und intubiert. Für die Blutgruppenbestimmung und Kreuzprobe wurde per Rohrpost Blut ins Labor geschickt (retrospektiv stellte sich heraus, dass es nie dort ankam). Das Kind wurde wie für einen neurochirurgischen Fall gelagert und der Anästhesist stand am Fußende. Die Blutdruckmanschette war am rechten und der Venenzugang am linken ausgelagerten Arm. Das Mädchen war fast vollständig mit den sterilen Tüchern zugedeckt.

Die Wunde wurde erweitert und begann sofort zu bluten. So wurde es für das chirurgische Team anspruchsvoll, die Übersicht zu erlangen und bald wurde ein spezialisierter Gefäßchirurg hinzugezogen. Es wurden immer wieder Klemmen gesetzt. Die Schlussdiagnosen lauteten Perforation der rechten A. subclavia und der Pleura sowie mehrere lazerierte venöse Gefäße.

Das Mädchen wurde bald hypotensiv und intermittierend war der Blutdruck nicht mehr messbar (retrospektiv, weil die A. subclavia abgeklemmt worden war). Mehrere Punktionsversuche für einen zusätzlichen venösen und einen arteriellen Zugang misslangen; es konnte allerdings Blut für eine Hämoglobinbestimmung vor Ort abgenommen werden, das Resultat ergab 51 g/l. Schließlich gelang es, trotz der Behinderung durch die chirurgische Abdeckung, ultraschallgesteuert femoral einen Arterienkatheter und am Fußrücken einen Venenzugang zu legen. Bei einem Hämoglobin von 37 g/l wurden 0-negative Erythrozytenkonzentrate und Fibrinogen verabreicht. Nach Stabilisierung wurde das Mädchen intubiert auf die Kinderintensivstation verlegt (➤ Abb. 2.5). Bis auf ein persistierendes Horner-Syndrom hat es sich in der Folge vollständig erholt.

2.5.2 Diskussion

Hypovolämie ist immer noch eine der Hauptursachen des perioperativen Herzstillstands bei Kindern (Bhananker et al. 2007). Dieser Fall zeigt, wie **mangelndes Antizipieren** und die **Unterschätzung des Blutverlusts** beinahe zum Desaster führen. Es gibt mehrere lehrreiche Aspekte:

Erstens gehört das **Antizipieren** möglicher chirurgischer Komplikationen zu den Kernkompetenzen des Anästhesisten. Stichverletzungen, vor allem supraklavikulär, sind immer verdächtig, auch wenn sie aktuell nicht aktiv bluten. Obwohl es vertretbar scheint, den Fall mit einem Tubus und einem peripheren Zugang zu beginnen, muss man bereit und in der Lage sein, bei Bedarf zusätzliche Zugänge zu schaffen. Verlässliche Gefäßzugänge in beiden Leisten hätten alle Probleme gelöst. Eine erschwerte Zugänglichkeit zum kleinen Patienten ist jedoch typisch für die Kinderanästhesie. Beim Erwachsenen können auch noch intraoperativ fast immer Arterienkatheter und ZVK gelegt werden; bei Neugeborenen und Säuglingen stimmt das definitiv nicht. Man muss sich vorher vorbereiten und alle Perfusoren müssen angeschlossen und bereit sein: **Noah hatte die Arche gebaut, bevor der Regen begann.**

Zweitens wäre es mit genügend Verständnis für das geplante Vorgehen voraussehbar gewesen, dass möglicherweise der Blutfluss zum rechten Arm beeinträchtigt werden könnte. Die Unmöglichkeit, den Blutdruck zu messen, hätte sofort einen Blick ins Operationsfeld veranlasst und man hätte dann zweifellos die abgeklemmte A. subclavia als mögliche Ursache vermutet. Den Chirurgen zu beschuldigen, weil er dies nicht spontan mitgeteilt hatte, ist vermutlich nicht fair, denn auch für ihn war die Situation sehr stressreich. Es kommt gelegentlich vor, dass Chirurgen den Blutfluss in wichtigen Arterien unterbrechen: Wenn beispielsweise während der Ligatur eines Ductus Botalli die thorakale Aorta angeschlungen wird, kann die Druckkurve in der Aorta intermittierend verschwinden. Hier ist es hilfreich und beruhigend, am rechten Arm eine oszillometrische Blutdruckmessung zu installieren (➤ Kap. 2.3). Grundsätzlich sollte der Anästhesist das chirurgische Feld kontinuierlich im Blick haben, so wie der Fahrer die Straße.

Drittens zeigt dieser Fall auch die Wichtigkeit der **regelmäßigen Überprüfung** der getroffenen Maßnahmen auf. Die Blutprobe für die Blutgruppenbestimmung und Kreuzprobe sollte per Rohrpost ins Labor geschickt werden. Die Person platzierte den Transportbehälter in der Rohrpoststation, drückte einen Knopf und ging weg. Mehr als 90 Minuten später lag der Transportbehälter immer noch da und so wurde die Gabe von ungetesteten Blutkonserven unausweichlich. Das Risiko einer Transfusion von nicht gekreuzten Erythrozytenkonzentraten ist zwar gering, aber man hätte es dem Kind ersparen können.

Diese Patientin zeigt auch, wie komplex das **Erkennen der Hypovolämie** sein kann. Bei einem wachen Schulkind schließt ein normaler Blutdruck eine schwere Hypovolämie nicht aus. Die Tachykardie aber, die Blässe des Kindes und das Vorliegen einer möglicherweise lebensbedrohlichen Verletzung hätten den Anästhesisten alarmieren müssen.

Der relevante Blutverlust konnte hier allein mit Kristalloiden, Erythrozytenkonzentraten und Gerinnungsfaktoren ersetzt werden. Frisch gefrorenes Plasma (FFP) ist nicht zwingend notwendig und zudem bei einer Verdünnungskoagulopathie auch nicht sehr effektiv. Als erster Gerinnungsfaktor erreicht Fibrinogen kritisch tiefe Werte; es ist effektiver, es gezielt zu ersetzen (Kozek-Langenecker et al. 2017). Der Autor hat im Laufe der letzten zehn Jahre seiner Tätigkeit die Gabe von FFP vollständig verlassen, außer im Bereich der Neonatologie, wo die Behandlung oft gemeinsam mit den Neonatologen durchgeführt wird. Seit mehr als zehn Jahren wurden Vor-Ort-Gerinnungsanalysen mittels Rotem eingesetzt; ehrlicherweise ist aber anzumerken, dass meist initial zuerst behandelt und dann der Effekt der Therapie damit überprüft wurde.

2.5.3 Zusammenfassung und Empfehlungen

Dieser Fall zeigt, wie essenziell das Antizipieren einer potenziellen Blutung ist und dass alle notwendigen Vorkehrungen getroffen werden müssen. Bei kleinen Kindern müssen die erforderlichen Zugänge im Vorfeld gelegt werden, bei größeren ist mindestens sicherzustellen, dass der Zugang zu den potenziellen Punktionsstellen gewährleistet bleibt.

Das chirurgische Vorgehen kann mit der Blutdruckmessung oder der Pulsoxymetrie interferieren, wenn Arterien abgeklemmt werden (➤ Kap. 2.3). Es ist wichtig, dem chirurgischen Vorgehen zu folgen und es zu verstehen: Wenn etwas Unerwartetes geschieht, sollte man immer auch das Operationsfeld überprüfen.

Für die Behandlung einer Verdünnungskoagulopathie ist kein FFP erforderlich. In den meisten Fällen sind Fibrinogen und im späteren Verlauf Faktorenkonzentrate von Vorteil und erfolgreich.

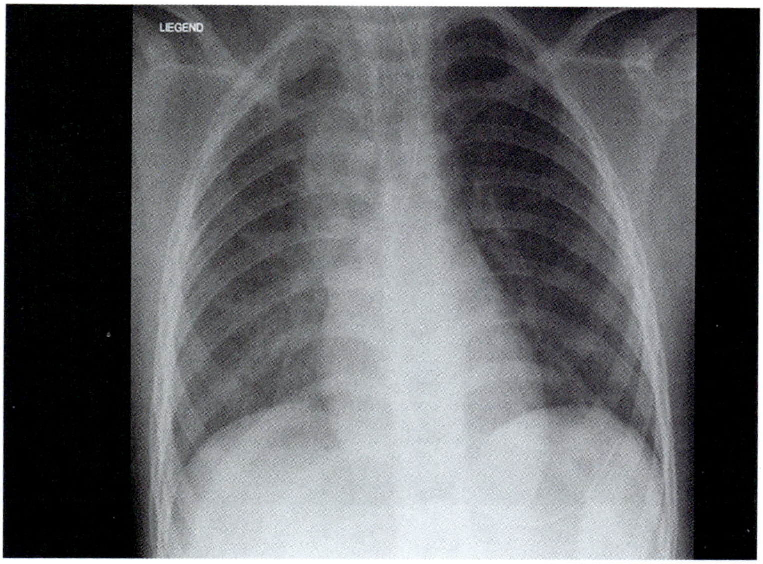

Abb. 2.5 Postoperatives Röntgenbild des Kindes mit einem Hämatom im oberen Mediastinum und einer Verlagerung des Ösophagus nach links. [T517]

LITERATUR

Bhananker, S. M., Ramamoorthy, C., Geiduschek, J. M. et al. (2007). Anesthesia-related cardiac arrest in children: update from the Pediatric Perioperative Cardiac Arrest Registry. Anesth Analg, 105, 344–350.

Kozek-Langenecker, S. A., Ahmed, A. B., Afshari, A. et al. (2017). Management of severe perioperative bleeding: guidelines from the European Society of Anaesthesiology: First update 2016. Eur J Anaesthesiol, 34, 332–395.

2.6 Aufrechterhalten der Körpertemperatur

2.6.1 Fallbericht

Vor vielen Jahren waren bei einem achtjährigen Mädchen (14 kg) mit einer Zerebralparese eine Azetabulumplastik sowie eine varisierende Derotationsosteotomie des Femurs beidseits vorgesehen. Die Anästhesie wurde nach inhalativer Einleitung mit Sevofluran und nasotrachealer Intubation mit Desfluran in Luft/Sauerstoff aufrechterhalten. Zur Muskelrelaxierung wurde eine Mivacuriumdauerinfusion und für die postoperative Analgesie ein Kaudalblock mit 40 µg/kg Morphin als Zusatz verwendet.

Obwohl der auf einer Warmluftmatte liegenden Patientin von Beginn an konvektiv Wärme zugeführt wurde, blieb die in der Blase gemessene Temperatur während des ganzen Eingriffs bei 34,5 °C (➤ Abb. 2.6). Intraoperativ lag das Mädchen zuerst in linker und dann in rechter Seitenlage, für das Anlegen des Beckengipses dann auf dem Rücken. Danach wurde es wieder korrekt ganz auf der Warmluftmatte gelagert und zusätzlich mit einer Ganzkörperdecke und einem zweiten Gerät von oben gewärmt. Die Körperkerntemperatur stieg innerhalb von 30 Minuten auf 36,5 °C, Desfluran wurde abgestellt, das Mädchen extubiert und zur weiteren Überwachung auf die pädiatrische Intensivstation verlegt.

2.6.2 Diskussion

Dieser Fall einer **intraoperativen Hypothermie** zeigt klar, wie wichtig Prävention ist. Kinder mit Zerebralparese (Wongprasartsuk und Stevens 2002) oder neurodegenerativen Leiden (Miao et al. 2009) werden typischerweise hypotherm, wenn sie operiert werden; ihr Metabolismus ist reduziert („vita reducta“) und weite Teile des Körpers werden während großer orthopädischer Chirurgie exponiert. In der Erfahrung des Autors reicht es nicht, diese Kinder lediglich auf einer Warmluftmatte zu lagern, denn der untere Teil des Körpers, oft bis zu den Mamillen, liegt frei. Zudem ist es während der Anlage

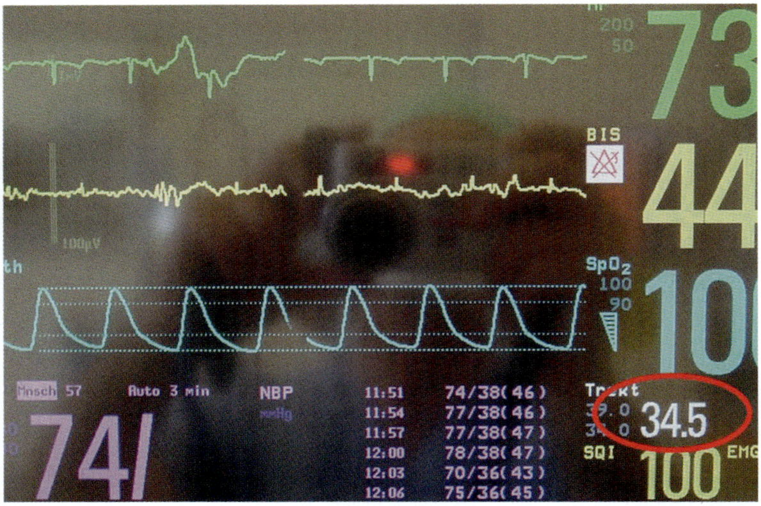

Abb. 2.6 Diese Aufzeichnung ist typisch für ein beeinträchtigtes Kind, wenn keine speziellen Maßnahmen getroffen werden: Hypothermie, Bradykardie und Hypotension. [T517]

des Beckengipses, was eine Stunde oder länger dauern kann, kaum möglich, den Patienten zu wärmen. Das Auftreten einer Hypothermie kann aber vermieden werden, wenn der Patient von Beginn an mit einem zweiten Gerät von oben gewärmt und zudem die Saaltemperatur z. B. auf 24 °C erhöht wird. Die gute Nachricht ist, dass die Temperatur postoperativ mit zwei Wärmegeräten zuverlässig und rasch wieder in den gewünschten Bereich angehoben werden kann. Allerdings bleiben, wie in diesem Fall, die intraoperativen Nachteile der Hypothermie mit dem negativen Einfluss auf das Gerinnungssystem und dem erhöhten Risiko einer Infektion bestehen.

Warmluftgeräte sind ein allgemein akzeptierter Standard geworden. Sie sind sehr effizient und Komplikationen kommen bei entsprechender Vorsicht kaum vor (Azzam und Krock 1995; ➤ Kap. 8.3). Sobald die Körpertemperatur sich 36,5 °C nähert, sollte das Gerät auf die Stufe „mittel" (38 °C) zurückgestellt werden, um eine Hyperthermie zu vermeiden.

Mit einer adäquaten **Prophylaxe** kann man eine schwere Hypothermie vermeiden. Diese könnte zu einer Katastrophe führen: Der Autor erinnert sich an die Geschichte eines 5 kg schweren, syndromalen Patienten, der zum Kanülenwechsel nach Tracheotomie in den Operationssaal kam. Der Eingriff zog sich wegen Blutung, Bronchoskopie und wiederholtem Absaugen in die Länge. Das Kind wurde kardiovaskulär instabil und schließlich bradykard. Eine Adrenalininfusion erhöhte die Herzfrequenz nur geringgradig. Erst jetzt wurde die Körpertemperatur von 32 °C bemerkt. Wegen des vermutlich kurzen Eingriffs überging man den Klinikstandard, das Kind immer auf einer Warmluftmatte zu lagern, sondern deckte es lediglich mit warmen Tüchern zu. Warme Tücher sind zwar für ein waches Kind komfortabel und können konvektive Wärmeverluste vermindern, die spezifische Wärme von Baumwolltüchern ist aber sehr gering und sie können kaum aktiv Wärme auf den Patienten übertragen. Grundsätzlich soll das Kind zugedeckt sein; während der Einleitung ist es aber essenziell, den Thorax beobachten zu können, und das kann man ohne negative Auswirkungen tun (Shukry et al. 2012). Ein weiterer Beitrag, die Körpertemperatur zu halten, ist die Gabe von gewärmten Infusionen. Ihre Wirksamkeit darf aber nicht überschätzt werden, denn bei pädiatrischen Patienten sind die Flussraten gering und die gewärmte Infusion hat fast wieder Raumtemperatur, wenn sie den Körper erreicht (Bissonnette und Paut 2002).

Die **Messung der Körpertemperatur** ist Voraussetzung für die Prävention einer Hypothermie. Die Praxis des Autors war, bei intubierten Kindern mittels einer im Ösophagusstethoskop integrierten Temperatursonde im unteren Ösophagus zu messen. Die Messung durch eine in der Magensonde oder dem Blasenkatheter integrierte Temperatursonde ist sehr bequem; bei offenem Abdomen allerdings spiegeln diese Werte möglicherweise nicht korrekt die Körperkerntemperatur wider. In allen anderen Fällen wurde intermittierend tympanal oder kontinuierlich rektal gemessen. Auf jeden Fall sollte die Körpertemperatur bei jeder Kindernarkose gemessen und protokolliert werden.

Die **MRT-Untersuchung** ist ein Sonderfall. Hypothermie ist typischerweise kein Problem, denn durch die MRT erhöht sich die Temperatur im untersuchten Gewebe (Bryan et al. 2006; Lo et al. 2014). Dieser wärmende Effekt ist größer in einem 3-Tesla-Gerät (Machata et al. 2009). Radiologen befürchten eine Hyperthermie, tatsächlich aber wird die Körpertemperatur wegen der kalten Umgebung im Scanner-Raum gerade gehalten und eine zusätzliche Wärmezufuhr ist üblicherweise nicht erforderlich.

Unter Anästhesie reguliert der Körper seine Temperatur innerhalb eines größeren Bereichs. Wenn bei längeren Eingriffen der größte Teil des Körpers zugedeckt und nur eine kleine Region exponiert ist, wie z. B. bei **HNO-Eingriffen,** beginnt die Temperatur nach einer gewissen Zeit anzusteigen und es kommt regelmäßig zu einer Hyperthermie. Dies ist dem sehr aktiven Metabolismus mit der großen endogenen Wärmeproduktion bei Kindern geschuldet. Ein aktives Wärmen ist daher in diesen Fällen nicht indiziert.

2.6.3 Zusammenfassung und Empfehlungen

Bei adäquater Prophylaxe lässt sich eine schwere Hypothermie üblicherweise vermeiden. Der Gebrauch von Warmluftgeräten ist heute zum Standard geworden.

Kinder mit Zerebralparese oder neurodegenerativen Erkrankungen werden wegen ihres reduzierten Metabolismus sehr rasch hypotherm.

LITERATUR

Azzam, F. J. & Krock, J. L. (1995). Thermal burns in two infants associated with a forced air warming system. Anesth Analg, 81, 661.

Bissonnette, B. & Paut, O. (2002). Active warming of saline or blood is ineffective when standard infusion tubing is used: an experimental study. Can J Anaesth, 49, 270–275.

Bryan, Y. F., Templeton, T. W., Nick, T. G. et al. (2006). Brain magnetic resonance imaging increases core body temperature in sedated children. Anesth Analg, 102, 1.674–1.679.

Lo, C., Ormond, G., McDougall, R., Sheppard, S. J. et al. (2014). Effect of magnetic resonance imaging on core body temperature in anaesthetised children. Anaesth Intensive Care, 42, 333–339.

Machata, A. M., Willschke, H., Kabon, B. et al. (2009). Effect of brain magnetic resonance imaging on body core temperature in sedated infants and children. Br J Anaesth, 102, 385–389.

Miao, N., Levin, S. W., Baker, E. H. et al. (2009). Children with infantile neuronal ceroid lipofuscinosis have an increased risk of hypothermia and bradycardia during anesthesia. Anesth Analg, 109, 372–378.

Shukry, M., Matthews, L., de Armendi, A. J. et al. (2012). Does the covering of children during induction of anesthesia have an effect on body temperature at the end of surgery? J Clin Anesth, 24, 116–120.

Wongprasartsuk, P. & Stevens, J. (2002). Cerebral palsy and anaesthesia. Paediatr Anaesth, 12, 296–303.

2.7 Unerwartete Laborbefunde

2.7.1 Fallbericht

Bei einem 15-monatigen Jungen (9 kg) war die Korrektur einer Epispadie geplant, ein größerer urologischer Eingriff mit voraussichtlich minimalem Blutverlust und einer Dauer von etwa vier Stunden. Nach inhalativer Einleitung und Atemwegsicherung wurde unter Ultraschallkontrolle am linken Vorderarm mit einer 24 G Kanüle die V. cephalica kanüliert. Diese Kanüle wurde über Draht durch einen 5 cm langen 2 Fr Katheter ersetzt. Hier wurde in der Rate des Erhaltungsbedarfs eine Ringerlaktatlösung mit 1 % Glukosezusatz infundiert. Zusätzlich wurde für die repetitiven Blutentnahmen eine 18 mm lange 24 G Kanüle in die linke V. jugularis externa eingelegt (➤ Abb. 2.7). Eine unmittelbar nach dem Einlegen abgenommene Blutprobe zeigte eine moderate Hyperkapnie bei sonst unauffälligen Werten (➤ Tab. 2.1).

Zu Beginn des Eingriffs wurde ein großlumiger suprapubischer Katheter gelegt; es blutete ganz wenig. Um den Mitteldruck bei mindestens 45 mmHg zu halten, wurde zweimal ein Bolus einer kristalloiden Lösung verabreicht und ein Perfusor mit 10 µg/kg/min Dopamin gestartet. Zwei Stunden nach Schnitt wurde routinemäßig Blut aus dem Jugularis-externa-Katheter zur Analyse entnommen: Hä-

Tab. 2.1 Laborbefunde während der Korrektur einer Epispadie.

	Venöse Blutprobe nach dem Einleiten (Spontanatmung)	Venöse Blutprobe nach 2 h Chirurgie	Arterielle Blutprobe nach 3 h Chirurgie
pH	7,22	7,22	7,31
pCO_2	8,23 kPa	4,43 kPa	6,12 kPa
Hämoglobin	118 g/l	55 g/l	95 g/l
Base excess	−2,4	−12,8	−2,7
Laktat	1,5 mmol/l	13,4 mmol/l	2,5 mmol/l
Glukose	6,3 mmol/l	25,0 mmol/l	7,3 mmol/l

moglobin 55 g/l, pH 7,22, Laktat 13,4 mmol/l, Glukose 25,0 mmol/l. Der Anästhesist war sehr überrascht und suchte nach einer Erklärung für diese unerwarteten Befunde. Eine erneute Blutentnahme führte zu weitgehend identischen Resultaten.

Die Differenzialdiagnose war breit: Der Operateur untersuchte das Abdomen, um eine Blutung oder Darmverletzung als Folge des großlumigen suprapubischen Katheters auszuschließen. Schlussendlich wurde ein Arterienkatheter zur Blutdruckmessung und für die repetitiven Blutentnahmen gelegt. Eine arteriell entnommene Blutprobe zeigte jetzt normale Werte (➤ Tab. 2.1).

2.7.2 Diskussion

Dieser Fall zeigt, dass **falsche Laborresultate** möglich sind, ohne dass es auf den ersten Blick erkennbar ist. Dieses unerwartete Resultat mit Anämie, massiv erhöhtem Laktat und Hyperglykämie verunsicherte das ganze Team. Auch eine zweite Blutprobe, die nach der Entnahme (und nachfolgender Rückgabe) von 10 ml Patientenblut abgenommen wurde, führte zu einem identischen Resultat. Die Hypothese einer Beimischung von Infusionslösung wurde initial verworfen, da sich der Zugang zur Probenentnahme am Hals und der für die Infusion am Vorderarm befand. Zudem hatte die initiale Blutprobe aus dem gleichen Zugang am Hals normale Befunde gezeigt.

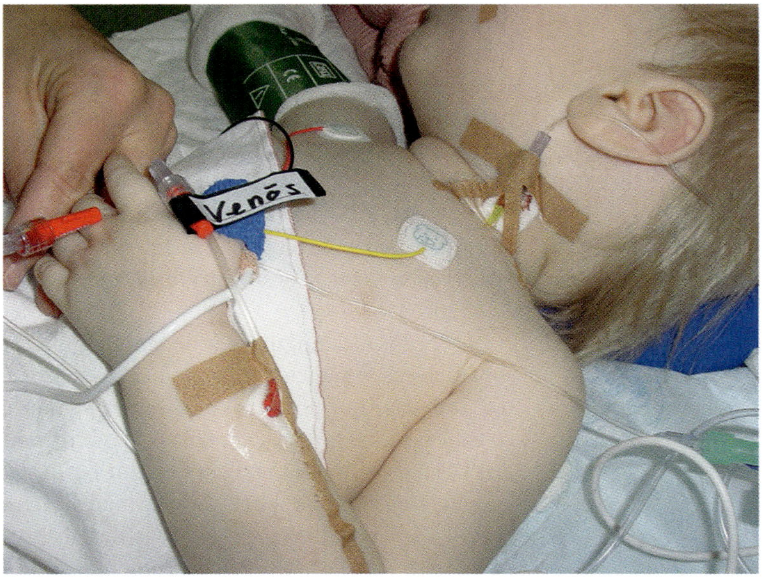

Abb. 2.7 Dieser 18 mm lange 24 G Venenkatheter in der V. jugularis externa wurde für die Blutentnahmen verwendet; es war keine Infusion angeschlossen. [T517]

Bei der **Differenzialdiagnose** sind medizinische Ursachen immer primär zu erwägen. Unter anderem hatte man folgende Dinge in Betracht gezogen: Gegen eine intraabdominale Verletzung während des Legens des suprapubischen Katheters mit Blutung, Darmischämie und erhöhtem Laktat sprachen die stabil bleibende Hämodynamik sowie der unauffällige Tastbefund des Abdomens. Eine maligne Hyperthermie schien äußerst unwahrscheinlich, denn erhöhte Laktatspiegel sind ein sehr spät auftretendes Phänomen und es fanden sich keine Zeichen eines Hypermetabolismus; zudem wäre die Anämie damit unerklärt geblieben (Rosenberg et al. 2015). Die Kombination von Hyperglykämie und erhöhtem Laktat ist auch nicht typisch für die perioperative Entgleisung der häufigsten vererbten metabolischen Erkrankungen, z. B. eines Azyl-Dehydrogenase-Mangels (Allen et al. 2017).

Eine inadäquate **Entnahmetechnik** kann zu falschen Messwerten führen; häufig sind erhöhte Kaliumwerte in einer hämolytischen Probe oder eine metabolische Azidose bei zu viel Beimischung von Heparin in Blutgasspritzen (Ordog et al. 1985). Im vorliegenden Fall wurde ein Arterienkatheter gelegt und die dann entnommene Blutprobe zeigte völlig normale Befunde (➤ Tab. 2.1). Die Auflösung des Rätsels war in diesem Fall schlussendlich eine **Beimischung** von Infusionslösung zur Blutprobe. Die V. jugularis externa verläuft üblicherweise in die V. subclavia; es existieren allerdings zahlreiche Varianten. Überraschenderweise muss die nur 18 mm lange, am Hals liegende Kanüle bei diesem kleinen Patienten mit angehobener Schulter bis in die V. subclavia gereicht haben. Die Blutprobe entspricht fast exakt einer 1 : 1-Mischung von Patientenblut und Ringerlaktat.

Falsche Messwerte wegen Beimischung gibt es auch bei der **Kapnografie.** Bei einem Leck in der Probeleitung sind die gemessenen endtidalen Gaskonzentrationen falsch tief. Wenn der Anästhesist diesen Fehler nicht erkennt, wird er das Atemminutenvolumen reduzieren und so eine Hypoventilation bewirken; die falsch tiefen Messwerte bei den Inhalationsanästhetika werden ihn zu einer Überdosierung verleiten.

2.7.3 Zusammenfassung und Empfehlungen

Dieser Fall falscher Laborbefunde in einer Blutprobe aus der V. jugularis externa zeigt, dass eine Beimischung von Infusionslösung nicht auf den ersten Blick erkennbar sein muss.

Es ist wichtig, immer zuerst schwerwiegende medizinische Ursachen auszuschließen, bevor man unerwartete Befunde als „fake news“ klassifiziert.

Eine Verfälschung von Laborbefunden durch Beimischung und Verdünnung von Blut- oder Gasproben kommt in der klinischen Praxis häufig vor.

Grundsätzlich scheint es bei großen Eingriffen klug, einen arteriellen oder zentralvenösen Zugang für zuverlässige repetitive Blutentnahmen zur Verfügung zu haben.

LITERATUR

Allen, C., Perkins, R. & Schwahn, B. (2017). A retrospective review of anesthesia and perioperative care in children with medium-chain acyl-CoA dehydrogenase deficiency. Paediatr Anaesth, 27, 60–65.

Ordog, G. J., Wasserberger, J. & Balasubramaniam, S. (1985). Effect of heparin on arterial blood gases. Ann Emerg Med, 14, 233–238.

Rosenberg, H., Pollock, N., Schiemann, A. et al. (2015). Malignant hyperthermia: a review. Orphanet J Rare Dis, 10, 93.

KAPITEL

3 Atemwegsprobleme

3.1 Beatmungssystem

3.1.1 Fallbericht

Vor langer Zeit war bei einem dreijährigen Mädchen (14 kg) eine Leistenhernienoperation vorgesehen. Trotz der Prämedikation mit 14 mg Midazolam rektal war das Kind immer noch sehr aktiv und weigerte sich, sich auf dem Operationstisch hinzulegen. Eine Präsenz der Eltern beim Einleiten war damals noch nicht üblich. Das Team entschied, die Anästhesie beim sitzenden Kind mit dem Bain-System einzuleiten. Zuerst wurden 60 % Lachgas und dann zusätzlich 8 % Sevofluran verabreicht.

Der charismatische Anästhesist unterhielt das Kind und suggerierte, es möge in einen guten Schlaf mit schönen Träumen sinken. In der Tat folgte das Mädchen den Suggestionen, es schloss die Augen und der Muskeltonus ließ nach. Ungefähr eine Minute später begann es, rascher und vertieft zu atmen und sich zu bewegen. Plötzlich riss es die Augen auf und zerrte die Maske weg vom Gesicht.

Jetzt wurde klar, dass es nie Anästhesiegase geatmet hatte, denn der Schalter am Anästhesiegerät zeigte auf „Kreissystem“ und nicht auf „offenes System“. Die suggestiven Worte des Anästhesisten allein hatten den Schlaf induziert, bis die Hyperkapnie durch die kontinuierliche Rückatmung unkomfortabel wurde und es schließlich weckte.

3.1.2 Diskussion

Dieser Fall einer nicht **funktionierenden Einleitung** wegen Fehlhandlung des Anästhesisten zeigt, wie wichtig es ist, das Anästhesiegerät vor jedem Patienten zu überprüfen (Grüßer et al. 2020). Der Autor hat den Fehler, dass das **falsche Anästhesiesystem** gewählt wurde, in seiner Karriere dutzende Male gesehen (➤ Abb. 3.1). Wenn eine inhalative Einleitung geplant ist und kein Gas aus der Maske am Anästhesiesystem kommt, sind die Folgen mild: Das Kind schläft einfach nicht ein. Viel schlimmer ist es bei einer intravenösen Einleitung. Das Kind ist dann mit dem falschen Anästhesiesystem verbunden und es folgen vergebliche Versuche, es zu beatmen. Der Autor hat Kenntnis von

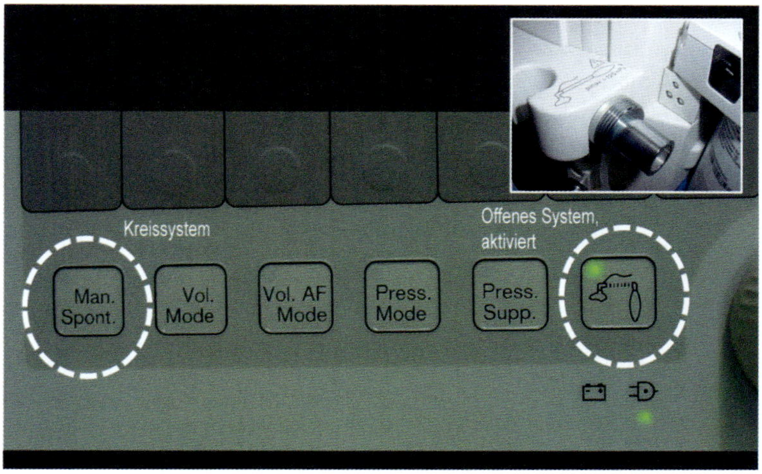

Abb. 3.1 Ein Anästhesiegerät, das den Gebrauch eines Kreissystems und auch eines offenen Systems erlaubt, z. B. die Jackson-Rees-Modifikation des T-Stücks. [T517]

einem Fall mit profunder Hypoxämie, nach Fehldiagnose Bronchospasmus und Tubuswechsel, bevor der Irrtum bemerkt wurde. Glücklicherweise entstanden hier keine Langzeitfolgen. Es ist zu betonen, dass es immer ein Warnzeichen sein muss, wenn wie im geschilderten Fall kein CO_2 oder Sevofluran in der Ausatmungsluft festgestellt werden kann. Während der Einleitung ist natürlich ein undichter Maskensitz der häufigste Grund für dieses Phänomen, vor allem wenn ein Doppelmasken-Absaugsystem verwendet wird. Andere Ursachen müssen aber immer auch in Betracht gezogen werden.

Es ist noch nicht klar entschieden, welches das **optimale Anästhesiesystem zur Narkoseeinleitung** ist. Während der Aufrechterhaltung werden auch bei Kindern fast ausschließlich **Kreissysteme** verwendet. Der Frischgasfluss kann auf weit unter einen Liter pro Minute reduziert werden und die Narkosegasabsaugung funktioniert gut. Hinzu kommt, dass die modernen koaxialen Schlauchsysteme sogar mit noch integrierter Probenleitung für die Kapnografie das System handlich und weniger massig gemacht haben. Anderseits ist ein ultraleichtes offenes Anästhesiesystem ohne Klappen, z. B. die **Jackson-Rees-Modifikation des T-Stücks** (Rees 1950), das rasche Veränderungen der inspiratorischen Gaskonzentration ermöglicht, sehr attraktiv für die Anästhesieeinleitung bei Kindern. Solche Systeme wurden bis vor kurzem von britischen (Marsh und Mackie 2009) und französischen (Fesseau et al. 2014) Kinderanästhesisten häufig verwendet. Ihre Kompaktheit und einfache Anwendung machen sie vermutlich so beliebt (Meakin 2007). Anderseits hat der Anfänger mit dem Kreissystem eine steilere Lernkurve und ungewollt hohe Atemwegsdrücke mit Magenüberblähung sind einfacher zu vermeiden (von Ungern-Sternberg et al. 2007). Es ist unklar, bei welchem der beiden Systeme Veränderungen der Compliance bei manueller Beatmung besser zu erkennen sind; die Erfahrung des Anästhesisten ist vermutlich diesbezüglich der wichtigste Faktor (Schily et al. 2001).

Nach Ansicht des Autors wird sich der Trend, sowohl für die Einleitung als auch für die Aufrechterhaltung der Anästhesie ausschließlich das Kreissystem zu verwenden, weiter durchsetzen. Einerseits sind die Vorteile des offenen Systems nicht wirklich evident, anderseits erlaubt ein modernes Kreissystem die kontinuierliche Messung von Fluss und Drücken. Zudem vermeidet ein auf 13 cmH_2O eingestelltes Druckbegrenzungsventil eine Magenüberblähung und die Narkosegasabsaugung reduziert die Arbeitsplatzbelastung. Allerdings ist auch bei den modernen Anästhesiegeräten ein zweiter Gasausgang wünschenswert, um z. B. via Nasensonde oder Gesichtsmaske genau dosiert und nicht nur 100 % Sauerstoff verabreichen zu können.

Eine **fehlerhafte Bedienung durch den Anästhesisten** ist eine wichtige Ursache von Komplikationen. Viele Kliniken, so auch die des Autors, haben die Wahlmöglichkeit zwischen den zwei Systemen an den Anästhesiegeräten entfernt, um eine solche Fehlmanipulation a priori zu vermeiden. Es bleiben aber noch viele Fehlerquellen: Typisch ist die **fehlerhafte Konnektion der Atemschläuche** nach einer akzidentellen Diskonnektion; wenn der Exspirationsschenkel mit dem Anschluss für den Atembeutel verbunden wird, kommt es zu einer massiven Blähung der Lunge mit der Gefahr von Barotrauma und Kreislaufkollaps. Der Autor hat im Laufe seines Berufslebens einige solcher Episoden mitbekommen und wundert sich, weshalb die Industrie diese Fehlerquelle noch nicht eliminiert hat durch unterschiedliche Konnektoren für In- und Exspirationsschenkel und vor allem für den Schlauch des Atembeutels.

Früher galt die Empfehlung, so hat es auch der Autor gelernt, immer an der Maske zu riechen, bevor man sie aufs Gesicht des Kindes setzt. Im geschilderten Fall hätte man das Fehlen eines Gasflusses bemerkt und die Komplikation vermieden. Dieses Riechen an Anästhesiegasen passt allerdings nicht mehr zur heutigen Furcht vor Kontamination des Arbeitsplatzes und dem Glauben, dass möglicherweise sogar Spuren von Anästhesiegasen schädlich sind (Meier et al. 1995). Nichtsdestotrotz ist es für eine erfolgreiche Narkoseeinleitung immer noch unerlässlich, sich zu vergewissern, dass Frischgas auch wirklich zum Kind kommt.

3.1.3 Zusammenfassung und Empfehlungen

Dieser Fall einer missglückten Narkoseeinleitung bei einem falsch gestellten Schalter am Anästhesiegerät zeigt die Bedeutung eines akribischen Gerätechecks.

Eine echte Fehlfunktion des Anästhesiegeräts ist ein extrem seltenes Ereignis; viel häufiger sind Fehlmanipulationen des Anästhesisten.

LITERATUR

Fesseau, R., Alacoque, X., Larcher, C. et al. (2014). An ADARPEF survey on respiratory management in pediatric anesthesia. Paediatr Anaesth, 24, 1.099–1.105.

Grüßer, L., Staender, S., & Rossaint, R. (2020). Safety first – Checking the anaesthesia machine. Eur J Anaesthesiol, 37, 837–838.

Marsh, D. F. & Mackie, P. (2009). National survey of pediatric breathing systems use in the UK. Paediatr Anaesth, 19, 477–480.

Meakin, G. H. (2007). Role of the Jackson Rees T-piece in pediatric anesthesia. Paediatr Anaesth, 17, 613–615.

Meier, A., Jost, M., Rüegger, M. et al. (1995). Narkosegasbelastung des Personals in der Kinderanästhesie. Anaesthesist, 44, 154–162.

Rees, G. J. (1950). Anaesthesia in the newborn. BMJ, 2, (4694) 1.419–1.422.

Schily, M., Koumoukelis, H., Lerman, J. et al. (2001). Can pediatric anesthesiologists detect an occluded tracheal tube in neonates? Anesth Analg, 93, 66–70.

von Ungern-Sternberg, B. S., Saudan, S., Regli, A. et al. (2007). Should the use of modified Jackson Rees T-piece breathing system be abandoned in preschool children? Paediatr Anaesth, 17, 654–660.

3.2 „Cannot intubate – cannot ventilate"

3.2.1 Fallbericht

Ein neunmonatiges Mädchen (8 kg) mit Pierre-Robin-Syndrom kam zum Verschluss der Gaumenspalte. Nach Maskeneinleitung mit Lachgas und Sevofluran sowie neuromuskulärer Blockade wurde es problemlos fiberoptisch über eine 1,5er Larynxmaske intubiert. Ein 3,5er Tubus ohne Cuff wurde mithilfe des 2,2 mm Bronchoskops in die Trachea eingeführt und dann über einen 7 Fr Cook Wechselkatheter durch einen 3,5er RAE MicroCuff-Tubus ersetzt.

Die Anästhesie wurde mit Sevofluran und repetierten Dosen Fentanyl aufrechterhalten. Als Co-Analgetikum wurde 0,5 µg/kg/h Dexmedetomidin infundiert. Nach der Operation wurde das Mädchen extubiert; seine Atmung war hörbar, aber sonst fanden sich keine Zeichen einer Atemwegsobstruktion. Das Kind wurde auf die Intensivstation und 20 Stunden später auf die Abteilung verlegt.

In der zweiten Nacht nach dem Eingriff, 36 Stunden postoperativ, traten Zeichen einer Obstruktion der oberen Atemwege mit Stridor und Sauerstoffbedarf auf. Das Kind wurde auf die Intensivstation verlegt. Trotz 100 % Sauerstoff mit der Maske und Esmarch-Manöver, um den Atemweg zu öffnen, fiel die Sättigung unter 80 % und ein Notfallalarm wurde ausgelöst. Der diensthabende Anästhesist meisterte die Situation mittels einer LMA Supreme Größe 1,5 erfolgreich; es war reichlich Sekret vorhanden. Man verabreichte dem sich windenden Kind Morphin und Midazolam und wartete auf die Ankunft des erfahrenen Kinderanästhesisten.

Dieser versuchte eine fiberoptische Intubation durch die korrekt liegende LMA Supreme; er hatte eine gute Sicht auf die Glottis, aber wie zu erwarten war eine Intubation durch diesen Typ LMA nicht möglich. Die direkte Laryngoskopie gelang nicht. Anstatt der LMA Supreme wurde jetzt eine LMA vom klassischen Typ eingesetzt. Das fiberoptische Bronchoskop konnte nun mühelos über die Stimmbänder hinaus vorgeschoben werden, aber beim Vorschieben des Tubus über das Bronchoskop kam es zu einem schweren Laryngospasmus. Trotz der Gabe von 1 mg/kg Rocuronium gelang die Beatmung nicht und das Kind wurde jetzt auch bradykard. Man begann mit Herzdruckmassage, verabreichte Atropin und zwei Dosen à 10 µg/kg Adrenalin. Schaumiges Sekret quoll aus der Larynxmaske und verunmöglichte den nächsten Versuch einer fiberoptischen Intubation. Zu diesem Zeitpunkt schlug die sehr erfahrene Anästhesiepflegekraft vor, zum chirurgischen Atemweg zu wechseln. Der Kinderanästhesist aber entschloss sich, einen weiteren Versuch der fiberoptischen Intubation durch die Larynxmaske zu wagen und war nach wiederholtem Absaugen schließlich auch erfolgreich.

Das Mädchen blieb neun Tage intubiert, verließ die Klinik aber ohne Langzeitschaden.

3.2.2 Diskussion

Dies war eine **„cannot intubate – cannot ventilate"**-Situation bei einem Kind mit Pierre-Robin-Syndrom und daher bei einer erwartet schwierigen Intubation. In der elektiven Situation am Tag des Eingriffs war alles völlig problemlos und das Kind wurde primär fiberoptisch über die LMA intubiert (Jöhr und Berger 2004). In der Notfallsituation aber, auf der Intensivstation, führte die Atemwegsobstruktion kombiniert mit viel Sekret und gestörtem Gasaustausch beinahe zu einem fatalen Ausgang. Es blieb unklar, was genau zu dieser späten Atemwegsobstruktion nach Gaumenspaltenverschluss führte; eine entzündliche Schwellung ist die wahrscheinlichste Erklärung. Bei einer „cannot intubate – cannot ventilate"-Situation sollte man sich früh für das Einlegen einer LMA entscheiden (Weiss und Engelhardt 2010). Im geschilderten Fall führte das zwar nicht zu einem perfekt freien Atemweg, es genügte aber, um das Kind am Leben zu halten. Die fiberoptische Intubation über eine LMA ist ein Standardverfahren bei Kindern und jeder Anästhesist sollte damit vertraut sein. Das blinde Vorschieben des Tubus über eine LMA hat fast nie Erfolg und soll gar nicht erst versucht werden (Kleine-Brueggeney et al. 2015). Der geschilderte Fall zeigt auch, wie wichtig es ist, eine funktionelle Obstruktion wie z. B. einen Laryngospasmus zu vermeiden. Wenn bereits vor dem ersten Intubationsversuch ein Muskelrelaxans verabreicht worden wäre, wäre es nicht zu dieser beinahe fatalen Situation gekommen (Weiss und Engelhardt 2012). Wenn alles missglückt, soll wie von der Anästhesiepflegekraft vorgeschlagen ein chirurgischer Zugang zum Atemweg erwogen werden. Die Punktionstechniken haben leider sowohl bei Tierleichen (Holm-Knudsen et al. 2012) als auch bei Leichen von Erwachsenen (Heymans et al. 2016) eine hohe Versagerrate und können nicht für Notfallsituationen empfohlen werden (Duggan et al. 2016). Eine offene Technik mit dem Skalpell (FONA, „front of neck access") ist aber beim Neugeborenen und kleinen Säugling äußerst anspruchsvoll. Der Bereich der Membrana cricothyroidea wäre wohl weit genug, um bei einer Koniotomie die Passage eines Tubus zu erlauben, wie der schwere Zwischenfall im ➤ Kapitel 3.7 zeigt. Die richtige Stelle wäre aber im Notfall schwierig aufzufinden und eine Tracheotomie ist als Ultima Ratio vermutlich die bessere Wahl (Ulmer et al. 2020).

Jeder Anästhesist muss blind den Algorithmus „cannot intubate – cannot ventilate" beherrschen. Eine Leitlinie ist für den Anästhesisten wie die Partitur für den Dirigenten: Es gibt die Möglichkeit gewisser Variationen. Im geschilderten Fall entschloss sich der Anästhesist aus der Überzeugung, dass es

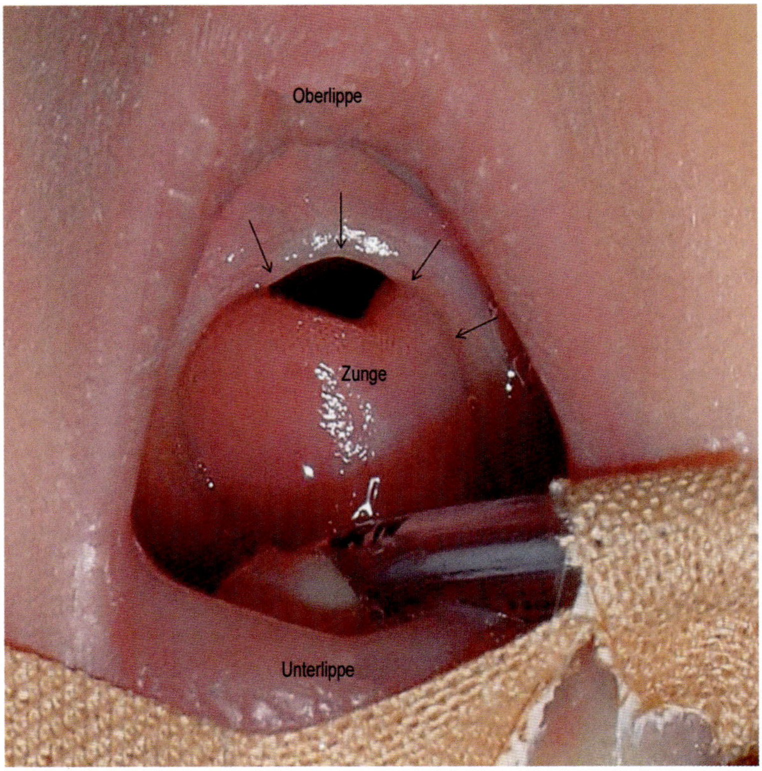

Abb. 3.2 Ein Neugeborenes mit Pierre-Robin-Syndrom. Die Zunge ist nach hinten unten gefallen, sie liegt jetzt hinter der Gaumenspalte und verlegt den Atemweg. [T517]

ihm gelingen werde, zu einem weiteren Versuch der fiberoptischen Intubation, und nicht, wie von der Leitlinie vorgesehen, zum chirurgischen Atemweg.

Das **Pierre-Robin-Syndrom** wird durch Mikrognathie, Glossoptose und Atemwegsobstruktion charakterisiert (➤ Abb. 3.2). Eine Gaumenspalte kommt oft, aber nicht immer vor (Cladis et al. 2014). Im Neugeborenenalter sind Obstruktion der oberen Atemwege sowie Ernährungsschwierigkeiten die typischen Zeichen. In milden Fällen lässt sich das durch eine Lagerung auf dem Bauch beherrschen; in schweren Fällen sind chirurgische Maßnahmen wie z. B. Glossopexie (Fujii et al. 2015), Tracheotomie oder Verlängerungsosteotomie der Mandibula erforderlich. Die Atemwegssicherung ist oft anspruchsvoll. Sie gelingt leicht mit einer LMA, die Laryngoskopie aber ist schwierig. Mit einem sog. paraglossalen Zugang lässt sich der Einblick oft verbessern und vor allem die Videolaryngoskopie hat die Intubation bei diesen Kindern vereinfacht. Die fiberoptische Intubation via LMA in Narkose ist selbstverständlich immer eine sehr gute Option.

3.2.3 Zusammenfassung und Empfehlungen

Dieser Fall einer „cannot intubate – cannot ventilate"-Situation zeigt die Bedeutung der Vertrautheit mit den entsprechenden Algorithmen.

Die fiberoptische Intubation über die Larynxmaske ist eine Standardtechnik in der Kinderanästhesie, die instruiert und geübt werden soll.

Jede Leitlinie lässt Raum für gewisse Variationen. Eine Leitlinie ist wie das Rezept, dem man üblicherweise folgt; der Koch kann aber in berechtigten Fällen auch davon abweichen.

LITERATUR

Cladis, F., Kumar, A., Grunwaldt, L. et al. (2014). Pierre Robin Sequence: a perioperative review. Anesth Analg, 119, 400–412.

Duggan, L. V., Ballantyne, S. B., Law, J. A. et al. (2016). Transtracheal jet ventilation in the ‚can't intubate can't oxygenate' emergency: a systematic review. Br J Anaesth, 117 Suppl 1, i28–i38.

Fujii, M., Tachibana, K., Takeuchi, M. et al. (2015). Perioperative management of 19 infants undergoing glossopexy (tongue-lip adhesion) procedure: a retrospective study. Paediatr Anaesth, 25, 829–833.

Heymans, F., Feigl, G., Graber, S. et al. (2016). Emergency cricothyrotomy performed by surgical airway-naive medical personnel: A randomized crossover study in cadavers comparing three commonly used techniques. Anesthesiology, 125, 295–303.

Holm-Knudsen, R. J., Rasmussen, L. S., Charabi, B. et al. (2012). Emergency airway access in children – transtracheal cannulas and tracheotomy assessed in a porcine model. Paediatr Anaesth, 22, 1.159–1.165.

Jöhr, M. & Berger, T. M. (2004). Fiberoptic intubation through the laryngeal mask airway (LMA) as a standardized procedure. Paediatr Anaesth, 14, 614.

Kleine-Brueggeney, M., Nicolet, A., Nabecker, S. et al. (2015). Blind intubation of anaesthetised children with supraglottic airway devices AmbuAura-i and Air-Q cannot be recommended: A randomised controlled trial. Eur J Anaesthesiol, 32, 631–639.

Ulmer, F., Lennertz, J., Greif, R. et al. (2020). Emergency front of neck access in children: a new learning approach in a rabbit model. Br J Anaesth, 125, e61–e68.

Weiss, M. & Engelhardt, T. (2010). Proposal for the management of the unexpected difficult pediatric airway. Paediatr Anaesth, 20, 454–464.

Weiss, M. & Engelhardt, T. (2012). Cannot ventilate – paralyze! Paediatr Anaesth, 22, 1.147–1.149.

3.3 „Can intubate – cannot ventilate"

3.3.1 Fallbericht

Bei einem fünfmonatigen Mädchen (5 kg) war eine Ösophagusbougierung in Narkose vorgesehen. Das Kind war im Vorfeld in einer anderen Klinik wegen einer Long-Gap-Ösophagusatresie operiert worden. Es bestand eine funktionierende Gastrostomie und frühere Intubationen wurden als schwierig beschrieben.

Das Mädchen wurde mit 30 µg/kg Atropin via Gastrostomie prämediziert, um das reichliche orale Sekret zu reduzieren, mit der Maske eingeleitet und nach Relaxierung mit 0,2 mg/kg Mivacurium via Maske mit dem Respirator beatmet. Die Intubation erfolgte fiberoptisch mit einem gecufften 3,0er Tubus via Endoskopiemaske nach Frei. Der Ösophagus wurde bei 14 Fr beginnend mit schrittweise dickeren Bougies dilatiert. Kaum war die Größe 22 Fr erreicht, war die Beatmung auch mit einem Spitzendruck von 20 cmH_2O nicht mehr möglich. Wurde

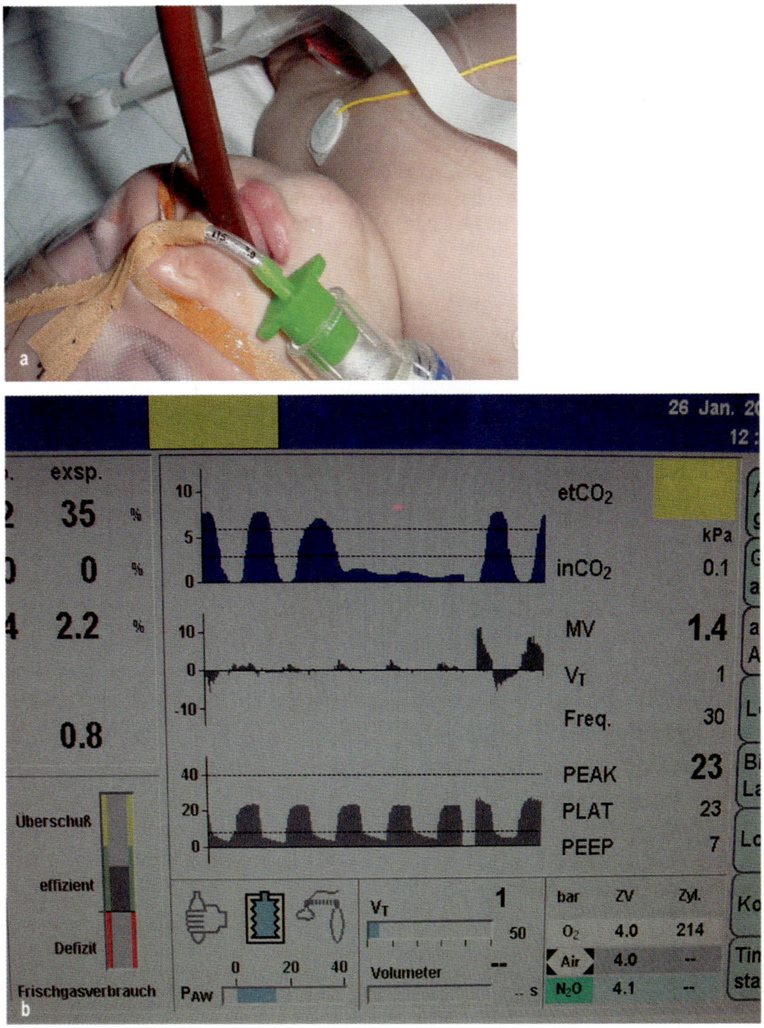

Abb. 3.3 a) Eine große, im Ösophagus liegende Dehnsonde (Bougie) verlegt den Atemweg bei einem kleinen Säugling komplett, b) das endexspiratorische CO_2 verschwindet. [T517]

die Bougie entfernt, so erschien sofort wieder exspiratorisches CO_2 (➤ Abb. 3.3).

Der große ösophageale Fremdkörper führte offensichtlich auch bei korrekt liegendem Tubus zu einer kompletten Verlegung der Trachea.

3.3.2 Diskussion

Dieser Fall zeigt eine typische **„can intubate – cannot ventilate"**-Situation, in der trotz korrekt tracheal liegendem Tubus die Beatmung nicht möglich ist. Das erfahrene Team hatte sofort erkannt, dass hier der dicke Dilatator die komplette Verlegung der Trachea bewirkte und mit seiner Entfernung war das Problem behoben. Eine Atemwegsverlegung ist eine typische Komplikation der Ösophagusdilatation (Gercek et al. 2007) und der transösophagealen Echokardiografie mit dicken Sonden (Andropoulos et al. 2000). Bei Frühgeborenen unter 800 g kann sogar ein 9 Fr Ösophagusstethoskop die Beatmung komplett verhindern. Der Autor hat auch eine schwere Atemwegsobstruktion bei einem Kleinkind mit einem im Ösophagus steckenden Apfelstück gesehen.

Die **„cannot intubate – cannot ventilate"**-Situation (➤ Kap. 3.2) ist ein offensichtlich dramatisches Ereignis, aber der Anästhesist kann hier einem akzeptierten Algorithmus folgen, der als Ultima Ratio, wenn alles versagt, den chirurgischen Atemweg nennt (Weiss und Engelhardt 2010). Völlig anders ist es, wenn nach erfolgreicher Intubation die Beatmung nicht gelingt, die **„can intubate – cannot ventilate"**-Situation. Hier kann das Aufspüren einer Lösung viel anspruchsvoller sein. Funktionelle Ursachen, wie eine zu oberflächliche Anästhesie oder ungenügende Muskelrelaxierung, sind häufig und müssen immer ausgeschlossen werden (Weiss und Engelhardt 2012). Die ersten Schritte sind klar: Das Funktionieren des Anästhesiegeräts und die Durchgängigkeit des Tubus für einen Absaugkatheter können schnell überprüft werden. Dann aber sind verschiedene Szenarien möglich und eine erfolgreiche Therapie hängt von der richtigen Diagnose ab. Die Anamnese, die klinischen Befunde und oft auch etwas Intuition sind wichtig. Das Spektrum an Differenzialdiagnosen ist breit gefächert und beinhaltet unter anderem die Kompression des Atemwegs, die endobronchiale Intubation, das Liegen der Tubusspitze in einer Fistel, den schweren Bronchospasmus, die Kompression der Lunge von außen beim Spannungspneumothorax, die Überblähung des Magens (Berg et al. 1998) oder große mediastinale Massen (Pearson und Tan 2015).

Typisch und recht dramatisch kann die Situation während der Anlage einer **perkutanen Gastrostomie** bei kleinen Kindern sein. Hier wird die Gastrostomiesonde an einem Faden durch den Ösophagus hinuntergezogen, bis sie aus der Bauchwand tritt. Meist spürt man einen erheblichen Widerstand, wenn der massivere Teil der Sonde den mittleren Teil des Ösophagus direkt hinter der Carina passiert und gelegentlich den Atemweg komplett verlegt. Der unerfahrene Anästhesist könnte, wenn er nicht mehr beatmen kann, den Operateur anweisen, anzuhalten. Das würde den Patienten aber nur einem größeren Risiko aussetzen, denn es gibt nur eine Lösung: Die Sonde muss vollständig hinuntergezogen werden; es gibt keinen Weg zurück.

3.3.3 Zusammenfassung und Empfehlungen

Dieser Fall zeigt, dass große Fremdkörper im Ösophagus den Atemweg komprimieren und die Beatmung ganz verhindern können.

Die „can intubate – cannot ventilate"-Situation ist anspruchsvoll; nur zu Beginn kann man einem Algorithmus folgen, dann aber kann nur die korrekte Diagnose das Leben des Kindes retten.

LITERATUR

Andropoulos, D.B., Ayres, N.A., Stayer, S.A. et al. (2000). The effect of transesophageal echocardiography on ventilation in small infants undergoing cardiac surgery. Anesth Analg, 90, 47–49.

Berg, M.D., Idris, A.H. & Berg, R.A. (1998). Severe ventilatory compromise due to gastric distention during pediatric cardiopulmonary resuscitation. Resuscitation, 36, 71–73.

Gercek, A., Ay, B., Dogan, V. et al. (2007). Esophageal balloon dilation in children: prospective analysis of hemodynamic changes and complications during general anesthesia. J Clin Anesth, 19, 286–289.

Pearson, J.K. & Tan, G.M. (2015). Pediatric anterior mediastinal mass: a review article. Semin Cardiothorac Vasc Anesth, 19, 248–254.

Weiss, M. & Engelhardt, T. (2010). Proposal for the management of the unexpected difficult pediatric airway. Paediatr Anaesth, 20, 454–464.

Weiss, M. & Engelhardt, T. (2012). Cannot ventilate – paralyze! Paediatr Anaesth, 22, 1.147–1.149.

3.4 Laryngospasmus

3.4.1 Fallbericht

Vor langer Zeit kam ein zweijähriges Mädchen (12 kg) mit einer Lippenverletzung, die versorgt werden musste, in die Klinik. Nach rektaler Prämedikation mit 10 mg (0,8 mg/kg) Midazolam wurde ein venöser Zugang gelegt und 20 mg (1,7 mg/kg) razemisches Ketamin verabreicht. Das Standardmonitoring wurde angebracht.

Während der Operateur die Wunde reinigte und inspizierte, füllte der Anästhesist das Protokoll aus. Plötzlich hörte er einen sinkenden Sättigungston, drehte sich zur Patientin und bemerkte ihre tief zyanotischen Lippen. Er versuchte sofort, sie mit der Maske zu beatmen, was aber bei bretthartem Abdomen nicht gelang. Jetzt fiel die Herzfrequenz rasch ab und über eine ganze Bildschirmbreite war kein QRS-Komplex mehr sichtbar. Er wies sofort die Pflegekraft an, mit der Thoraxkompression zu beginnen. Unter Herzdruckmassage wurden 20 mg (1,7 mg/kg) Succinylcholin gefolgt von 0,25 mg (0,02 mg/kg) Atropin injiziert. Die Maskenbeatmung wurde möglich, die Herzfrequenz erholte sich und das Kind wurde mit einem ungecufften 5,0er Tubus intubiert. Nach Ende des Eingriffs wachte das Mädchen normal auf und verließ zwei Stunden postoperativ die Klinik.

3.4.2 Diskussion

Dieser Fall zeigt, wie ein **unaufmerksamer Anästhesist,** der frühe Warnzeichen wie unregelmäßiges Atmen oder leichtes Hüsteln nicht beachtet, von einem Laryngospasmus überrascht werden kann. Obwohl diese Warnzeichen fast immer auftreten, wurde er sich der Lage erst bewusst, als das Kind bereits tief zyanotisch war. Bei früherem Einschreiten mit Offenhalten des Atemwegs und positivem Atemwegsdruck sowie falls erforderlich Relaxierung hätte er den **Herzstillstand** höchstwahrscheinlich vermeiden können. Der Laryngospasmus ist immer noch eine der Hauptursachen eines Herzstillstands, besonders bei sonst gesunden Kindern (Morray et al. 2000; Ramamoorthy et al. 2010). Die Prävention scheint sehr einfach: die Anwesenheit eines aufmerksamen und erfahrenen Anästhesisten.

Die **Pathophysiologie** des Laryngospasmus wird immer noch schlecht verstanden. Ein normalerweise schützender Atemwegsreflex kann in oberflächlicher Anästhesie zu einer übersteigerten Reaktion mit potenziell schweren Schäden für den Organismus führen. Er tritt seltener auf, wenn eine Instrumentierung des Atemwegs, z. B. die Intubation, vermieden wird. Es gibt immer noch zu Diskussionen Anlass, ob der Atemweg besser beim wachen oder beim schlafenden Kind entfernt wird. Extubation resp. Entfernung der LMA in tiefer Narkose reduziert das Auftreten eines Laryngospasmus deutlich; es ist aber immer noch möglich, dass erst viele Minuten später doch ein schwerer Laryngospasmus auftritt. Die Kinder müssen daher im Aufwachraum überwacht werden, bis sie ganz wach sind. Im Vergleich zu Sevofluran ist beim Gebrauch von Propofol das Laryngospasmus-Risiko geringer. Desfluran ist unter diesem Gesichtspunkt am besten ganz zu vermeiden. Intravenös oder topisch verabreichtes Lidocain soll vor einem Laryngospasmus schützen (Mihara et al. 2014). Der Autor gab 1–2 mg/kg Lidocain intravenös bei Patienten mit besonders hohem Risiko, z. B. vor dem erneuten Extubationsversuch, wenn der Patient vorher wegen Laryngospasmus hatte reintubiert werden müssen.

Atemwegskomplikationen, z. B. ein Laryngospasmus, kommen bei kleinen Kindern öfter vor (Habre et al. 2017; von Ungern-Sternberg et al. 2010). Sie sind häufiger, wenn der Anästhesist nur wenig erfahren ist und wenn das Kind aktuell oder in den letzten zwei Wochen einen Infekt der oberen Atemwege hatte. Säuglinge mit einer RSV-Infektion (respiratory syncytium virus) scheinen extrem gefährdet zu sein (Wörner et al. 2009). Es war die Praxis des Autors, Kinder mit einem Infekt der oberen Atemwege und viel Sekret mit 30–40 µg/kg Atropin oral oder rektal zu prämedizieren, meist 30–40 Minuten vor dem Einleiten der Anästhesie. Die wissenschaftliche Grundlage dafür ist relativ schmal (Shaw et al. 2000), aber es scheint gut zu wirken.

Ketamin wird von Anästhesisten und Notfallmedizinern viel für die sog. tiefe Sedierung verwendet; möglicherweise aber wäre die Bezeichnung Allgemeinanästhesie zutreffender, denn das Kind soll während einer Wundversorgung oder einem anderen kleinen Eingriff nicht auf Schmerzen reagieren (➤ Abb. 3.4). Ketamin wird generell als sichere Substanz angesehen; trotzdem können immer Komplikationen wie z. B. ein Laryngospasmus drohen (Gloor et al. 2001; Melendez und Bachur 2009). Die zusätzliche Gabe von Atropin reduziert zwar die Sekretproduktion, aber nicht das Auftreten respiratorischer Komplikationen (Kye et al. 2012). Ketamin garantiert auch bei kritischen Patienten weitgehende hämodynamische Stabilität und die Atemwege bleiben offen. Die intakten Reflexe schützen zwar vor einer Aspiration, aber sie begünstigen Husten und Laryngospasmus. Die Anwesenheit eines aufmerksamen Arztes ist offensichtlich erforderlich.

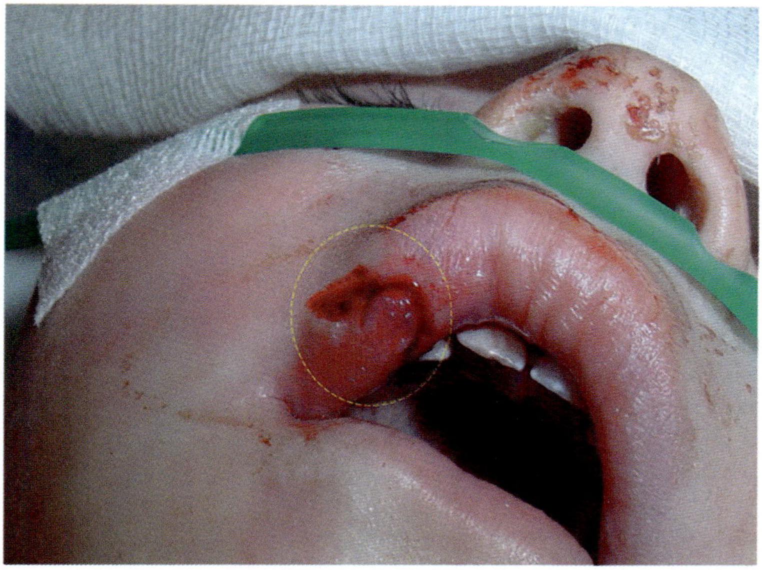

Abb. 3.4 Eine Lippenlazeration, die mit wenigen Stichen versorgt werden muss. Eine Einzeldosis Ketamin bei offenem Atemweg scheint eine einfache Lösung zu sein; schwere Atemwegskomplikationen, wie z. B. ein Laryngospasmus, kommen aber vor. [T517]

3.4.3 Zusammenfassung und Empfehlungen

Dieser Fall zeigt, dass auch eine Sedierung mit Ketamin eine kontinuierliche sorgfältige Überwachung und höchste Aufmerksamkeit benötigt, um mögliche Komplikationen rechtzeitig zu erkennen.

Atemwegsobstruktion und Laryngospasmus erfordern eine sofortige Intervention, Material und Medikamente müssen daher für den sofortigen Einsatz bereit sein: Maske, Beatmungsbeutel, Sauerstoff und ein in der Spritze aufgezogenes Muskelrelaxans.

LITERATUR

Gloor, A., Dillier, C. & Gerber, A. (2001). Ketamine for short ambulatory procedures in children: an audit. Paediatr Anaesth, 11, 533–539.

Habre, W., Disma, N., Virag, K. et al. (2017). Incidence of severe critical events in paediatric anaesthesia (APRICOT): a prospective multicentre observational study in 261 hospitals in Europe. Lancet Respir Med, 5, 412–425.

Kye, Y. C., Rhee, J. E., Kim, K. et al. (2012). Clinical effects of adjunctive atropine during ketamine sedation in pediatric emergency patients. Am J Emerg Med, 30, 1.981–1.985.

Melendez, E. & Bachur, R. (2009). Serious adverse events during procedural sedation with ketamine. Pediatr Emerg Care, 25, 325–328.

Mihara, T., Uchimoto, K., Morita, S. et al. (2014). The efficacy of lidocaine to prevent laryngospasm in children: a systematic review and meta-analysis. Anaesthesia, 69, 1.388–1.396.

Morray, J. P., Geiduschek, J. M., Ramamoorthy, C. et al. (2000). Anesthesia-related cardiac arrest in children: initial findings of the Pediatric Perioperative Cardiac Arrest (POCA) Registry. Anesthesiology, 93, 6–14.

Ramamoorthy, C., Haberkern, C. M., Bhananker, S. M. et al. (2010). Anesthesia-related cardiac arrest in children with heart disease: data from the Pediatric Perioperative Cardiac Arrest (POCA) registry. Anesth Analg, 110, 1.376–1.382.

Shaw, C. A., Kelleher, A. A., Gill, C. P. et al. (2000). Comparison of the incidence of complications at induction and emergence in infants receiving oral atropine vs no premedication. Br J Anaesth, 84, 174–178.

von Ungern-Sternberg, B. S., Boda, K., Chambers, N. A. et al. (2010). Risk assessment for respiratory complications in paediatric anaesthesia: a prospective cohort study. Lancet, 376, 773–783.

Wörner, J., Jöhr, M., Berger, T. M. et al. (2009). Infektionen mit dem „respiratory syncytial virus" – Unterschätzte Gefahr bei Säuglingsnarkosen. Anaesthesist, 58, 1.041–1.044.

3.5 Falsche Tubusgröße

3.5.1 Fallbericht

Vor langer Zeit war bei einem zehnmonatigen Mädchen eine weitere Sitzung der stufenweisen Resektion eines kongenitalen Nävus geplant, der weite Teile des Stamms bedeckte. Die bisherigen Anästhesien waren problemlos verlaufen. Nach Halothaneinleitung und Muskelrelaxierung wurde das Mädchen mit einem ungecufften 4,0er Tubus intubiert. Wegen einer störend großen Leckage entschied man sich, den Tubus durch einen größeren auszutauschen. Der Tubus Größe 4,5 passierte, allerdings nur mit deutlichem Widerstand. Er wurde aber trotzdem belassen in der Überzeugung, dass die Leckage mit dem kleineren Tubus beim Kind in Bauchlage und bei eingeschränktem Zugang zum Kopf keine genügend sichere Beatmung garantiere. Tuben mit Cuff für Säuglinge waren damals noch nicht allgemein erhältlich. Die Narkose wurde problemlos ausgeleitet, allerdings hatte das Kind einen milden Postextubationsstridor, der mit Befeuchtung der Atemluft behandelt wurde.

Bei der nächsten Anästhesie im Alter von 14 Monaten war der 4,0er Tubus ohne Cuff perfekt dicht. Auch im Alter von zwei Jahren konnte nur ein 4,0er Tubus ohne Widerstand eingeführt werden und bei der fiberoptischen Inspektion fand sich jetzt eine moderate subglottische Einengung. Das Kind blieb aber asymptomatisch und mit fortschreitendem Wachstum konnten später größere Tuben verwendet werden, allerdings immer mindestens zwei Größen kleiner als altersentsprechend.

3.5.2 Diskussion

Dies ist das einzige Kind in 40 Jahren klinischer Tätigkeit mit einer **subglottischen Stenose** nach einer kurzdauernden Intubation, das der Autor gesehen hat. Es ist wahrscheinlich, dass der gegen Widerstand und mit Kraft eingeführte Tubus einen gewissen Schaden mit nachfolgender Entzündung und Vernarbung gesetzt hat. Es ist ebenfalls davon auszugehen, dass ein gecuffter Tubus in korrekter Größe (für diesen zehnmonatigen Säugling ein 3,5er Tubus) eine problemlose Beatmung ermöglicht und den Schaden vermieden hätte. Glücklicherweise waren die Folgen hier mild und der Postextubationsstridor blieb das einzige Symptom; das Mädchen war im täglichen Leben nicht eingeschränkt. Als Tuben ohne Cuff noch allgemein gebräuchlich waren, nahm der Autor immer eine fiberoptische Inspektion vor, wenn schon ein um zwei Größen kleinerer Tubus (als dem Alter entsprechend) dicht war; vor allem, um eine vorbestehende Pathologie wie ein subglottisches Hämangiom zu erkennen.

Ein **zu dicker Tubus** kann zweifellos die subglottische Region schädigen und ist unter allen Umständen zu vermeiden. Die traditionelle Lehrmeinung war, dass bei einem Tubus ohne Cuff ab 25 cmH_2O eine gewisse Leckage feststellbar sein sollte. Beim Tubus mit Cuff ist zwingend eine Leckage zu fordern, wenn der Cuff nicht aufgeblasen ist. Der Cuff soll nie auf Höhe der Stimmbänder liegen und er soll immer ein wenig aufgeblasen sein, um die Bildung scharfer Kanten zu vermeiden, die sich atemsynchron hin- und herbewegen und so die Larynxstrukturen schädigen (Dillier et al. 2004). Bei Kindern scheint der oft verwendete, konstant auf 20 cmH_2O gehaltene Cuffdruck zu keinen oder nur zu minimalen Schäden zu führen (Kutter et al. 2013); beim Erwachsenen liegt der Fokus auf der Vermeidung von Mikroaspirationen und dafür werden etwas höhere Drücke, z. B. 20–30 cmH_2O, empfohlen (Blot et al. 2014).

Tuben mit Cuff sind heute in der Kinderanästhesie etabliert, vorausgesetzt, sie haben ein adäquates Design (Weiss et al. 2004). Gemäß einer großen multizentrischen Studie führen sie nicht zu mehr Nebenwirkungen (z. B. Stridor) als Tuben ohne Cuff, haben aber den großen Vorteil, dass ein Tubuswechsel kaum mehr erforderlich ist (Weiss et al. 2009). Zudem findet man endoskopisch bei Kindern, die früher mit gecufften Tuben intubiert worden waren, nicht mehr Anomalien als bei Kindern, die noch nie intubiert worden waren (Weiss et al. 2013). Bei gewissen Produkten, z. B. MicroCuff, ist das empfohlene Anwendungsalter auf der Verpackung aufgedruckt. Wenn der Tubus gemäß diesen Empfehlungen ausgewählt und so tief eingeführt wird, dass sich die entsprechende Tiefenmarkierung auf der Höhe der unteren Schneidezähne befindet, dann liegt er bei fast allen Kindern richtig (Weiss et al. 2006). Die-

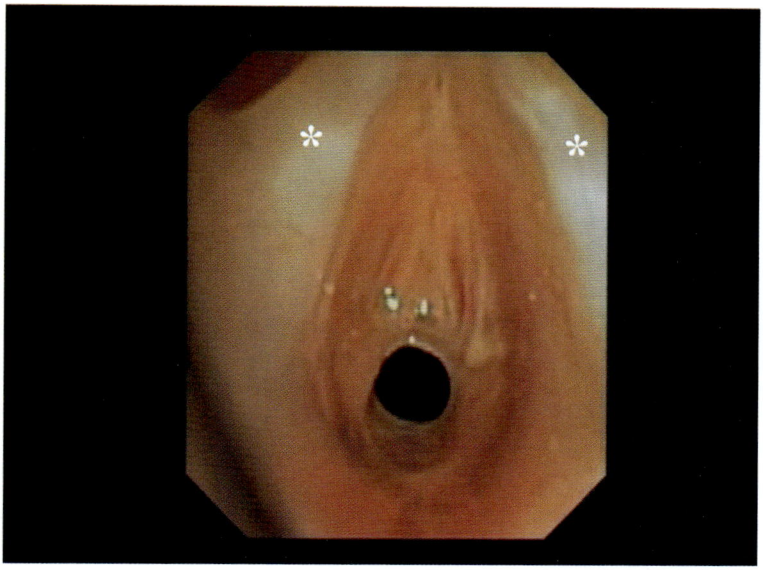

Abb. 3.5 Schwere subglottische Stenose nach Langzeitintubation bei einem kleinen Säugling. Drei Faktoren kommen zusammen: (zu) großer Tubus, Infektion, Schädigung durch die Bewegungen während der HFOV (Stern: Stimmbänder). [T517]

se Entwicklung hat das Vorgehen ganz erheblich vereinfacht für Anästhesisten, die nur gelegentlich Kinder betreuen.

Ein **Postextubationskrupp** kommt auch bei korrekter Tubusgröße vor. Der Autor gewinnt allerdings den Eindruck, dass er ein seltenes Ereignis geworden ist, seit Dexamethason häufig zur PONV-Prophylaxe oder Co-Analgesie verwendet wird. Es gibt allerdings nur wenig Evidenz für den Nutzen von Dexamethason bei der Prophylaxe eines Postextubationsstridors (Khemani et al. 2009) und bei der Therapie fehlt sie sogar ganz. Die meisten Anästhesisten werden sich auf das Wissen stützen, das für die Behandlung des infektiösen Krupps existiert. Hier werden Kortikosteroide allgemein empfohlen (Bjornson et al. 2004); zusätzlich wird in schweren Fällen Adrenalin inhaliert, was meist eine rasche, aber gelegentlich nur kurz andauernde Besserung bewirkt (Bjornson et al. 2013). Vernebelung und angefeuchtete Atemgase werden viel verwendet; ihre Verwendung ist aber nicht evidenzbasiert.

Der Autor hat mehrere Kinder mit erworbenen **subglottischen Stenosen** gesehen; alle hatten aber in der Vorgeschichte eine Langzeitintubation, eine nicht angepasste Tubusgröße und/oder eine Infektion. Er erinnert sich z. B. an einen knapp einmonatigen Säugling, der wegen einer schweren RSV-Infektion über eine Woche mittels Hochfrequenzoszillation (HFOV) beatmet worden war. Wegen einer großen Leckage mit dem 3,5er Tubus ohne Cuff wurde dieser auf einen 4,0er gewechselt; nach einigen Tagen Latenz entwickelte sich eine schwere, operationsbedürftige subglottische Stenose (➤ Abb. 3.5).

3.5.3 Zusammenfassung und Empfehlungen

Dieser Fall zeigt, dass auch eine kurze Intubation mit einem zu großen Tubus zu einem subglottischen Schaden führen kann.

Tuben mit Cuff ermöglichen auf Anhieb eine erfolgreiche Beatmung ohne Leckage und ein Tubuswechsel wegen inadäquater Größe lässt sich weitgehend vermeiden.

Tuben mit Cuff sollen ein für Kinder angepasstes Design aufweisen. Der Cuff soll unterhalb der laryngealen Strukturen liegen und konstant auf einen Druck von 20 cmH_2O aufgeblasen sein.

LITERATUR

Bjornson, C., Russell, K., Vandermeer, B. et al. (2013). Nebulized epinephrine for croup in children. Cochrane Database Syst Rev, (10) CD006619.

Bjornson, C. L., Klassen, T. P., Williamson, J. et al. (2004). A randomized trial of a single dose of oral dexamethasone for mild croup. N Engl J Med, 351, 1.306–1.313.

Blot, S. I., Poelaert, J. & Kollef, M. (2014). How to avoid microaspiration? A key element for the prevention of ventilator-associated pneumonia in intubated ICU patients. BMC Infect Dis, 14, 119.
Dillier, C. M., Trachsel, D., Baulig, W. et al. (2004). Laryngeal damage due to an unexpectedly large and inappropriately designed cuffed pediatric tracheal tube in a 13-month-old child. Can J Anaesth, 51, 72–75.
Khemani, R. G., Randolph, A. & Markovitz, B. (2009). Corticosteroids for the prevention and treatment of post-extubation stridor in neonates, children and adults. Cochrane Database Syst Rev, (3) CD001000.
Kutter, A. P., Bittermann, A. G., Bettschart-Wolfensberger, R. et al. (2013). Do lower cuff pressures reduce damage to the tracheal mucosa? A scanning electron microscopy study in neonatal pigs. Paediatr Anaesth, 23, 117–121.
Weiss, M., Dave, M., Bailey, M. et al. (2013). Endoscopic airway findings in children with or without prior endotracheal intubation. Paediatr Anaesth, 23, 103–110.
Weiss, M., Dullenkopf, A. & Böttcher, S. (2006). Clinical evaluation of cuff and tube tip position in a newly designed paediatric preformed oral cuffed tracheal tube. Br J Anaesth, 97, 695–700.
Weiss, M., Dullenkopf, A., Fischer, J. E. et al. (2009). Prospective randomized controlled multi-centre trial of cuffed or uncuffed endotracheal tubes in small children. Br J Anaesth, 103, 867–873.
Weiss, M., Dullenkopf, A., Gysin, C. et al. (2004). Shortcomings of cuffed paediatric tracheal tubes. Br J Anaesth, 92, 78–88.

3.6 Einführtiefe des Tubus

3.6.1 Fallbericht

Ein elfjähriges Mädchen mit bekanntem Asthma hatte über die Nacht zunehmende Atemnot, fühlte sich in den frühen Morgenstunden unwohl, ging ins Badezimmer und kollabierte. Dort fanden es die Eltern regungslos vor und begannen sofort mit Herzdruckmassage. Nach einigen Minuten war das Ambulanzteam vor Ort. Dieses intubierte das Mädchen mit einem geblockten 6,5er Tubus und verabreichte Adrenalin. Es stellte sich ein spontaner Kreislauf mit akzeptablen Blutdrücken ein. Es war aber, trotz der Gabe von Ketamin und Rocuronium, extrem schwierig, das Kind zu beatmen und die Sättigung blieb im Bereich von 60 %.

Das Mädchen wurde in die Kinderklinik gebracht. Bei Ankunft wurde bemerkt, dass sich die 21 cm Marke des Tubus auf Höhe der Lippen befand und dieser wurde um fast 4 cm zurückgezogen. Über die nächsten Minuten stieg jetzt die Sättigung kontinuierlich bis auf Werte über 90 % an. Auf der Intensivstation wurden zur Therapie des Asthmas Salbutamol inhalativ und Kortikosteroide intravenös verabreicht. Der Zustand des Mädchens verbesserte sich zunehmend und es konnte im Laufe von zwei Tagen von der Beatmung entwöhnt werden.

3.6.2 Diskussion

Dieser Fall zeigt die zentrale Bedeutung der richtigen **Einführtiefe** des Tubus. Mit einer korrekten Lage der Tubusspitze soll sowohl die endobronchiale Intubation bei Flexion als auch die akzidentelle Extubation bei Extension der Halswirbelsäule vermieden werden. Vor allem bei kleinen Kindern ist die Halswirbelsäule (HWS) extrem beweglich. Die Tubusspitze kann sich in Bezug auf die Carina allein durch Bewegungen in der HWS beim Neugeborenen um ± 1 cm und beim 10-Jährigen um ± 2 cm verschieben (Weiss et al. 2006). Die Trachea ist beim Neugeborenen nur 4 cm lang; eine **Position der Tubusspitze** in der Mitte der Trachea, d. h. 2 cm über der Carina, wird angestrebt. Beim fünfjährigen Kind sind es 3 cm und beim Adoleszenten 4 cm über der Carina. Vor allem bei einem Pneumoperitoneum ist die korrekte Tubuslage essenziell, um eine endobronchiale Intubation zu vermeiden (Böttcher-Haberzeth et al. 2007).

Mittels **altersbasierter Formeln** kann man die korrekte Einführtiefe des Tubus berechnen. Beim Neugeborenen ist es die **„1, 2, 3 kg – 7, 8, 9 cm"-Regel** (Peterson et al. 2006): Die richtigen Einführtiefen eines oralen Tubus sind 7, 8 und 9 cm beim 1 kg, 2 kg respektive 3 kg schweren Neugeborenen. Bei nasaler Intubation müssen 20 % dazugerechnet werden (➤ Abb. 3.6). Ab einem Jahr gibt die Formel **12 cm + ½ cm pro Jahr** gute Hinweise für die Einführtiefe oraler Tuben. Bei unserer Patientin waren 12 cm + 5,5 cm = 17,5 cm zu erwarten; 21 cm waren definitiv zu viel. Bei Erwachsenen sind für orale Tuben bei Frauen 20 cm und bei Männern 22 cm zu erwarten (Roberts et al. 1995; Sitzwohl et al. 2010). Es ist Teil einer guten Praxis, die ungefähre Einführtiefe des Tubus zu kennen, bevor man sich zum Kind begibt. Selbstverständlich wird während dem Einführen darauf geachtet, dass die entsprechenden Markierungen auf dem Tubus in Bezug auf die Stimmbänder an der richtigen Stelle sind. Dies ist letztlich zuverlässiger als altersbasierte Formeln (Weiss et al. 2005). Bis zum Schulalter kann die in der Trachea liegende Tubusspitze im Halsbereich auch sehr gut getastet werden (Bednarek und Kuhns 1975); eine Lage gerade oberhalb des Sternums im Jugulum ist anzustreben (Jain et al. 2004). Die gewollt zu tiefe Intubation mit anschließendem Zurückziehen des Tubus, bis seitengleiche Atemgeräusche auftreten, wird nur noch selten verwendet (Mariano et al. 2005). Seitengleiche Atemgeräusche schließen eine endobronchiale Lage der Tubusspitze nicht verlässlich aus, vor allem bei Verwendung eines Tubus mit Murphy-Auge (Verghese et al. 2004). Bei der geringsten Unsicherheit sollte die Lage der Tubusspitze fiberoptisch verifiziert werden

Bei **lungengesunden Kindern** führt eine zu tiefe, endobronchiale Intubation zur Atelektasebildung im nichtventilierten Bereich mit kleinerem Tidalvolumen oder höheren als erwarteten Atemwegsdrücken. Kurzzeitig, z. B. intraoperativ, kommt es aber selten zu einer lebensbedrohlichen Entsättigung, wenn die Sauerstoffkonzentration erhöht werden kann. Die Probleme kommen erst postoperativ: Das Kind wird respiratorisch insuffizient und muss reintubiert werden. Völlig anders ist die Situation bei Kindern mit kranken Lungen, wie z. B. bei einem akuten Asthmaanfall mit gestörter Verteilung von Ventilation und Perfusion; hier kann, wie in diesem Fall, eine lebensbedrohliche Hypoxämie die Folge sein.

Diese Geschichte eines **Kindes mit Asthma** zeigt, dass auch bei bekannter Diagnose die spezifische Therapie in Notfallsituationen leider oft verzögert erfolgt. Inhalative Beta-2-Agonisten sind meistens sehr effektiv, zusätzlich sind auch früh intravenöse Kortikosteroide indiziert.

3.6.3 Zusammenfassung und Empfehlungen

Dieser Fall zeigt die Bedeutung der korrekten Einführtiefe des endotrachealen Tubus. Sie sollte mithilfe von altersbasierten Formeln abgeschätzt werden, bevor man sich zum Kind begibt.

Beim lungenkranken Kind kann eine zu tiefe endobronchiale Intubation zu einer „can intubate – cannot ventilate"-Situation mit fatalem Ausgang führen.

Die Therapie der Grunderkrankung, in diesem Fall der Asthmaanfall, sollte zügig gleich nach den ersten Reanimationsschritten und noch vor dem Transport beginnen.

LITERATUR

Bednarek, F. J. & Kuhns, L. R. (1975). Endotracheal tube placement in infants determined by suprasternal palpation: a new technique. Pediatrics, 56, 224–229.

Böttcher-Haberzeth, S., Dullenkopf, A., Gitzelmann, C. A. et al. (2007). Tracheal tube tip displacement during laparoscopy in children. Anaesthesia, 62, 131–134.

Jain, A., Finer, N. N., Hilton, S. et al. (2004). A randomized trial of suprasternal palpation to determine endotracheal tube position in neonates. Resuscitation, 60, 297–302.

Mariano, E. R., Ramamoorthy, C., Chu, L. F. et al. (2005). A comparison of three methods for estimating appropriate tracheal tube depth in children. Paediatr Anaesth, 15, 846–885.

Peterson, J., Johnson, N., Deakins, K. et al. (2006). Accuracy of the 7-8-9 Rule for endotracheal tube placement in the neonate. J Perinatol, 26, 333–336.

Roberts, J. R., Spadafora, M. & Cone, D. C. (1995). Proper depth placement of oral endotracheal tubes in adults prior to radiographic confirmation. Acad Emerg Med, 2, 20–24.

Sitzwohl, C., Langheinrich, A., Schober, A. et al. (2010). Endobronchial intubation detected by insertion depth of endotracheal tube, bilateral auscultation, or observation of chest movements: randomised trial. BMJ, 341, c5943.

Verghese, S. T., Hannallah, R. S., Slack, M. C. et al. (2004). Auscultation of bilateral breath sounds does not rule out endobronchial intubation in children. Anesth Analg, 99, 56–58.

Weiss, M., Balmer, C., Dullenkopf, A. et al. (2005). Intubation depth markings allow an improved positioning of endotracheal tubes in children. Can J Anaesth, 52, 721–726.

Weiss, M., Knirsch, W., Kretschmar, O. et al. (2006). Tracheal tube-tip displacement in children during head-neck movement: a radiological assessment. Br J Anaesth, 96, 486–491.

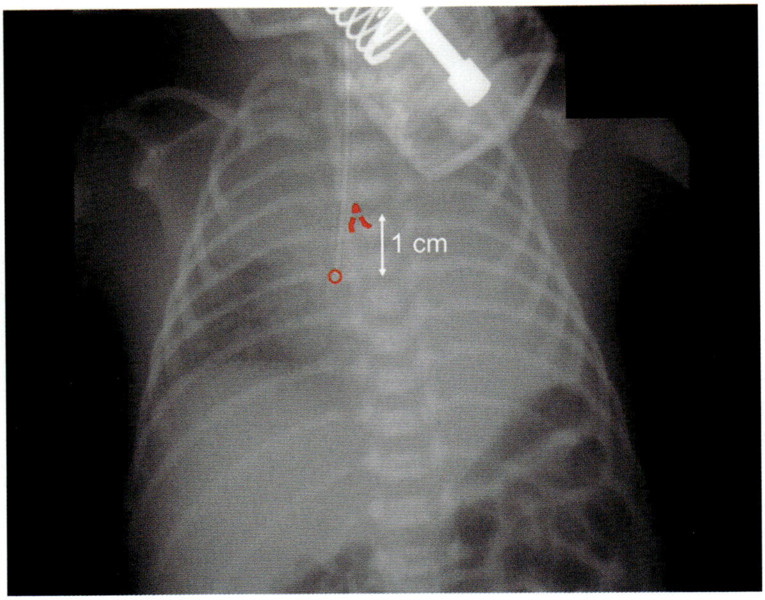

Abb. 3.6 Thoraxröntgenbild eines 2 kg schweren Frühgeborenen mit Atemnotsyndrom, das für die Surfactantgabe intubiert worden war. Der nasale Tubus lag mit 12 cm statt 9,6 cm viel zu tief. Atelektasen der linken Lunge und des rechten Oberlappens waren die Folge. [T517]

3

3.7 Kehlkopfverletzung

3.7.1 Fallbericht

In der 19. SSW wurde bei einem Fötus ein großer, über die folgenden Wochen zunehmender Tumor im Halsbereich gefunden. Diese Masse behinderte offensichtlich den Schluckakt, was zu einem massiven Polyhydramnion führte. Wiederholte Amniozentesen waren erforderlich.

Man hatte der Mutter ein EXIT-Manöver (Ex Utero Intrapartum Treatment) vorgeschlagen, wofür sie sich jedoch nicht entscheiden konnte. Deshalb fand in der 33. SSW unter optimalen Bedingungen eine bis ins Detail geplante Sectio caesarea in einem Operationssaal der Kinderklinik statt. Neben dem je sehr erfahrenen Anästhesisten und Neonatologen waren auch der HNO-Arzt und der Kinderchirurg mit voller Ausrüstung vor Ort. Der Zeitpunkt wurde wegen dem kaum zu kontrollierenden Polyhydramnion so früh gewählt.

Das Kind kam schlaff und ohne Zeichen einer spontan einsetzenden Atmung zur Welt. Unverzüglich wurde mit einem Millerspatel Größe 1 direkt laryngoskopiert und überraschenderweise waren dabei die Stimmbänder mühelos einzusehen. Es wurde versucht, das Kind mit einem 3,0er Tubus mit Mandrin, der nicht über die Spitze hinausschaute, zu intubieren. Nach dem Passieren der Stimmbandebene mit der Tubusspitze fühlte der Anästhesist zunächst einen moderaten Widerstand, der aber nach einem sanften, kaum über das übliche Maß hinausgehenden Druck plötzlich nachließ. Jetzt strömte zuerst wässerig gelbe Flüssigkeit gefolgt von Blut heraus. Ein Beatmungsversuch bewirkte nur minimale Bewegungen der Massen am Hals (➤ Abb. 3.7). Die wiederholte Laryngoskopie bestätigte, dass der Tubus zwischen den Stimmbändern lag, und der HNO-Arzt konnte bei der starren Bronchoskopie nur eine dunkle Höhle hinter den Stimmbändern sehen. Nach über 30 Minuten erfolglos bleibenden Reanimationsanstrengungen wurde das Kind für tot erklärt.

Die Autopsie zeigte, wie erwartet, ein 340 g schweres Teratom. Die Trachea war, nach Ablösen des Tumors, überraschenderweise völlig unauffällig und ohne jegliches Zeichen einer Obstruktion. Es fand sich aber eine längliche, 4 mm große Perforationsstelle im Bereich der Membrana cricothyroidea.

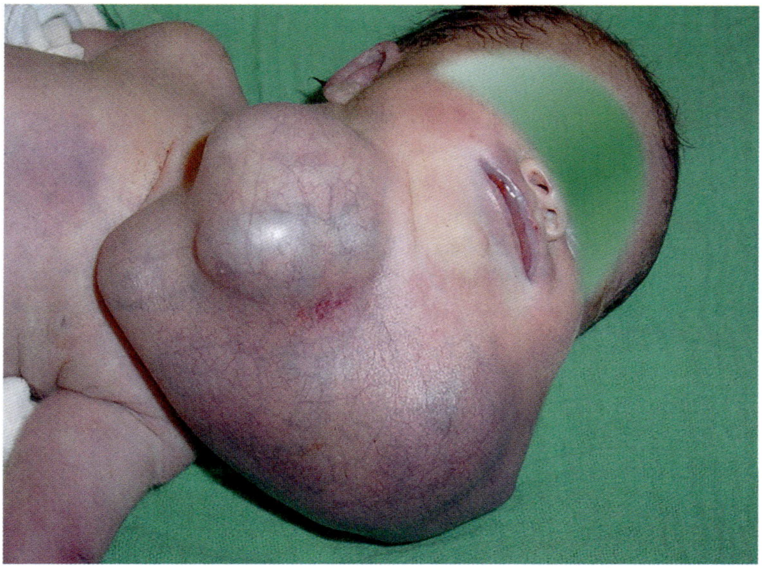

Abb. 3.7 Dieses große Teratom am Hals behinderte die direkte Laryngoskopie nicht, aber das Einführen des Tubus führte zu einer Perforation des Larynx. [T517]

3.7.2 Diskussion

Bei diesem Kind mit einer **riesigen Masse am Hals** wurde eine schwierige Intubation erwartet. Verziehung, Kompression oder gar die komplette Verlegung der Atemwege wären möglich gewesen. Überraschenderweise aber war das nicht der Fall. Es konnte mühelos laryngoskopiert werden und bei der Autopsie fand sich nach Ablösen des Teratoms eine anatomisch völlig normale Trachea. Wahrscheinlich wäre auch eine Beatmung mittels Maske oder Larynxmaske erfolgreich gewesen, trotz der vermutlich massiven Verziehung der Trachea. Ein nochmaliger letzter Versuch der Maskenbeatmung wird auch in den Richtlinien für Erwachsene empfohlen, bevor man zum chirurgischen Atemweg schreitet (Frerk et al. 2015). In diesem Fall war eine Maskenbeatmung gar nie versucht worden, denn das primäre Ziel des Teams war es, ohne kostbare Zeit zu verlieren, den potenziell völlig zusammengedrückten Atemweg mit einem Tubus zu sichern. Nach der Verletzung der Membrana cricothyroidea hätte die Maskenbeatmung vermutlich zu einem subkutanen Emphysem geführt.

Völlig unerwartet kam es aber zu einer anderen Atemwegskomplikation, der **Perforation der Membrana cricothyroidea** mit der Tubusspitze. Die Spitze des Tubus berührt bei fast jeder Intubation den Bereich der Membrana cricothyroidea und kann hier Verletzungen setzen. Das ist vor allem bei sehr kleinen Kindern mit ihrem noch zarten Gewebe ein Problem (Berger und Fontana 2010). In diesem Fall waren die Strukturen des Larynx durch das umgebende abnorme Gewebe fest fixiert; dadurch wurde die normale Mobilität von Larynx und Trachea unmöglich, die nötig ist, um bei Druck auszuweichen und so Verletzungen zu vermeiden. Einige altgediente Kinderanästhesisten haben ähnliche Katastrophen erlebt, über die aber in der anästhesiologischen und pädiatrischen Literatur kaum berichtet wird (Wei und Bond 2011). Ein Beatmungsversuch über einen Tubus, der in den Halsweichteilen liegt, kann sehr schnell zu Weichteilemphysem, bilateralem Pneumothorax und einem fatalen Ausgang führen (Berger und Fontana 2010; Doherty et al. 2005).

Es ist daher essenziell, jegliche **Verletzung der Atemwege** zu vermeiden. Während der nasotrachealen Intubation nähert sich der Tubus dem Larynx von hinten und kann so fast senkrecht auf die Membrana cricothyroidea treffen. Der Tubus soll daher nie mit Gewalt mit der Magillzange in diese Richtung vorgeschoben werden. Die Tubusspitze soll lediglich zwischen die Stimmbänder platziert und dann von Hand unter sanfter Rotation vorgeschoben werden; am besten unterstützt durch eine leichte Inklination der Halswirbelsäule, was zu einer besseren Ausrichtung von Tubus und Trachea führt. Ein noch sanfteres Vorgehen ist, zuerst einen im Tubus liegenden Absaugkatheter in die Trachea einzuführen und den Tubus dann über den Katheter in die Trachea gleiten zu lassen (Berger und Fontana 2010). Es ist klug, bei der oralen Intubation nur dann einen Einführungsmandrin zu verwenden, wenn es unbedingt erforderlich ist. Dieser darf die Tubusspitze nie überragen und die Anwendung jeglicher Gewalt ist selbstverständlich verboten.

Selbst bei einem **EXIT-Manöver** hätte sich Ähnliches ereignen können. Das Prinzip besteht darin, eine Sectio caesarea durchzuführen, vorerst aber nur den Kopf sowie einen Arm des Kindes (zur pulsoxymetrischen Überwachung) zu entwickeln (Mohammad und Olutoye 2020). Der Blutfluss zur Plazenta bleibt erhalten, was weiterhin einen Gasaustausch ermöglicht (Hartnick et al. 2009). Das Team gewinnt somit Zeit, um das Problem der Atemwegsobstruktion zu lösen. Eine ausreichende plazentare Durchblutung konnte so bei einem EXIT-Manöver bis zu 60 Minuten erhalten werden (Lazar et al. 2011). Dieses Vorgehen erfordert eine profunde Relaxierung des Uterus, was zusammen mit der verlängerten Dauer bis zum Uterusverschluss ein erhebliches Blutungsrisiko für die Schwangere bedeutet. Unter anderem deshalb hatte sich die Mutter gegen ein EXIT-Manöver entschieden.

3.7.3 Zusammenfassung und Empfehlungen

Der Larynx ist verletzlich und Perforationen im Bereich der Membrana cricothyroidea kommen vor. Die Gefahr besteht vor allem bei sehr kleinen Kindern oder wenn der Larynx von Gewebe umgeben ist, das seine normale Beweglichkeit und die der zervikalen Trachea behindert.

Eine Verletzung des Atemwegs ist unbedingt zu vermeiden. Bei der nasotrachealen Intubation soll der Tubus nicht mit der Magillzange in die Trachea vorgeschoben werden, sondern nur vor die Aryhöcker bei der hinteren Kommissur platziert und dann sanft unter leichter Rotation in die Trachea vorgeschoben werden.

Dieser Fall zeigt auch, dass die Maskenbeatmung immer nochmals einen Versuch wert ist, auch wenn alles vorher versagt hat, bevor man zum chirurgischen Atemweg schreitet oder gar die Reanimationsbemühungen aufgibt.

LITERATUR

Berger, T. M. & Fontana, M. Fatal tracheal rupture in an extremely preterm infant. Case of the month. October 2010. (online) aufrufbar unter https://www.neonet.ch/application/files/7615/6628/3377/COTM_2010_10.pdf (letzter Zugriff: 15. Juni 2022).

Doherty, K. M., Tabaee, A., Castillo, M. et al. (2005). Neonatal tracheal rupture complicating endotracheal intubation: a case report and indications for conservative management. Int J Pediatr Otorhinolaryngol, 69, 111–116.

Frerk, C., Mitchell, V. S., McNarry, A. F. et al. (2015). Difficult Airway Society 2015 guidelines for management of unanticipated difficult intubation in adults. Br J Anaesth, 115, 827–848.

Hartnick, C. J., Barth, W. H., Jr., Coté, C. J. et al. (2009). Case records of the Massachusetts General Hospital. Case 7–2009. A pregnant woman with a large mass in the fetal oral cavity. N Engl J Med, 360, 913–921.

Lazar, D. A., Olutoye, O. O., Moise, K. J., Jr. et al. (2011). Ex-utero intrapartum treatment procedure for giant neck masses: fetal and maternal outcomes. J Pediatr Surg, 46, 817–822.

Mohammad, S. & Olutoye, O. A. (2020). Airway management for neonates requiring ex utero intrapartum treatment (EXIT). Paediatr Anaesth, 30, 248–256.

Wei, J. L. & Bond, J. (2011). Management and prevention of endotracheal intubation injury in neonates. Curr Opin Otolaryngol Head Neck Surg, 19, 474–477.

3.8 Bronchialruptur

3.8.1 Fallbericht

Ein zwölfjähriger Junge (60 kg) wurde am späten Nachmittag von einem Auto angefahren. Er wurde mit einem Glasgow Coma Score von 3 und einer blutenden Gesichtswunde vorgefunden. Der Notarzt intubierte ihn sofort mit einem geblockten 8,0er Tubus, Einführtiefe 24 cm, und brachte ihn in die Kinderklinik. Bei Ankunft fand sich ein vermindertes Atemgeräusch links; bei Verdacht auf eine zu tiefe, endobronchiale Intubation wurde der Tubus 3 cm zurückgezogen. Das Thoraxröntgenbild zeigte ein Pneumomediastinum sowie Luft subkutan und intraabdominal (➤ Abb. 3.8). Die Pupillen waren eng und reagierend; das Schädel-CT zeigte keine größere

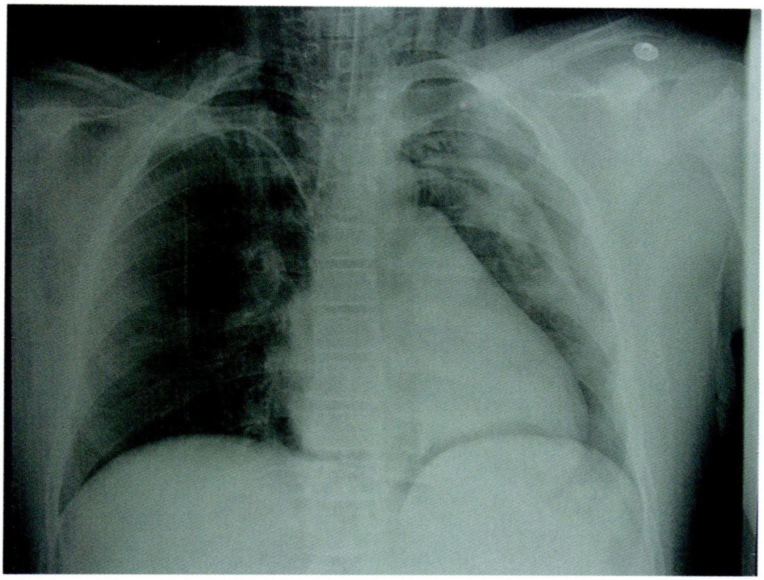

Abb. 3.8 Thoraxröntgenbild des 12-jährigen Kindes mit einer Trachealruptur. Es bestand ein massives Luftleck mit einem Pneumomediastinum und einem subkutanen Emphysem. [T517]

Läsion. Klinisch breitete sich das subkutane Emphysem jetzt bis ins Skrotum aus und das Abdomen wurde zunehmend eindrücklich gebläht.

Der Junge wurde für eine Thoraxdrainage und eine Hirndruckmessung in den Operationssaal gebracht. Bei zunehmendem subkutanem Emphysem und massivem Luftaustritt aus der Thoraxdrainage wurde eine flexible Bronchoskopie durchgeführt. Dabei fand sich an der Tracheahinterwand eine 3 cm lange Lazeration, die sich von der Tubusspitze bis hin zur Carina erstreckte. Nach Konsultation mit dem Herz-Thorax-Chirurgen und dem HNO-Arzt war der Plan, die Verletzung über eine Thorakotomie rechts chirurgisch zu versorgen. Ein 7,0er Spiralfedertubus wurde fiberoptisch geführt in den linken Hauptbronchus vorgeschoben; dies ermöglichte allerdings trotz Anwendung hoher Drücke keine ausreichende Ventilation und der Tubus wurde in eine tracheale Position zurückgezogen. Ein adäquater Gasaustausch war jetzt wieder möglich. Zur Versorgung der Verletzung mit einem Perikardlappen aber wurde der Cuff abgelassen und der Junge über 90 Minuten über einen im rechten Hauptbronchus platzierten Cook Airway Exchange Catheter mittels manueller Jetventilation beatmet. Drei Tage postoperativ wurde der Junge extubiert und später dann nach komplikationslosem Verlauf entlassen.

3.8.2 Diskussion

Diese teilweise bereits publizierte Geschichte (Ruppen et al. 2002) einer **Trachealruptur** nach stumpfem Thoraxtrauma und Intubation zeigt, dass bei einem massiven Luftverlust über die Thoraxdrainage früh bronchoskopiert werden soll (➤ Abb. 3.8). Die präzise Ursache der Tracheaverletzung bleibt hier unklar: Ein stumpfes Thoraxtrauma mit plötzlicher massiver Vorwärtsflexion kann zur Ruptur des Tracheobronchialbaums führen. Dabei kommt es zum Einreißen des Paries membranaceus tracheae in Längsrichtung, gerade oberhalb der Carina oder weiter bis in den rechten Hauptbronchus hinein. Anderseits sind auch iatrogene Verletzungen nicht selten und machen ein ähnliches Bild, verursacht durch das über den Tubus vorstehende Stilett oder vermutlich häufiger durch den überblähten Cuff (Paraschiv 2014).

Das **therapeutische Vorgehen** bei einer Bronchialruptur kann variieren. Falls die Läsion mit einem Tubus einfach zu überbrücken ist, ist das konservative Vorgehen eine sehr gute Option (Frova und Sorbello 2011). Sonst wird meist die chirurgische Versorgung bevorzugt. Das Atemwegsmanagement während des Eingriffs ist anspruchsvoll und bedingt eine enge Zusammenarbeit mit dem Chirurgen. Ein Doppellumentubus ist meist keine gute Option, denn beim Einlegen besteht die Gefahr einer zusätzlichen Traumatisierung und die fixe Position des massigen Tubus behindert den Eingriff. Der Autor hat persönlich die endobronchiale Intubation verwendet (Besmer et al. 2001) und in zwei Fällen die manuelle Jetventilation, einmal über einen langen Venenkatheter und einmal (in diesem Fall) einen Cook Airway Exchange Catheter (Ruppen et al. 2002). Der Operateur kann den Katheter einfach über die eröffnete Trachea in den gewünschten Hauptbronchus leiten. Die **manuelle Jetventilation** ist zur Rettung im Notfall gedacht und nicht für eine längere Beatmungsphase. Große Vorsicht ist erforderlich, da die entstehenden Drücke und die Volumina nicht exakt gemessen werden können. Die Geräte zur manuellen Jetventilation verfügen typischerweise nicht über eine Befeuchtung, sodass ständig die Gefahr einer vollständigen Atemwegsverlegung durch steinhartes Sekret droht. Das Ventrain-System unterstützt auch aktiv die Ausatmung, wodurch auch bei hochgradigen Engnissen eine Überblähung der Lungen vermieden wird. Es wird vermutlich die klassische manuelle Jetventilation als Gerät für den Notfall verdrängen (Willemsen et al. 2014).

Dieser Fall zeigt auch, dass eine Manipulation am Tubus dramatische Folgen haben kann. Erst als der Tubus 3 cm zurückgezogen worden war, nahm das subkutane Emphysem rasant zu; wahrscheinlich, weil die Tubusspitze sich jetzt oberhalb der Tracheaverletzung befand. Selten kann ein Fehler wie die zu tiefe Intubation zufälligerweise auch einmal von Vorteil oder gar lebensrettend sein (Besmer et al. 2001).

3.8.3 Zusammenfassung und Empfehlungen

Bei erheblichem Luftverlust über die Thoraxdrainage oder zunehmendem subkutanem Emphysem ist an die Möglichkeit einer Bronchialruptur zu denken und eine Bronchoskopie zügig anzustreben.

Die Versorgung einer tracheobronchialen Verletzung ist anspruchsvoll. Beweglichkeit, ja sogar Virtuosität ist vom Anästhesisten gefordert, um individuell das optimale Vorgehen zur Atemwegssicherung zu finden.

Jede Manipulation am Tubus kann Unerwartetes bewirken; nach einer Lagekorrektur ist daher immer erhöhte Aufmerksamkeit erforderlich.

LITERATUR

Besmer, I., Schüpfer, G., Stulz, P. et al. (2001). Die Trachealruptur: Verzögerte Diagnose durch primär zu tiefe endobronchiale Intubation. Anaesthesist, 50, 167–170.

Frova, G. & Sorbello, M. (2011). Iatrogenic tracheobronchial ruptures: the debate continues. Minerva Anestesiol, 77, 1.130–1.133.

Paraschiv, M. (2014). Iatrogenic tracheobronchial rupture. J Med Life, 7, 343–348.

Ruppen, W., Schlegel, C., Kistler, W. et al. (2002). Tracheal rupture in a 12 year-old-child: a possible complication of tracheal intubation? Paediatr Anaesth, 12, 465–466.

Willemsen, M. G., Noppens, R., Mulder, A. L. et al. (2014). Ventilation with the Ventrain through a small lumen catheter in the failed paediatric airway: two case reports. Br J Anaesth, 112, 946–947.

3.9 Zahnschäden

3.9.1 Fallbericht

Ein dreijähriges Mädchen (14 kg) kam zur Operation einer Leistenhernie. Die Anästhesie wurde nach rektaler Prämedikation mit 12 mg (0,86 mg/kg) Midazolam mit Lachgas und Sevofluran eingeleitet. Nach Einlegen der klassischen Larynxmaske mittels Rotationstechnik wurde das Mädchen für den Kaudalblock auf die linke Seite gelagert. Beim Zurückdrehen auf den Rücken fanden sich Blutspuren im Mund sowie ein frakturierter Frontzahn bei partiell kariös vorgeschädigtem Gebiss. Es wurde entschieden, die Operation durchzuführen und im Anschluss daran einen Kieferchirurgen um seine Meinung zu bitten.

Seine Empfehlung war, die zurückgebliebene Zahnwurzel zu entfernen, um einer Infektion mit Schmerzen vorzubeugen. Er informierte die Eltern, die auf der Station warteten. So konnte die Zahnwurzel mit ihrem Einverständnis noch in der gleichen Narkose entfernt werden und das Mädchen wurde nach problemlosem Verlauf entlassen. Es wurde später wieder für eine ausgedehnte Sanierung seines kariösen Milchgebisses unter Narkose zugewiesen.

3.9.2 Diskussion

Sehr wahrscheinlich hat der leichte Druck durch die LMA ausgereicht, um beim Umlagern für den Kaudalblock den kariös vorgeschädigten Zahn abzubrechen. Beim Erwachsenen kommen **Zahnschäden** bei ungefähr einer von 5.000 Anästhesien vor (Nouette-Gaulain et al. 2012; Warner et al. 1999). In den Lehrbüchern zur Kinderanästhesie hingegen sind sie kaum ein Thema und werden meist nicht einmal als mögliche Komplikation erwähnt, denn Neugeborene und kleine Säuglinge haben noch keine sichtbaren Zähne, die Milchzähne sind klein und die Mundöffnung ist kaum je eingeschränkt; beim Adoleszenten sind die bleibenden Zähne zu Beginn noch gesund und sehr robust.

Druck auf den Kiefer mit dem Laryngoskop kann allerdings schon beim **Frühgeborenen** die Zahnanlage schädigen, was zu einer gestörten Entwicklung mit abnormem Durchbrechen des Zahns und Schmelzdefekten führen kann, typischerweise an den rechten oberen Schneidezähnen lokalisiert (Noren et al. 1993; Suely Falcao de Oliveira Melo et al. 2014). Eine Intubation im Neugeborenenalter kann sehr wahrscheinlich sogar zu bleibenden Schäden führen (Seow et al. 1990). Diese Komplikationen werden aber erst Jahre nach der traumatischen Intubation manifest und entgehen so meist den Anästhesisten und Neonatologen.

Die **Milchzähne** beginnen im Alter von sechs Monaten durchzubrechen und mit zwei Jahren ist das Milchgebiss üblicherweise komplett. Beim Durchbrechen der bleibenden Zähne werden zuerst die Wurzeln der Milchzähne resorbiert und diese verlieren ihren festen Halt in der Alveole. Zum Schluss werden sie nur noch durch bindegewebige Strukturen gehalten und schon bei geringgradigem Druck werden sie beweglich. Der Autor erinnert sich gut an eine Mutter, die sehr aufgebracht war, weil ihre 6-jährige Tochter nach einer problemlosen Anästhesie über einen jetzt etwas beweglichen oberen Schneidezahn berichtete. Man sollte Kinder immer nach lockeren Zähnen fragen, denn die Inspektion allein zeigt nur „normale Zähne“, ohne eine Aussage über ihre Beweglichkeit zu ermöglichen.

Oft bitten Eltern darum, einen **lockeren Milchzahn** in der Narkose zu entfernen. Das immanente Risiko, dass sich lockere Zähne unter Narkose lösen und aspiriert werden können, ist zu beachten; lockere Milchzähne sollen aber trotzdem nicht mitten im natürlichen Prozess von Resorption der Milchzahnwurzel und Nachstoßen des bleibenden Zahns routinemäßig entfernt werden.

Die **massive Karies** war in diesem Fall wohl hauptsächlich schuld, dass es zu einer Zahnfraktur kam. Auch im Alltag hätte das Zubeißen auf etwas Hartes zu einem identischen Resultat geführt (➤ Abb. 3.9a). Es bleibt aber die Tatsache, dass das Kind mit einem zwar kariösen, aber immer noch funktionsfähigen Zahn in die Klinik kam und sie ohne diesen wieder verließ; zudem hätte die offene Zahnpulpa der frakturierten Wurzel innerhalb von Stunden oder Tagen zu einer Infektion mit Schmerzen führen können. Um das Leiden des Kindes zu minimieren, hat man korrekterweise eine Verzögerung des Programmablaufs in Kauf genommen, die

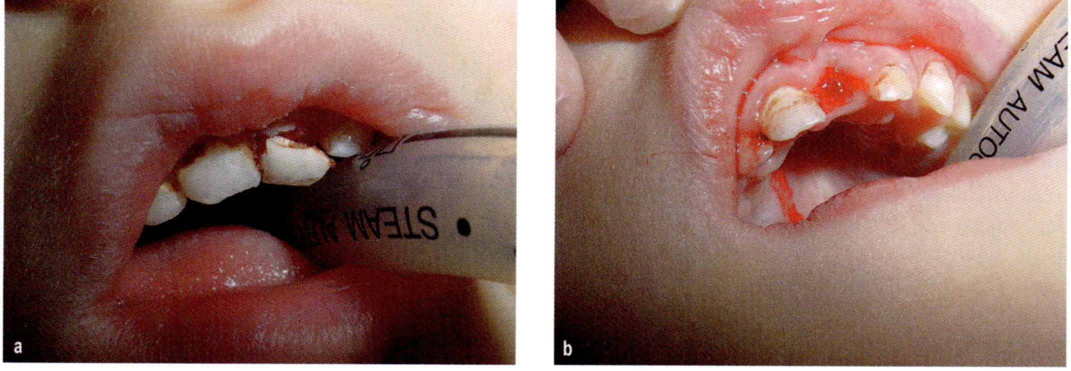

Abb. 3.9 a) Der frakturierte kariöse Zahn. b) Die frakturierte Zahnwurzel wurde vom Kieferchirurgen entfernt und damit das Problem noch in der gleichen Anästhesie behoben. [T517]

Möglichkeiten der Klinik genutzt, den Kieferchirurgen gerufen und das Problem noch in der gleichen Narkose gelöst. Man hat das Kind nicht erst aufwachen lassen, um es dann später zur Wurzelextraktion zum Zahnarzt zu schicken (➤ Abb. 3.9b).

Eine abnorme Dentition (Dentinogenesis imperfecta) ist typisch für die **Osteogenesis imperfecta** (Malmgren und Norgren 2002). Anästhesisten müssen bei diesen Patienten daher nicht nur auf die erhöhte Fragilität der Knochen, sondern auch auf die vulnerablen Zähne achten.

Prävention ist das A und O: Zahnschäden sind meist zu vermeiden, wenn die erhöhte Fragilität der Zähne im Voraus erkannt wird. In solchen Fällen kann man evtl. ganz auf die Instrumentierung des Atemwegs verzichten und sich auf intravenöse Sedierung und Regionalanästhesie als attraktive Alternativen stützen. Bei Verwendung einer Larynxmaske ist besondere Vorsicht beim Einlegen und, noch mehr, in der Phase der Ausleitung zu beachten. Jegliche Agitation ist zu vermeiden, solange der Atemweg noch liegt. Die Praxis des Autors war es, in solchen Fällen den Atemweg beim spontanatmenden, aber immer noch tief anästhesierten Kind zu entfernen. Das riskanteste Manöver ist selbstverständlich die Laryngoskopie. Beim Erwachsenen wird oft die nasale fiberoptische Intubation beim wachen Patienten bevorzugt; das ist aber beim Kind kaum je eine Option.

3.9.3 Zusammenfassung und Empfehlungen

Zahnschäden gibt es auch bei Kindern, besonders bei einem kariös vorgeschädigten Gebiss.

Die Zahnanlagen können beim Neugeborenen durch den Druck des Laryngoskops geschädigt werden; eine gekonnte und atraumatische Intubation ist wichtig.

Zahnschäden lassen sich üblicherweise vermeiden, sofern fragile Zähne rechtzeitig erkannt werden.

LITERATUR

Malmgren, B. & Norgren, S. (2002). Dental aberrations in children and adolescents with osteogenesis imperfecta. Acta Odontol Scand, 60, 65–71.

Noren, J. G., Ranggard, L., Klingberg, G. et al. (1993). Intubation and mineralization disturbances in the enamel of primary teeth. Acta Odontol Scand, 51, 271–275.

Nouette-Gaulain, K., Lenfant, F., Jacquet-Francillon, D. et al. (2012). French clinical guidelines for prevention of perianaesthetic dental injuries [auf Französisch]. Ann Fr Anesth Reanim, 31, 213–223.

Seow, W. K., Perham, S., Young, W. G. et al. (1990). Dilaceration of a primary maxillary incisor associated with neonatal laryngoscopy. Pediatr Dent, 12, 321–324.

Suely Falcao de Oliveira Melo, N., Guimaraes Vieira Cavalcante da Silva, R. P. & Adilson Soares de Lima, A. (2014). The neonatal intubation causes defects in primary teeth of premature infants. Biomed Pap Med Fac Univ Palacky Olomouc Czech Repub, 158, 605–612.

Warner, M. E., Benenfeld, S. M., Warner, M. A. et al. (1999). Perianesthetic dental injuries: frequency, outcomes, and risk factors. Anesthesiology, 90, 1.302–1.305.

3.10 Schäden durch supraglottische Atemwege

3.10.1 Fallbericht

Bei einem 11-jährigen Jungen (50 kg) wurde eine Zirkumzision unter Allgemeinanästhesie kombiniert mit einem Penisblock durchgeführt. Nach Maskeneinleitung mit Lachgas und Sevofluran wurde der Atemweg mit einer in Rotationstechnik eingeführten, klassischen Larynxmaske Größe 3 gesichert. Wegen einer Leckage wurde auf die Größe 4 gewechselt. Die Aufrechterhaltung der Anästhesie erfolgte als TIVA mit Propofol und Remifentanil ohne die Verwendung von Lachgas; zusätzlich wurde ein Penisblock angelegt. Der Anästhesieverlauf war unauffällig. Der Patient erhielt 4 mg (0,08 mg/kg) Ondansetron und 8 mg (0,16 mg/kg) Dexamethason als Antiemetika sowie 30 mg (0,6 mg/kg) des NSAR Ketorolac.

Eine Stunde postoperativ wurde der Anästhesist in die Tagesklinik gerufen, weil der Patient über Taubheit vor allem auf der linken Seite der Zunge klagte. Der Patient wurde informiert, dass dieses harmlose und bekannte Phänomen durch den Druck der verwendeten Atemwegshilfe hervorgerufen werde und nach Stunden oder Tagen spontan wieder verschwinden werde. Der Patient wurde telefonisch nachkontrolliert und am fünften postoperativen Tag war die Sensibilität der Zunge wieder normal.

3.10.2 Diskussion

Die Schilderung passt zu einer **Neurapraxie des N. lingualis,** dem häufigsten Nervenschaden nach Gebrauch eines supraglottischen Atemwegs. Viel häufigere Folgen sind aber Halsschmerzen, kleine Abrasionen an den Schleimhäuten, Schluckschmerz und selten Heiserkeit; die **Schädigung eines Hirnnerven** ist selten (Thiruvenkatarajan et al. 2015). Meist ist der N. lingualis betroffen, ein rein sensorischer Ast des N. mandibularis. Er verläuft direkt unter der Mukosa entlang der Mandibula und kann hier durch den Cuff der Larynxmaske komprimiert oder gedehnt werden. Normalerweise kommt es nach Stunden oder Tagen zu einer spontanen Erholung. Der Patient aber kann in der Zwischenzeit durch den Verlust von Sensibilität und Geschmackssinn, die Beeinträchtigung beim Sprechen und die Gefahr, sich an der Zunge zu verletzen, erheblich beeinträchtigt sein. Anästhesisten müssen daher mit dieser Komplikation vertraut sein, um Eltern und Kind beruhigen zu können. Obgleich sich in der Literatur nur rund zwei Dutzend Fälle finden (Thiruvenkatarajan et al. 2015), ist die wahre Inzidenz von Apraxie des N. lingualis nach einer Larynxmaske vermutlich viel höher und vor allem abhängig von der Qualität der Nachkontrolle. Der Autor erinnert sich an drei Kinder und bei allen waren die Symptome nach spätestens einer Woche verschwunden.

Auch der **N. hypoglossus** kann durch den Druck eines übermäßig aufgeblähten oder falsch platzierten Cuffs der Larynxmaske geschädigt werden. Es handelt sich um einen rein motorischen Nerv und die Symptome einer Parese sind Dysphagie und Dysarthrie. Wegen ihrer anatomischen Nähe sind gelegentlich der N. lingualis und der N. hypoglossus gleichzeitig betroffen. Patienten mit einer Hypoglossuslähmung sollten vom Neurologen beurteilt werden, da auch andere Ursachen (z. B. eine Karotisdissektion) möglich sind und die Erholung meist auch länger dauert.

Die relevanteste neurologische Komplikation einer Larynxmaske ist die Schädigung des **N. laryngeus recurrens,** die zu einer signifikanten Beeinträchtigung führt (Endo et al. 2007). Eine einseitige Parese verursacht Heiserkeit und ein erhöhtes Aspirationsrisiko, eine beidseitige Parese kann sogar eine Tracheotomie erfordern. Glücklicherweise sind bis jetzt kaum mehr als ein Dutzend Fälle beschrieben worden.

Nervenschäden kommen bei den meisten Larynxmaskentypen vor, den klassischen, ProSeal und Supreme. Es gibt allerdings auch entsprechende Berichte über Schäden mit der I-Gel (Theron und Loyden 2008), was zeigt, dass ein zu stark aufgeblähter Cuff (z. B. durch die Diffusion von Lachgas) nicht der einzige Faktor sein kann, der für Nervenschäden verantwortlich ist.

Verschiedene Faktoren sind für das Auftreten von Nervenschäden beim Gebrauch von Larynxmasken verantwortlich und sie sind auch bei korrekter Anwendung nicht ganz vermeidbar. Die **Wahl der richtigen Größe** ist sehr wichtig. Die meisten Hersteller empfehlen, die Größe anhand des Körpergewichts zu wählen. Es sind aber auch andere Aspekte zu berücksichtigen, wie das Geschlecht, die Dimensionen des Oropharynx oder das Wachstum des Larynx während der männlichen Pubertät. Oft wird sich der Erfahrene auch einfach vom Gefühl leiten lassen. Für die klassischen Larynxmasken und die ProSeal wurde auch die Wahl anhand der Ohrgröße vorgeschlagen (Haliloglu et al. 2017). Der Autor hat die Erfahrung gemacht, dass auch eine extreme Kopfrotation, z. B. für eine Ohrkorrektur, ein Problem sein kann.

Die klassische Larynxmaske Größe 4 war sehr wahrscheinlich recht groß für diesen 11-jährigen Jungen, obgleich er das Gewichtslimit von 50 kg schon erreicht hatte. Eine **optimale Lage** ist wichtig, damit für eine gute Dichtigkeit kein zu starkes Aufblasen des Cuffs erforderlich ist. Der Cuffdruck soll gemessen und unter 60 cmH_2O (von Ungern-Sternberg et al. 2009) oder sogar unter 40 cmH_2O gehalten werden (Jagannathan et al. 2013). Wenn Lachgas für die Aufrechterhaltung der Anästhesie verwendet wird, so ist an seine Diffusion in den Cuff zu denken (Maino et al. 2005).

3.10.3 Zusammenfassung und Empfehlungen

Dies ist ein typischer Fall einer Neurapraxie des N. lingualis nach Einsatz einer eher groß bemessenen Larynxmaske.

Richtige Größe und optimale Positionierung können solche Komplikationen der Larynxmaske vermeiden.

Der Cuffdruck soll bei Larynxmasken gemessen und unter 40–60 cmH_2O gehalten werden.

LITERATUR

Endo, K., Okabe, Y., Maruyama, Y. et al. (2007). Bilateral vocal cord paralysis caused by laryngeal mask airway. Am J Otolaryngol, 28, 126–129.

Haliloglu, M., Bilgen, S., Uzture, N. et al. (2017). Simple method for determining the size of the ProSeal laryngeal mask airway in children: a prospective observational study. Braz J Anesthesiol, 67, 15–20.

Jagannathan, N., Sohn, L., Sommers, K. et al. (2013). A randomized comparison of the laryngeal mask airway supreme and laryngeal mask airway unique in infants and children: does cuff pressure influence leak pressure? Paediatr Anaesth, 23, 927–933.

Maino, P., Dullenkopf, A., Bernet, V. et al. (2005). Nitrous oxide diffusion into the cuffs of disposable laryngeal mask airways. Anaesthesia, 60, 278–282.

Theron, A. D. & Loyden, C. (2008). Nerve damage following the use of an i-gel supraglottic airway device. Anaesthesia, 63, 441–442.

Thiruvenkatarajan, V., Van Wijk, R. M. & Rajbhoj, A. (2015). Cranial nerve injuries with supraglottic airway devices: a systematic review of published case reports and series. Anaesthesia, 70, 344–359.

von Ungern-Sternberg, B. S., Erb, T. O., Chambers, N. A. et al. (2009). Laryngeal mask airways: to inflate or to deflate after insertion? Paediatr Anaesth, 19, 837–843.

3.11 Regurgitation beim Gebrauch eines supraglottischen Atemwegs

3.11.1 Fallbericht

Vor vielen Jahren war bei einem fast 4-jährigen Jungen (17 kg) die Korrektur einer Hypospadie geplant. Nach einer inhalativen Einleitung wurde der Atemweg mit einer 2er ProSeal-Larynxmaske gesichert, durch den ösophagealen Drainagekanal wurde eine Magensonde eingeführt. Sie wurde gegen die Luft offen gelassen. Ein Penisblock mit Bupivacain 0,75 % kombiniert mit einem Kaudalblock mit Ropivacain 0,2 % und 30 µg Clonidin dienten der Analgesie. Während des ganzen Eingriffs atmete das Kind spontan Luft, Sauerstoff und 2 Vol.-% Sevofluran.

Die Anästhesie war perfekt stabil und die Operation schritt planmäßig voran, bis der Chirurg nach beinahe drei Stunden Mundschleimhaut für die Rekonstruktion der Urethra entnehmen wollte. Das Pflaster zur Fixierung der Larynxmaske wurde entfernt und diese etwas zur Seite geschoben, um dem Chirurgen einen guten Zugang zu ermöglichen. Plötzlich presste das Kind, hörte auf zu atmen und eine bräunliche Flüssigkeit entleerte sich aus der Magensonde; auch im Atemschlauch war sie zu sehen. Jetzt begann die Sättigung zu sinken und der Anästhesist rief um Hilfe.

Der Anästhesist verabreichte Thiopental und Mivacurium und erhöhte die Sevoflurankonzentration. Die Magensonde und auch die Larynxmaske wurden abgesaugt, um so weit wie möglich die bräunliche Flüssigkeit zu entfernen. Das Kind wurde jetzt kontrolliert mit einem der Standardpraxis entsprechenden PEEP von 5 cm H_2O beatmet. Bei der fiberoptischen Inspektion fand sich bräunliche Flüssigkeit im Bereich der Larynxmaske sowie reichlich Sekret im Bronchialbaum, aber kein partikuläres Material. Initial waren höhere inspiratorische Drücke und eine FiO_2 von mindestens 50 % O_2 erforderlich, um die Sättigung über 93 % zu halten. Glücklicherweise aber atmete das Kind am Ende des Eingriffs mit 30 % Sauerstoff suffizient spontan und die Larynxmaske konnte entfernt werden (➤ Abb. 3.10). Der weitere Verlauf war unauffällig.

3.11.2 Diskussion

Dieser Fall von **Regurgitation und Aspiration** bei einem spontan atmenden Kind mit liegender Larynxmaske hat verschiedene didaktische Aspekte:

Erstens, die **Larynxmaske schützt den Atemweg** perfekt gegen Blut oder Sekrete, die von oben kommen, z. B. während einer Tonsillektomie. Eine Aspiration von Mageninhalt ist aber trotzdem möglich. In einer älteren Literaturübersicht finden sich 23 Fälle, einschließlich sechs Kinder (Keller et al. 2004a). Bei der Mehrzahl dieser Fälle waren prädisponierende oder vermeidbare Ursachen vorhanden. Der ösophageale Drainagekanal bei den Larynxmasken der zweiten Generation, z. B. ProSeal, Supreme oder AuraGain, kann eine Aspiration nicht sicher verhindern. Theoretisch sollte zwar bei einer Regurgitation Mageninhalt durch den Drainagekanal am Pharynx vorbei nach außen fließen; so wurde es

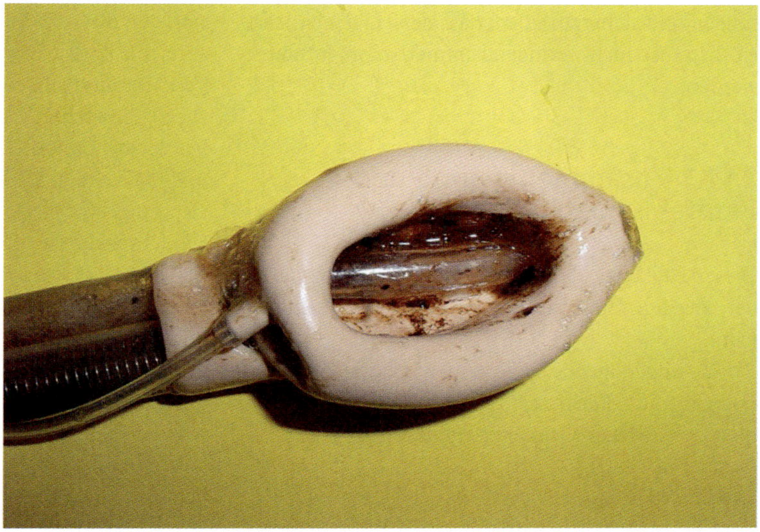

Abb. 3.10 Diese ProSeal-Larynxmaske hat eine Regurgitation und Aspiration von Mageninhalt nicht verhindert. [T517]

jedenfalls bei Erwachsenen (Mark 2003) und bei Kindern (Keller et al. 2004b) beschrieben. Wenn aber große Mengen Flüssigkeit unter hohem Druck ausgestoßen werden, so gelangt trotzdem ein Teil, wie in diesem Fall, in den Larynx. Es ist auch zu beachten, dass die in eine LMA Größe 2 passende 10 Fr Kindermagensonde den Drainagekanal praktisch vollständig verlegt und mit ihrem kleinen Lumen einen hohen Widerstand bietet. Die Vorteile der Larynxmasken der zweiten Generation gehen so verloren und sie verhalten sich nun wie eine Larynxmaske vom klassischen Typ.

Zweitens, eine **ausreichende Anästhesietiefe** ist die Voraussetzung für einen sicheren und ruhigen Anästhesieverlauf. Spontane Regurgitation unter Anästhesie ist ein sehr seltenes Ereignis (el Mikatti et al. 1995). Meistens sind Regurgitation, Erbrechen und Aspiration die Folge einer Manipulation unter zu oberflächlicher Narkose (Lussmann und Gerber 1997). Der Eingriff in der Genitalregion wurde wegen der sitzenden Regionalanästhesie problemlos toleriert; sobald sich der Chirurg aber an die Mundhöhle machte, löste das eine Weckreaktion mit erhöhtem intraabdominalem Druck aus. Mit einer besseren Antizipation des Geschehens, Erhöhung der Sevoflurankonzentration und Gabe eines Opioids oder noch besser eines Muskelrelaxans hätte sich diese Komplikation mit Sicherheit vermeiden lassen. Im geschilderten Fall wurde ein BIS-Monitor verwendet, der vor dem Ereignis Werte im Bereich von 30 anzeigte. Das EEG-basierte Monitoring erlaubt aber hauptsächlich Aussagen über die Tiefe des Schlafes (Hypnose) und nicht über die Tiefe der Anästhesie; es erlaubt also keine Aussage darüber, was bei einem schmerzhaften Stimulus geschehen wird. Es war die Praxis des Autors, das Kind zu relaxieren, wenn in potenziell kritischen Situationen eine Larynxmaske verwendet wurde, z. B. bei länger dauernden Eingriffen in Bauchlage oder wenn der Anästhesist fern vom Kopf stand, ohne irgendeine Möglichkeit zur Intervention.

Drittens, der **erfahrene Anästhesist** achtet auf jedes Detail. Es kommt auf viel mehr an als nur auf die Wahl des Atemwegs. Mit einem Tubus wäre das Problem selbstverständlich nicht aufgetreten, aber auch eine ausreichende Anästhesietiefe hätte es vermeiden können. Das Problem war nicht primär die Larynxmaske, sondern die ungenügende Performance des Anästhesisten. Eine Magensonde hilft, die Larynxmaske an der richtigen Stelle zu halten. Wie mit einem Führungsdraht bei der Seldinger-Technik kann man sie genau in die richtige Position schieben. Die Magensonde ermöglicht zudem, den Magen aktiv zu entleeren. Bei einem kurzen Routinefall aber mag es sicherer sein, ohne Magensonde zu arbeiten, um einen möglichst geringen Ausflusswiderstand aus dem ösophagealen Drainagekanal zu garantieren.

Viertens, bei **Verdacht auf Regurgitation** ist es vernünftig, die Larynxmaske in situ zu lassen, abzusaugen und sicherzustellen, dass der Magen entleert ist. Es muss nicht zwingend immer sofort intubiert werden.

3.11.3 Zusammenfassung und Empfehlungen

Dieser Fall zeigt, dass auch mit einer Larynxmaske der zweiten Generation eine Aspiration erfolgen kann.

Eine ungenügende Tiefe der Anästhesie, d. h. eine ungenügende Performance des Anästhesisten, ist meist die Ursache von Regurgitation und Aspiration.

Das EEG-basierte Monitoring zeigt, dass der Patient momentan bewusstlos ist; dies ist aber keine Garantie, dass er auf einen schmerzhaften Stimulus nicht reagiert.

LITERATUR

El Mikatti, N., Luthra, A. D., Healy, T. E. et al. (1995). Gastric regurgitation during general anaesthesia in different positions with the laryngeal mask airway. Anaesthesia, 50, 1.053–1.055.

Keller, C., Brimacombe, J., Bittersohl, J. et al. (2004a). Aspiration and the laryngeal mask airway: three cases and a review of the literature. Br J Anaesth, 93, 579–582.

Keller, C., Brimacombe, J., von Goedecke, A. et al. (2004b). Airway protection with the ProSeal laryngeal mask airway in a child. Paediatr Anaesth, 14, 1.021–1.022.

Lussmann, R. F. & Gerber, H. R. (1997). Schwere Aspirationspneumonie mit Larynxmaske. Anasthesiol Intensivmed Notfallmed Schmerzther, 32, 194–196.

Mark, D. A. (2003). Protection from aspiration with the LMA-ProSeal after vomiting: a case report. Can J Anaesth, 50, 78–80.

3.12 Pneumothorax

3.12.1 Fallbericht

Vor langer Zeit kam ein termingeborenes Kind (2.700 g) zum notfallmäßigen Bauchdeckenverschluss bei einer Gastroschisis. Bei schon liegendem peripherem Venenzugang war eine hochdosierte Opioidanästhesie geplant. Simultan mit der Gabe von 0,15 mg/kg Pancuronium wurde eine Kurzinfusion von 50 µg/kg Fentanyl über zehn Minuten verabreicht. Zuerst wurde die rechte A. radialis kanüliert. Dann erfolgten mehrere erfolglose Versuche, zuerst die rechte V. jugularis interna und dann die V. subclavia mittels einer 22 G Stahlkanüle und Seldinger-Technik zu kanülieren. Der Fall ereignete sich lange vor dem Einzug des Ultraschalls in die Kinderanästhesie. Es konnte zwar wiederholt frei Blut aspiriert werden, beim Einführen des Drahtes aber traf man immer auf Widerstand. Gemeinsam mit dem Chirurgen wurde entschieden, zuerst mit dem liegenden peripheren Zugang den Eingriff durchzuführen und danach für die parenterale Ernährung einen Broviac-Katheter einzulegen.

Während der Lagerung für den Eingriff ging plötzlich das Pulsoxymetersignal verloren, die arterielle Druckkurve war gedämpft, das Kind wurde zyanotisch und die Atemwegsspitzendrücke stiegen auf über 30 cmH_2O an. Über der rechten Lunge konnte man keine Atemgeräusche auskultieren und die Transillumination mit der chirurgischen Kaltlichtquelle bestätigte die Diagnose eines Pneumothorax. Beim Einlegen des Thoraxdrains entwich die unter Druck stehende Luft mit einem pfeifenden Geräusch. Der Eingriff wurde wie geplant durchgeführt.

3.12.2 Diskussion

Dieser Fall eines **Spannungspneumothorax** bei einem Neugeborenen nach missglückten Versuchen der Punktion tiefer Körpervenen zeigt, dass die Verletzung der Lunge eine ständig drohende Gefahr bei Punktionen im Hals- und Thoraxbereich ist. Heutzutage sollte das Pneumothoraxrisiko bei der Punktion der V. jugularis interna unter Ultraschallkontrolle minimal sein, auf jeden Fall viel geringer als beim landmarkenbasierten Subklaviazugang. Der Autor hat im Laufe seines Berufslebens einige Fälle von Pneumothorax nach Subklaviapunktionen (➤ Abb. 3.11), aber nur wenige nach der Punktion der V. jugularis interna gesehen. Diese Beobachtung korreliert aber nicht mit dem Ergebnis einer Metaanalyse von Daten bei Erwachsenen (Ruesch et al. 2002). Subklaviakatheter scheinen bei Kindern von Vorteil in Bezug auf die infektiösen Komplikationen zu sein (Breschan et al. 2007; Camkiran et al. 2016) und sie sind ohne Frage einfacher zu pflegen. Ihr

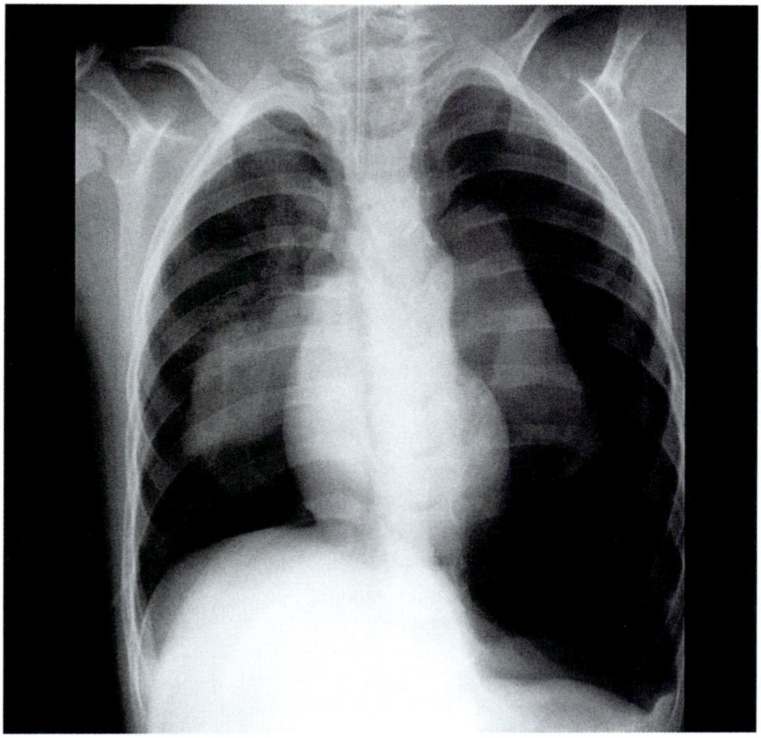

Abb. 3.11 Bilateraler Pneumothorax nach versuchter Subklaviapunktion beidseits (bei einem anderen Patienten). Es wird dringend empfohlen, beidseitige Punktionsversuche zu unterlassen. [T517]

Nachteil ist die viel höhere Rate von Fehllagen (Camkiran et al. 2016).

Klassischerweise beruht die **Diagnose** eines Pneumothorax auf einem Röntgenbild. Der Lungenultraschall ist aber sensitiver und erlaubt potenziell eine schnellere Diagnose (Cattarossi et al. 2016; Liu et al. 2017). Die Transillumination war während Jahrzehnten die bevorzugte Technik in der Neonatologie, um bettseitig schnell einen großen Pneumothorax zu finden (Kuhns et al. 1975). Klinisch findet sich ein abgeschwächtes Atemgeräusch auf der betroffenen Seite und das Maximum der Herztöne verschiebt sich beim Spannungspneumothorax von der Mitte auf die nichtbetroffene Gegenseite.

Ein Pneumothorax kann bei Frühgeborenen und bei Termingeborenen spontan auftreten; er kommt aber häufiger im Zusammenhang mit einer mechanischen Beatmung oder schweren Lungenerkrankungen vor, typischerweise bei einer Mekoniumaspiration. Beim spontan auftretenden Pneumothorax des Neugeborenen wird als primäre **Therapie** oft die Nadelaspiration eingesetzt (Bruschettini et al. 2016); im Zusammenhang mit Anästhesie und Operation ist aber die Thoraxdrainage das übliche Vorgehen.

Wegen der inhärenten Risiken der Punktionen in der oberen Körperhälfte hat der Autor für den kurzzeitigen Gebrauch traditionell den **femoralen Zugang** bevorzugt; vor allem, wenn der Zugang zum Patienten eingeschränkt war, z. B. in der Neurochirurgie, bei kraniofazialen Eingriffen oder Operationen in Bauchlage. Bei einem Kind mit Gastroschisis, wie hier geschildert, mit der zu erwartenden längeren Phase der parenteralen Ernährung, schien der Zugang über die V. subclavia oder die V. jugularis interna das bessere Vorgehen zu sein.

Nach dem Bauchwandverschluss bei **Gastroschisis** kann der orale Nahrungsaufbau meist nur sehr zögerlich erfolgen und ein zentralvenöser Katheter zur parenteralen Ernährung ist fast immer indiziert. Die Gastroschisis ist im Gegensatz zur Omphalozele meist nicht mit anderen Missbildungen assoziiert. Es war aber die Praxis des Autors, vor allen größeren Eingriffen bei Neugeborenen trotzdem immer eine Echokardiografie anzufordern, denn im Falle einer hämodynamischen Instabilität ist es äußerst beruhigend zu wissen, dass keine strukturelle Herzanomalie vorliegt. Der Verschluss einer Gastroschisis erhöht den intraabdominalen Druck, was zu einem abdominalen Kompartmentsyndrom führen kann. Der intraabdominale Druck soll, z. B. anhand des Magen- oder Blasendrucks, gemessen werden. Auf allerdings nur wenigen Fällen basierend wurde vorgeschlagen, den Bauchwandverschluss bei Drücken über 20 mmHg aufzuschieben (Yaster et al. 1988).

3.12.3 Zusammenfassung und Empfehlungen

3

Bei einem zentralvenösen Zugang über die V. subclavia, jugularis interna oder brachiocephalica besteht immer das Risiko eines Pneumothorax. Dieser muss rechtzeitig erkannt und behandelt werden, um schwerwiegende Folgen zu vermeiden.

Für den kurzzeitigen Gebrauch ist der femorale Zugang eine gute Option, denn das Risiko stichbedingter Komplikationen ist minimal.

LITERATUR

Breschan, C., Platzer, M., Jost, R. et al. (2007). Comparison of catheter-related infection and tip colonization between internal jugular and subclavian central venous catheters in surgical neonates. Anesthesiology, 107, 946–953.

Bruschettini, M., Romantsik, O., Ramenghi, L. A. et al. (2016). Needle aspiration versus intercostal tube drainage for pneumothorax in the newborn. Cochrane Database Syst Rev (1) CD011724.

Camkiran, F. A., Zeyneloglu, P., Ozkan, M. et al. (2016). A randomized controlled comparison of the internal jugular vein and the subclavian vein as access sites for central venous catheterization in pediatric cardiac surgery. Pediatr Crit Care Med, 17, e413–e419.

Cattarossi, L., Copetti, R., Brusa, G. et al. (2016). Lung ultrasound diagnostic accuracy in neonatal pneumothorax. Can Respir J, 2016, 6515069. http://dx.doi.org/10.1155/2016/6515069 (letzter Zugriff: 15. Juni 2022).

Kuhns, L. R., Bednarek, F. J., Wyman, M. L. et al. (1975). Diagnosis of pneumothorax or pneumomediastinum in the neonate by transillumination. Pediatrics, 56, 355–360.

Liu, J., Chi, J. H., Ren, X. L. et al. (2017). Lung ultrasonography to diagnose pneumothorax of the newborn. Am J Emerg Med, 35, 1.298–1.302.

Ruesch, S., Walder, B. & Tramèr, M. R. (2002). Complications of central venous catheters: internal jugular versus subclavian access: a systematic review. Crit Care Med, 30, 454–460.

Yaster, M., Buck, J. R., Dudgeon, D. L. et al. (1988). Hemodynamic effects of primary closure of omphalocele/gastroschisis in human newborns. Anesthesiology, 69, 84–88.

3.13 Lungenödem e vacuo

3.13.1 Fallbericht

Bei einem 13-jährigen Mädchen (50 kg) war der Verschluss eines residualen Defekts nach einer Gaumenspaltenkorrektur im frühen Kindesalter geplant. Nach der inhalativen Einleitung wurde ein venöser Zugang gelegt und das Mädchen mit einem gecufften 7,0er RAE-Tubus oral intubiert. Die Anästhesie wurde mit Isofluran, Fentanyl und repetierten Dosen Atracurium aufrechterhalten.

Am Ende des Eingriffs brachte der Chirurg einen Verband aus Gaze an, die in eine zähflüssige, synthetische Flüssigkeit getaucht worden war. Zehn Minuten später, nach vollständiger Erholung von der neuromuskulären Blockade, wurde die Isofluranzufuhr abgestellt. Das Mädchen wachte rasch auf und versuchte, sich den Tubus herauszuziehen. Nach der Extubation war es äußerst agitiert, dabei wurde der Venenzugang herausgerissen. Eine schwere inspiratorische Atemwegsobstruktion mit deutlichem Stridor wurde jetzt offensichtlich und es schien kaum mehr Luft in die Lungen zu gelangen. Dieser Zustand dauerte mehrere Minuten an, trotz allen Versuchen, die Patientin zu beruhigen und der Verabreichung von 100 % Sauerstoff per Maske mit positivem Atemwegsdruck.

Kaum war erneut ein Venenzugang gelegt, wurden Thiopental und Succinylcholin injiziert; die Intubation gelang aber initial nicht, denn trotz wiederholtem Absaugen quoll pilzförmig ein schaumig-blutiges Sekret aus dem Mund. Endlich gelang die Intubation und das Mädchen wurde auf die Intensivstation verlegt. Hier fand sich klinisch und radiologisch ein massives Lungenödem. Bei der initialen Respiratoreinstellung waren eine FiO_2 von 80 % sowie ein PEEP von 10 cmH_2O erforderlich. In der Folge konnte beides schrittweise reduziert werden und auch das Absaugen wurde über die nächsten Stunden zunehmend seltener. Am nächsten Morgen war das Mädchen bereit zur Extubation.

Überraschenderweise blieb aber ein Stridor bestehen, bis die Patientin am fünften postoperativen Tag einen Ausguss ihres Larynxeingangs aushustete, der aus der für den Verband verwendeten Masse bestand.

3.13.2 Diskussion

Dieser Fall beschreibt ein typisches **postobstruktives Lungenödem,** auch **Lungenödem e vacuo** genannt; seine Pathophysiologie ist noch nicht völlig klar (Bhattacharya et al. 2016; Yemen 2000). Der massiv negative intraalveoläre Druck, der durch die Inspiration gegen Widerstand verursacht wird, führt vermutlich zu einer Flüssigkeitsverschiebung von den Kapillaren ins Interstitium und dann in die Alveolen (Fremont et al. 2007). Diese hydrostatischen Phänomene erzeugen eine alveoläre Flüssigkeitsansammlung mit einem niedrigen Proteingehalt (Devys et al. 2000b). Diese Flüssigkeit führt zur Verdünnung und Auswaschung des Surfactants, was einen Kollaps der Alveolen mit einer beeinträchtigten Oxygenierung hervorruft. Das Phänomen tritt typischerweise bei Adoleszenten und jungen Erwachsenen auf, die zu kräftigen inspiratorischen Atemanstrengungen fähig sind. Die Fälle ereignen sich typischerweise nach HNO- oder kieferchirurgischen Eingriffen, die relativ häufig zu einer postoperativen Atemwegsobstruktion und zu einem Laryngospasmus führen können. Sogar das kräftige Zubeißen auf den künstlichen Atemweg kann zu einem Lungenödem e vacuo führen (Devys et al. 2000a).

Zur **Behandlung** muss die Obstruktion des oberen Atemwegs behoben und die Oxygenierung gewährleistet werden. Eine Reintubation sowie CPAP oder PEEP sind typischerweise erforderlich, um die Lunge zu rekrutieren und den intrapulmonalen Shunt zu reduzieren. Da keine absolute Flüssigkeitsüberladung vorliegt, ist der Stellenwert der oft verwendeten Diuretikatherapie zu hinterfragen (Austin et al. 2016; Sharma und Singh 2008). Die alveoläre Barriere muss inklusive Surfactant wiederhergestellt werden, was üblicherweise einige Stunden dauert. Die radiologische Verbesserung hinkt der klinischen einige Stunden hinterher. Bei klarer Diagnose macht es daher keinen Sinn, Kontrollröntgenbilder anfertigen zu lassen mit der Frage, ob der Patient schon extubationsfähig ist.

Für die **Prävention eines postobstruktiven Lungenödems** ist es wichtig, besonders bei spontanatmenden Kindern jegliche Atemwegsverlegung zu vermeiden. Falls es trotzdem dazu kommen sollte, z. B. durch einen Laryngospasmus oder einen verschlossenen Luftweg bei einem Patienten, der auf den Tubus beißt, muss sofort gehandelt werden, denn jede Verzögerung ist potenziell gefährlich.

Ein weiterer Aspekt dieses Falls ist der **Verlust des Venenzugangs,** als die Probleme auftraten. Der Venenzugang war noch nicht festgeklebt und das Handgelenk noch nicht gemäß den Klinikstandards mit einer Schiene immobilisiert worden (➤ Abb. 3.12). Der Venenzugang muss sicher fixiert sein, bevor der Patient aufwacht.

Zu Beginn wurde angenommen, dass der prolongierte Aufenthalt auf der Intensivstation die Folge

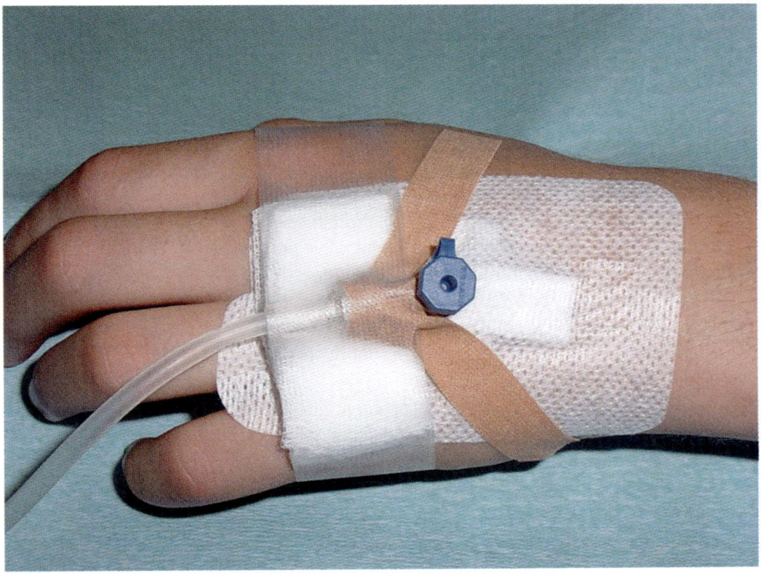

Abb. 3.12 Der Venenzugang muss zuverlässig fixiert sein, bevor das Kind aufwacht. Dieses Bild zeigt das z. Zt. übliche Standardvorgehen am Kinderspital Luzern. [T517]

einer anästhesiebedingten Komplikation war. Es war aber sicher das Fremdmaterial des Chirurgen, das auf den Larynx getropft war und den protrahierten Laryngospasmus und den anhaltenden Stridor verursacht hatte. Nach jedem Eingriff im Mundbereich muss sorgfältig darauf geachtet werden, dass kein Fremdmaterial übersehen wurde.

3.13.3 Zusammenfassung und Empfehlungen

Dieser Fall eines postobstruktiven Lungenödems zeigt, wie wichtig die Prävention und die rasche Behandlung einer Verlegung der oberen Atemwege ist.

Der Venenzugang soll immer so fixiert sein, dass er auch bei einem unruhig aufwachenden Kind nicht verloren gehen kann. Mit einem rascheren Eingreifen hätte in diesem Fall das massive Lungenödem vermieden werden können.

Es ist bemerkenswert, dass die wahre Ursache des postobstruktiven Lungenödems, das dem Chirurgen entwischte Material im Larynxeingang, erst nach einer gewissen Zeit zutage trat. Bis dahin waren die Eltern überzeugt, es sei eine rein anästhesiebedingte Komplikation gewesen. Bei Gesprächen mit Eltern über unerwartete oder unerklärliche Komplikationen ist eine sorgfältige Wortwahl sehr wichtig.

LITERATUR

Austin, A. L., Kon, A. & Matteucci, M. J. (2016). Respiratory failure in a child due to type 2 postobstructive pulmonary edema. Pediatr Emerg Care, 32, 23–24.

Bhattacharya, M., Kallet, R. H., Ware, L. B. et al. (2016). Negative-pressure pulmonary edema. Chest, 150, 927–933.

Devys, J. M., Balleau, C., Jayr, C. et al. (2000a). Biting the laryngeal mask: an unusual cause of negative pressure pulmonary edema. Can J Anaesth, 47, 176–178.

Devys, J. M., Cadi, P. & Nivoche, Y. (2000b). Protein concentration in pulmonary oedema fluid for negative pressure pulmonary oedema in children. Paediatr Anaesth, 10, 557–558.

Fremont, R. D., Kallet, R. H., Matthay, M. A. et al. (2007). Postobstructive pulmonary edema: a case for hydrostatic mechanisms. Chest, 131, 1.742–1.746.

Sharma, P. & Singh, B. (2008). Fluid restriction in the management of postobstructive pulmonary edema: wise or otherwise? J Clin Anesth, 20, 155–156.

Yemen, T. A. (2000). How much do we really know about postobstructive pulmonary oedema? Paediatr Anaesth, 10, 459–461.

3.14 Aspiration

3.14.1 Fallbericht

Wegen intermittierender Bauchschmerzen und Obstipation war bei einem 11-jährigen Mädchen (30 kg) eine rektale Untersuchung und nachfolgend die manuelle Stuhlausräumung geplant. Als Neugeborenes hatte es wegen einer kongenitalen Zwerchfellhernie längere Zeit auf der Neugeborenenintensivstation verbracht. Zurzeit war es im täglichen Leben nicht eingeschränkt, bergauf geriet es aber sehr schnell außer Atem. Es klagte weder über Schmerzen noch über Nausea und das Abdomen schien nicht gebläht zu sein. Nach oraler Prämedikation mit Midazolam und Applikation von EMLA-Creme war eine intravenöse Einleitung geplant; das Kind beharrte aber vehement darauf, dass es das auf keinen Fall über sich ergehen lassen wollte.

Die Anästhesie wurde daher mittels Maske mit 70 % Lachgas und 8 % Sevofluran eingeleitet. Nach 60 Sekunden aber stoppte die Atmung und kurzzeitig war am Mundwinkel eine kleine Menge klarer Flüssigkeit zu sehen. Dann setzte die Atmung wieder ein und es entwickelte sich ein massivster Laryngospasmus mit paradoxen Thoraxexkursionen. Trotz offenem oberem Atemweg, 100 % Sauerstoff und hohen Atemwegsdrücken fiel die Sättigung rasch unter 90 %. Da eine effektive Maskenbeatmung nicht gelang, wurde rasch ein Venenzugang gelegt und nach 1 mg/kg Rocuronium konnte problemlos mit einem gecufften 6,0er Tubus intubiert werden. Die Beatmung und Oxygenierung aber blieben schwierig; Spitzendrücke von 30 cmH_2O waren erforderlich. Trotz 100 % Sauerstoff und einem PEEP von 10 cmH_2O blieb die Sättigung unter 90 %. Bei der fiberoptischen Inspektion des Bronchialbaums fand sich kein partikuläres Material und nur klares Sekret.

Nach Einlage eines arteriellen und eines zentralvenösen Katheters wurde das Mädchen auf die Kinderintensivstation verlegt. Das Röntgenbild zeigte bilaterale Infiltrate (➤ Abb. 3.13), die sich z. T. in den nächsten 72 Stunden auflösten. Radiologisch bestand aber der Verdacht eines Rezidivs der Zwerchfellhernie. Drei Tage später, das Mädchen war zu diesem Zeitpunkt immer noch beatmungspflichtig

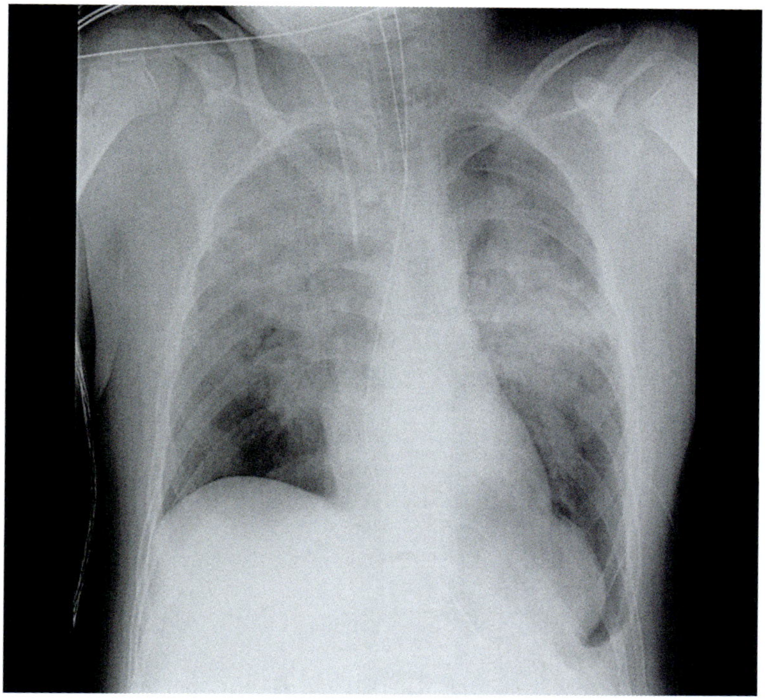

Abb. 3.13 Zwei Stunden nach dem Ereignis zeigt das Thoraxröntgenbild bilaterale Infiltrate und zusätzlich eine auffällige Konfiguration des linken Zwerchfells. Hier fand sich bei der Operation ein Teil des Kolons eingeklemmt in einer Lücke des rekonstruierten Zwerchfells. [T517]

mit einer FiO_2 von 40 %, wurde eine Laparotomie durchgeführt, bei der sich ein Teil des Kolons eingeklemmt in einer Lücke des rekonstruierten Zwerchfells fand.

3.14.2 Diskussion

Die **Aspiration** von klarem saurem Magensaft unter der Maskeneinleitung war hier die wahrscheinlichste Ursache von Laryngospasmus und respiratorischer Dekompensation. Am Mundwinkel wurde nur klare Flüssigkeit gesehen und auch bei der früh durchgeführten Bronchoskopie fand sich kein aspiriertes Material, vor allem keine partikulären oder gefärbten Bestandteile. Dieses Aspirationsereignis war keinesfalls harmlos; es verursachte ein schweres Lungenversagen mit Beatmungspflicht während mehrerer Tage, einem Sauerstoffbedarf von 60–80 % und einem hohen PEEP.

Man könnte auch spekulieren, dass eine residuale Lungenhypoplasie und eine pulmonale Hypertension nach der kongenitalen Zwerchfellhernie den klinischen Verlauf ungünstig beeinflusst hatten.

Zu Beginn wurde ein Lungenödem e vacuo (➤ Kap. 3.13) als mögliche **Differenzialdiagnose** vermutet. Der vorangegangene Laryngospasmus mit den massiven, aber erfolglosen Atemanstrengungen hätte dazu führen können, mit einem ähnlichen Röntgenbild und einem schwer gestörten Gasaustausch. Der prolongierte Verlauf über mehrere Tage und das völlige Fehlen von schaumigem Sputum sprachen aber gegen diese Diagnose.

Hätte man das erhöhte **Aspirationsrisiko** bei dieser Patientin antizipieren können? Die Vorgeschichte mit den intermittierenden Bauchschmerzen und der Obstipation ist auf jeden Fall verdächtig. Andererseits aber war das Abdomen nicht gebläht und auf dem Abdomenröntgenbild (hier nicht gezeigt) fanden sich keine auffällig geblähten Darmschlingen. Zum Zeitpunkt der Einleitung hatte das Mädchen weder Nausea noch Schmerzen. Die Entscheidung des Anästhesisten, inhalativ einzuleiten, als das Mädchen seine Ängste äußerte, schien daher vertretbar.

Die **Aspiration** ist eine real existierende Gefahr in der Kinderanästhesie (Borland et al. 1998; Walker 2013; Warner et al. 1999). Ein fataler Ausgang ist zwar äußerst selten, aber eine relevante Morbidität ist möglich, wie dieser Fall zeigt (Lussmann und Gerber 1997). Die Bedeutung einer korrekt durchgeführten RSI (Rapid Sequence Induction) soll daher bei Kindern nicht kleingeredet werden. Es müssen alle Anstrengungen unternommen werden, um eine Aspiration zu vermeiden; lediglich eine Apnoe ist bei Kindern nicht Teil des Vorgehens (Engelhardt 2015; Jöhr 2007). In einer klassischen Fallserie betrug die Inzidenz einer Aspiration 1 : 2.632 bei elektiven Anästhesien und zehnmal mehr bei notfallmäßigen Interventionen (Warner et al. 1999). In einem Medizinalsystem, in dem die Mehrzahl der Kinder von erfahrenen Kinderanästhesisten betreut wird, kann sogar die noch tiefere Inzidenz von 1 : 5.000 erreicht werden (Walker 2013). In einer neueren, ganz Europa umfassenden Studie betrug die Inzidenz 1 : 1.000 (Habre et al. 2017) und war somit ähnlich hoch wie in einer historischen Serie vor mehr als zwei Jahrzehnten (Borland et al. 1998).

Bei einem **möglichen Aspirationsereignis** ist folgendes Vorgehen angezeigt:

1. Identifikation des aspirierten Materials, um das Risiko von Folgeschäden abschätzen zu können; bei intubierten Kindern soll bronchoskopisch partikuläres Material gesucht, respektive ausgeschlossen werden.
2. Minimierung des Schadens durch Absaugen von Mund und Atemweg; falls notwendig, soll der Atemweg mit einem Tubus gesichert werden.
3. Aufrechterhaltung einer adäquaten Oxygenierung durch Sauerstoffgabe, positiven Atemwegsdruck und Rekrutierungsmanöver.

Eine prophylaktische Intubation und Beatmung hat keinen Einfluss auf den Verlauf. Eine Intubation ist daher nur indiziert, wenn der gestörte Gasaustausch oder die Gefahr einer erneuten Aspiration es erfordert. Potenziell schädliche und damit zu vermeidende Maßnahmen sind die Bronchiallavage, die Instillation von alkalisierenden Flüssigkeiten und das wiederholte kräftige Absaugen. Kortikosteroide sind nicht von belegtem Nutzen. Antibiotika sind bei der Aspiration von kontaminiertem Material indiziert. In vielen Fällen aber ist die genaue Art des aspirierten Materials unbekannt. Ein pragmatischer Zugang ist, Kindern mit persistierenden Symptomen oder radiologischen Zeichen einer Aspiration ein Antibiotikum zu verabreichen und bei deren Verschwinden rasch zu deeskalieren. Die Prognose ist bei Kindern, im Gegensatz zu Erwachsenen, in der Regel günstig. Wenn ein bis zwei Stunden nach dem Aspirationsereignis keine Symptome vorliegen, ist auch im weiteren Verlauf nicht mit Problemen zu rechnen (Walker 2013; Warner et al. 1999).

3.14.3 Zusammenfassung und Empfehlungen

Diese Aspiration von saurem Mageninhalt, die zu massiv beeinträchtigtem Gasaustausch und prolongiertem Aufenthalt auf der Intensivstation führte, zeigt, dass die Aspiration eine reale Bedrohung bleibt, auch wenn Todesfälle bei sonst gesunden Kindern extrem selten sind.

Es muss alles daran gesetzt werden, ein solches Ereignis durch den Einsatz einer modifizierten RSI zu vermeiden. Diese beinhaltet alle notwendigen Vorsichtsmaßnahmen, um eine Regurgitation zu vermeiden; einzig die sanfte Maskenbeatmung wird empfohlen, um eine Hypoxämie zu vermeiden.

Dieser Fall zeigt auch, dass schwere Komplikationen trotz der sorgfältigen präoperativen Evaluation durch ein erfahrenes Team auftreten können.

LITERATUR

Borland, L. M., Sereika, S. M., Woelfel, S. K. et al. (1998). Pulmonary aspiration in pediatric patients during general anesthesia: incidence and outcome. J Clin Anesth, 10, 95–102.

Engelhardt, T. (2015). Rapid sequence induction has no use in pediatric anesthesia. Paediatr Anaesth, 25, 5–8.

Habre, W., Disma, N., Virag, K. et al. (2017). Incidence of severe critical events in paediatric anaesthesia (APRICOT): a prospective multicentre observational study in 261 hospitals in Europe. Lancet Respir Med, 5, 412–425.

Jöhr, M. (2007). Anaesthesia for the child with a full stomach. Curr Opin Anaesthesiol, 20, 201–203.

Lussmann, R. F. & Gerber, H. R. (1997). Schwere Aspirationspneumonie mit Larynxmaske. Anasthesiol Intensivmed Notfallmed Schmerzther, 32, 194–196.

Walker, R. W. (2013). Pulmonary aspiration in pediatric anesthetic practice in the UK: a prospective survey of specialist pediatric centers over a one-year period. Paediatr Anaesth, 23, 702–711.

Warner, M. A., Warner, M. E., Warner, D. O. et al. (1999). Perioperative pulmonary aspiration in infants and children. Anesthesiology, 90, 66–71.

3.15 Bronchiale Fremdkörper

3.15.1 Fallbericht

Vor langer Zeit war spät nachmittags bei einem zwei Tage alten Mädchen mit Gaumenspalte ein Abdruck für eine Gaumenplatte unter „Anästhesie-Standby“ vorgesehen (➤ Abb. 3.14a). Nach einem langen und anstrengenden Operationsprogramm fühlten sich alle erleichtert, als die Meldung eintraf, das Mädchen sei aus Versehen direkt auf die Kieferchirurgie gebracht worden. Dort habe man den Abdruck bereits gemacht und alles sei problemlos verlaufen.

Zwei Tage später wurde ein vier Tage altes Neugeborenes mit schwerem Atemnotsyndrom von der Abteilung auf die Neugeborenenintensivstation verlegt. Die Atemfrequenz betrug über 80 pro Minute und es bestand Sauerstoffbedarf. Auf dem Thoraxröntgenbild fand sich ein Spannungspneumothorax, der mittels Aspiration über eine 24 G Plastikkanüle behandelt wurde. Der klinische Zustand besserte sich, aber auf dem Kontrollröntgenbild war jetzt ein Infiltrat im rechten Unterlappen zu sehen. All das spielte sich mitten in der Nacht ab und es ist somit verständlich, dass für die Dienstequipe ein möglicher Zusammenhang zwischen dem Gaumenabdruck und dem Spannungspneumothorax nicht sofort klar war.

Am nächsten Morgen wurde erneut ein Kontrollröntgenbild angefertigt, das die Expansion der rechten Lunge bestätigte, aber immer noch das Infiltrat im Unterlappen zeigte. Das Mädchen wurde für eine Bronchoskopie unter Narkose in den Operationssaal gebracht. Hier wurde zuerst flexibel über eine Larynxmaske Größe 1 bronchoskopiert und dann mit dem starren Bronchoskop ein rund 3 cm langer Fremdkörper aus dem rechten Hauptbronchus entfernt (➤ Abb. 3.14b). Das Mädchen erholte sich rasch und der weitere Verlauf war unauffällig.

Nachträglich wurde berichtet, dass das Mädchen während des Anfertigens des Gaumenabdrucks kurzzeitig sehr kräftig gehustet habe, das sei aber schnell wieder vorbeigegangen.

3

3.15.2 Diskussion

Dieser Fall zeigt, dass bei **Fremdmaterial in der Mundhöhle** immer ein Aspirationsrisiko besteht und beim geringsten Verdacht zeitnah bronchoskopiert werden sollte. Bei Verdacht auf Fremdkörperaspiration ist es ein rationales Vorgehen, zuerst fiberoptisch über eine Larynxmaske oder eine Frei-Endoskopiemaske zu bronchoskopieren (Frei et al. 1995). Diese erlaubt nicht nur die Inspektion des Tracheobronchialbaums, sondern auch eine optimale Sicht auf die supraglottische Region und den Recessus piriformis. Bei erhaltener Spontanatmung ist zudem eine funktionelle Beurteilung möglich, um Stimmbandparese, Laryngomalazie oder Tracheomalazie auszuschließen. Vor dem Passieren der Stimmbandebene ist aber eine Lokalanästhesie oder die Relaxierung zu empfehlen. Die fiberoptische Ins-

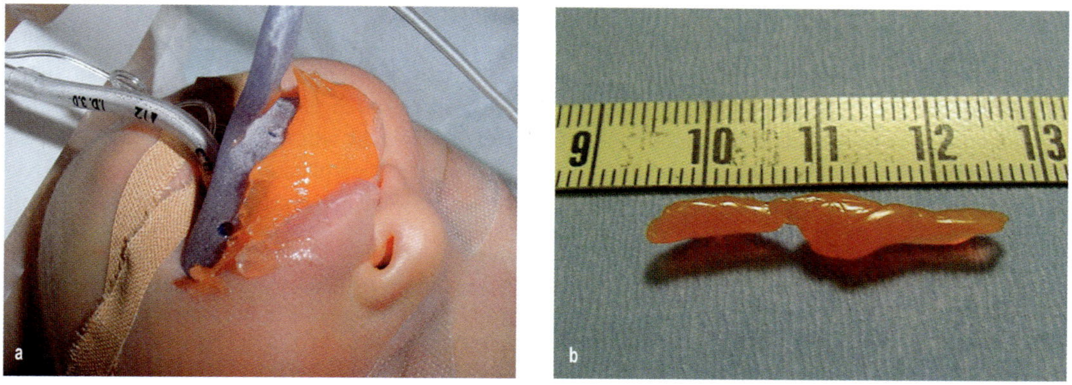

Abb. 3.14 a) Das Anfertigen eines Abdrucks bei einem intubierten Kind. b) Material, das aus dem rechten Hauptbronchus entfernt wurde, nachdem zwei Tage vorher beim wachen Neugeborenen der Abdruck für die Gaumenplatte angefertigt worden war. [T517]

pektion ist weniger invasiv und verursacht weniger Irritation der Atemwege als die starre Bronchoskopie. Diese sollte nur erfolgen, falls das Vorliegen eines Fremdkörpers bestätigt wurde.

Kinder mit einer **Fremdkörperaspiration** sind typischerweise ein bis vier Jahre alt. In dieser Altersgruppe sind es meist Nahrungsbestandteile, z. B. Nüsse, Samen oder Karottenstücke. Es können allerdings alle Altersklassen und eine Vielfalt von nicht essbaren Fremdkörpern beteiligt sein (Eich, C. et al. 2016). Bei ganz kleinen Kindern ist meist eine weitere Person beteiligt, z. B. ein Geschwister, das versucht das Neugeborene zu füttern, oder wie in diesem Fall Medizinalpersonal. Bei symptomatischen und bei sehr kleinen Kindern ist die **zügige Bronchoskopie** mit notfallmäßiger Extraktion des Fremdkörpers angezeigt, denn die Dislokation des Fremdkörpers mit totaler Verlegung des Atemwegs kann zu einem fatalen Ausgang führen. Das Risiko schwerer Komplikationen nach einer Fremdkörperaspiration ist nicht zu unterschätzen. In einer neueren großen Serie fand sich eine Mortalität von 2,5 % (Johnson et al. 2017). Bei älteren Kindern, die in Ruhe asymptomatisch sind und besonders, wenn das fragliche Ereignis schon einige Tage zurückliegt, scheint es vertretbar, den Fall auf das elektive Operationsprogramm am nächsten Tag zu setzen.

Für gewisse, aber nicht alle Kieferchirurgen ist der Verschluss der Spalte mit einer Platte Teil des Behandlungskonzepts für **Lippen-Kiefer-Gaumenspalten.** Sie soll die Ernährung erleichtern, das Mittelohr vor Verunreinigung bewahren und verhindern, dass die Zunge nach hinten fällt. Theoretisch könnte sie auch das Wachstum der Mandibula anregen. Es gibt allerdings keinen Konsens über die klinische Wirksamkeit und Bedeutung dieses Therapieschritts. Die Mehrzahl der Kinder mit einer Lippen-Kiefer-Gaumenspalte kann auch ohne eine solche Platte trinken.

Zur Herstellung der Platte ist ein **Gaumenabdruck** erforderlich, der bei Neugeborenen nicht risikofrei ist (Chate 1994). In einer historischen Umfrage bei 193 „Consultants“ berichteten 89 über Zyanoseattacken, weitere 89 über relevante Schwierigkeiten und vier über Asphyxien; Todesfälle wurden glücklicherweise keine genannt (Chate 1995). In einer neueren Fallserie wurde die Gabe von Sauerstoff und die Präsenz eines Anästhesisten empfohlen (Nur et al. 2016). Es wurde wiederholt darauf hingewiesen, dass bei einem Abdruck an Neugeborenen extreme Vorsicht erforderlich ist (Dubey et al. 2013). Eine informelle Umfrage im deutschsprachigen Raum ergab, dass die Mehrzahl der Kinderanästhesisten mit den potenziellen Gefahren dieser Prozedur gar nicht vertraut war, was vermuten lässt, dass viele Neugeborene in Arzt- oder Zahnarztpraxen behandelt werden. In einigen Institutionen überwachen Neonatologen die Kinder während dieses Vorgangs und nur wenige Kollegen empfehlen eine Intubationsnarkose. Veranlasst durch diesen geschilderten Fall hat der Autor in der Folge ausschließlich die Intubationsnarkose verwendet. Selbstverständlich muss vor der Extubation der ganze Pharynxraum bis hinunter zum Larynx sorgfältig inspiziert werden; nur so kann das Kind vor Aspiration von verlorengegangenem Abdruckmaterial geschützt werden.

3.15.3 Zusammenfassung und Empfehlungen

Dieser Fall zeigt, dass eine Fremdkörperaspiration bei Neugeborenen und kleinen Kindern eine reale Gefahr ist und einer zügigen Abklärung bedarf.

Die empfohlene Technik für die Fremdkörperextraktion ist die starre Bronchoskopie in Narkose. Wenn aber nur kleinste Zweifel bestehen, dann ist initial die Fiberbronchoskopie zu bevorzugen, da sie die Atemwege weniger irritiert und eine bessere Sicht bietet.

Diese Geschichte zeigt auch, dass potenziell riskante Manöver – wie die Instillation einer halbflüssigen Substanz in den Mund eines Neugeborenen – oft kritiklos durchgeführt werden, da es schon immer so gemacht wurde und der individuelle Arzt noch nie eine Komplikation bei diesem selten durchgeführten Vorgehen gesehen hat.

LITERATUR

Chate, R. A. (1994). Respiratory arrest during an orthodontic impression of a cleft palate, in a baby with Brachmann-de Lange syndrome. J R Coll Surg Edinb, 39, 121–123.

Chate, R. A. (1995). A report on the hazards encountered when taking neonatal cleft palate impressions (1983–1992). Br J Orthod, 22, 299–307.

Dubey, A., Mujoo, S., Khandelwal, V. et al. (2013). Simplified design and precautionary measures in fabrication of a feeding obturator for a newborn with cleft lip and palate. BMJ Case Rep. doi: 10.1136/bcr-2013–010465.
Eich, C., Laschat, M., Becke, K. et al. (2016). S2k-Leitlinie: Interdisziplinäre Versorgung von Kindern nach Fremdkörperaspiration und Fremdkörperingestion. Anästh Intensivmed 57: 296–306.
Frei, F. J., aWengen, D. F., Rutishauser, M. (1995). The airway endoscopy mask: useful device for fibreoptic evaluation and intubation of the paediatric airway. Paediatr Anaesth, 5, 319–324.
Johnson, K., Linnaus, M. & Notrica, D. (2017). Airway foreign bodies in pediatric patients: anatomic location of foreign body affects complications and outcomes. Pediatr Surg Int, 33, 59–64.
Nur, R. B., Cakan, D. G., & Noyan, A. (2016). Evaluation of oxygen saturation and heart rate during intraoral impression taking in infants with cleft lip and palate. J Craniofac Surg, 27, e118–e121.

3.16 Pharyngeale Fremdkörper

3.16.1 Fallbericht

Bei einem neunjährigen Mädchen war ein Korrektureingriff nach Verschluss einer Lippen-Kiefer-Gaumenspalte geplant. Die Anästhesie wurde via Maske mit Lachgas und Sevofluran eingeleitet; 0,2 mg/kg Mivacurium gefolgt von einer Dauerinfusion wurden verabreicht und das Kind mit einem gecufften 6,5er RAE-Tubus intubiert. Nach der Intubation wurde von Sevofluran auf Desfluran gewechselt und Fentanyl zur Analgesie verabreicht. Der Chirurg infiltrierte das Operationsgebiet mit Bupivacain 0,25 % mit Adrenalin, um die Blutung zu reduzieren. Zusätzlich wurden 2 µg/kg Clonidin verabreicht mit dem Ziel, ein möglichst ruhiges Aufwachen zu gewährleisten.

Am Ende des Eingriffs wurde das Desfluran abgestellt und im Rachen abgesaugt. Das Mädchen öffnete die Augen, atmete mit normalem Tidalvolumen und wurde extubiert. Einige wenige Atemzüge schienen unbeeinträchtigt, dann aber wurde eine Obstruktion der oberen Atemwege manifest und das Mädchen entwickelte schwere Atemnot. Ein wiederholtes Absaugen des Pharynx sowie 100 % Sauerstoff mit der Maske bei positivem Atemwegsdruck brachten keine Besserung. Beim jetzt strampelnden, um Luft ringenden Kind wurde eine direkte Laryngoskopie versucht, bei der aber ein rotes, blutig tingiertes Gebilde den klaren Blick auf den Larynx behinderte. Plötzlich würgte das Mädchen und stieß ein rotes Stück „Gewebe“ aus, das sich als Tupfer entpuppte (➤ Abb. 3.15a). Jetzt konnte es problemlos frei atmen, wurde ruhig und kooperativ.

3.16.2 Diskussion

Dieser Fall eines „verlorenen“ Tupfers im Pharynx, der beinahe zum Erstickungstod führte, unterstreicht die Bedeutung der sorgfältigen Inspektion des Pharynx nach jeder **intraoralen Intervention.** Falls es nach einer solchen zu einer Atemwegsobstruktion kommen sollte, muss ein **iatrogener pharyngealer Fremdkörper** immer Teil der Differenzialdiagnose sein. Der Autor erinnert sich an mehrere ähnliche Fälle im Lauf seines Berufslebens. Bei oralen Eingriffen ist sorgfältig darauf zu achten, dass nicht Teile von medizinischen Gerätschaften oder Tupfer in der Mundhöhle bleiben. Tupfer oder Gaze, die in Kontakt mit dem Operationsfeld kommen, sind schnell blutig tingiert und rötlich, so dass sie auf den ersten Blick nur schwer von der Schleimhaut zu unterscheiden sind. Es gehört zum Sicherheitskonzept, dass alle intraoral platzierten Tupfer mit einem aus dem Mund geleiteten Faden markiert sind. In der Realität aber wird das von den chirurgischen Kollegen oft ignoriert, weil sie sich durch den Faden, der durch ihr Operationsfeld geht, belästigt fühlen.

Pharyngeale Fremdkörper können die **Maskenbeatmung beeinträchtigen oder verunmöglichen.** Die Laryngoskopie zum Ausschluss eines Fremdkörpers soll daher Bestandteil jedes Algorithmus betreffend den **unerwartet schwierigen Atemweg** bei Kindern sein (Weiss und Engelhardt 2010). Es benötigt sehr viel Vorstellungskraft, um alle Gegenstände aufzuzählen, die im Mund eines Kindes gefunden werden können. Der Autor hat einmal während einer Routineeinleitung völlig unerwartet bei der Laryngoskopie einen zwischen den Stimmbändern liegenden Kaugummi gesehen (➤ Abb. 3.15b). Ein anderes, tief sediertes Kleinkind begann während eines längeren Eingriffs unter Regionalanästhe-

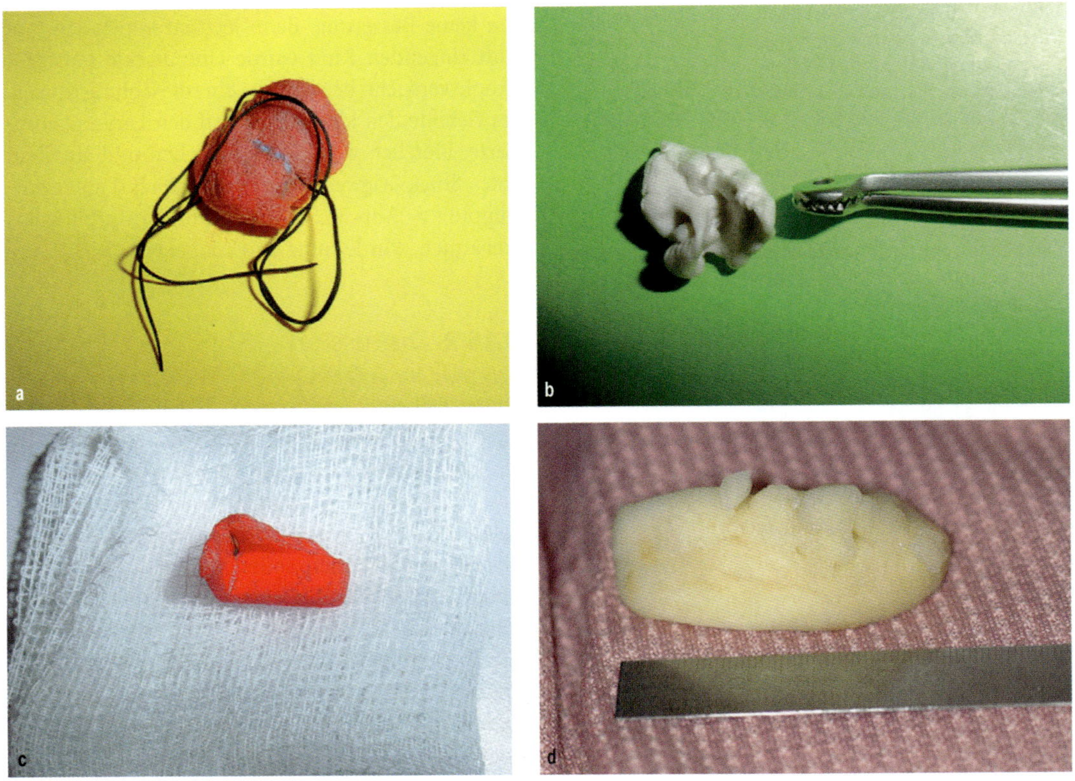

Abb. 3.15 Beim Patienten mit den Zeichen einer Obstruktion der oberen Atemwege können ganz unterschiedliche pharyngeale Fremdkörper angetroffen werden: a) ein chirurgischer Tupfer (dieser Fall), b) ein Kaugummi, bei der Laryngoskopie entdeckt, c) ein Stück Plastik, d) ein Apfelstück, das zur fast vollständigen Atemwegsverlegung führte. [T517]

sie nach mehr als einer Stunde plötzlich zu schnarchen, dann zu würgen und hustete schließlich ein großes Stück Plastik aus, das möglicherweise zu einem Spielzeug gehörte (➤ Abb. 3.15c). Nahrungsbestandteile, wie z. B. ein Apfelstück (➤ Abb. 3.15d), sind ebenfalls anzutreffen und rufen ähnliche Symptome wie eine Epiglottitis hervor, allerdings ohne Hinweise auf eine Infektion. Diese Patienten zeigen die Zeichen einer inspiratorischen Atemwegsobstruktion, Speichelfluss, eine veränderte Stimme („hot potato voice") und einen offenen Mund bei extendiertem Hals. Vom Material, das zur Atemwegsinstrumentierung verwendet wird, können sich ebenfalls Teilchen lösen (Soong et al. 2010). Bei kleinen Kindern ist das Risiko zu ersticken ständig präsent (Lifschultz und Donoghue 1996).

Bei Kindern mit einer unklaren Atemwegsobstruktion, wie z. B. bei Verdacht auf Epiglottitis, hat der Autor mittels Maske mit Sevofluran in 100 % Sauerstoff eingeleitet und die spontane Atmung so lang wie möglich aufrechterhalten und dann laryngoskopiert, um sicher zu gehen, dass der Larynxeingang identifiziert werden kann. Mit einem positiven Atemwegsdruck von 5–10 cmH_2O war in mehreren Dutzend Fällen eine Atemwegsobstruktion überraschenderweise nie ein Problem. Das Aufdehnen der oberen Atemwege mit positivem Druck bei einem ruhigen, spontan atmenden Kind funktioniert offensichtlich immer. Ohne CPAP hingegen kann vor allem bei einem agitierten Kind die Epiglottis oder auch ein Fremdkörper auf den Larynxeingang gesaugt werden und zur vollständigen Verlegung führen.

3.16.3 Zusammenfassung und Empfehlungen

Ein pharyngealer Fremdkörper gehört immer zur Differenzialdiagnose bei einem Kind mit einer Obstruktion der oberen Atemwege.

Nach oraler Chirurgie muss akribisch alles Fremdmaterial entfernt werden. Die Mundhöhle muss abgesaugt und sorgfältig inspiziert werden.

Dieser Fall zeigt auch, dass Ärzte gelegentlich die empfohlenen Sicherheitsmaßnahmen nicht befolgen, obgleich potenziell fatale Komplikationen drohen.

LITERATUR

Lifschultz, B.D. & Donoghue, E.R. (1996). Deaths due to foreign body aspiration in children: the continuing hazard of toy balloons. J Forensic Sci, 41, 247–251.

Soong, W.J., Lee, Y.S., Soong, Y.H. et al. (2010). Tracheal foreign body after laser supraglottoplasty: a hidden but risky complication of an aluminum foil tape-wrapped endotracheal tube. Int J Pediatr Otorhinolaryngol, 74, 1.432–1.434.

Weiss, M. & Engelhardt, T. (2010). Proposal for the management of the unexpected difficult pediatric airway. Paediatr Anaesth, 20, 454–464.

3.17 Ösophageale Fremdkörper

3.17.1 Fallbericht

Vor vielen Jahrzehnten wurde in einem kleinen Krankenhaus eine Notfallsectio wegen vorzeitiger Plazentalösung bei einem Gestationsalter von 36 Wochen durchgeführt. Das 2.000 g schwere Neugeborene war blass und schlaff und an der Nabelschnurbasis konnte kein Puls gefühlt werden. Der Anästhesist übergab die Mutter in Intubationsnarkose einer Pflegekraft, um sich um das Kind zu kümmern. Nach hektischen Minuten und multiplen Versuchen der orotrachealen Intubation war die Reanimation des Neugeborenen schlussendlich erfolgreich.

Es wurde in Luzern angerufen, um das Kind auf die Neugeborenenintensivstation zu verlegen, und die Ambulanz kam mit einem erfahrenen Neonatologen. Dieser beschloss, für den Transport den oralen Tubus durch einen nasalen zu ersetzen. Schon bei Ankunft auf der Neugeborenenintensivstation war nur noch eine minimale respiratorische Unterstützung erforderlich. Das Thoraxröntgenbild zeigte eine liegende Magensonde sowie beidseits eine verminderte Transparenz der Lungen. Das Kind wurde innerhalb von 24 Stunden extubiert und am vierten Lebenstag in die Geburtsklinik zurückverlegt.

Sechs Wochen später bat der zuständige Arzt wegen Ernährungsschwierigkeiten und Verdacht auf Hirnschaden um eine Rückverlegung nach Luzern. Das Kind wog jetzt 2.800 g. Bei unauffälliger Schädelsonografie und Polysomnografie wurde bei Verdacht auf gastroösophagealen Reflux eine Ösophaguspassage angeordnet; hier zeigte aber schon das Übersichtsbild einen großen ösophagealen Fremdkörper (➤ Abb. 3.16). Das Kind wurde daher in den Operationssaal gebracht und in Narkose konnte ein Portex-Tubus Größe 3,0 ohne Konnektor extrahiert werden. Der Patient erholte sich glänzend und nahm rasch an Gewicht zu. Im Alter von fünf Monaten wurde er wegen der Operation einer Leistenhernie nochmals in der Klinik gesehen. Teilaspekte dieses Falls sind bereits früher publiziert worden (Jöhr und Schubiger 1995).

3.17.2 Diskussion

Dieses Kind mit einem **„verloren gegangenen" endotrachealen Tubus** zeigt, dass selbst große Fremdkörper im Ösophagus für Wochen oder sogar Monate unerkannt bleiben können, wenn niemand daran denkt. Der Fall zeigt ebenfalls, dass ein halbwaches Individuum reflexartig Fremdkörper schlucken kann, wenn diese in den Pharynx gelangen. Dies wurde für endotracheale Tuben (Block et al. 1999; Dickson und Fraser 1967; Gronczewski 2005; Wu et al. 1997), Zahnprothesen (Kent et al. 2016), Guedel-Tuben und sogar Larynxmasken beschrieben. Der Autor hatte einst ein 31 kg schweres Mädchen mit der Maske eingeleitet und eine klassische Larynxmaske Größe 3 mittels Rotationstechnik eingeführt, als es bei zu oberflächlicher Anästhesie plötzlich kräftig schluckte und die Larynxmaske hinter der Zunge verschwand. Er konnte die Larynxmaske noch in letzter Sekunde mit einer Kocher-Klemme zurückhalten. Überraschenderweise gibt es

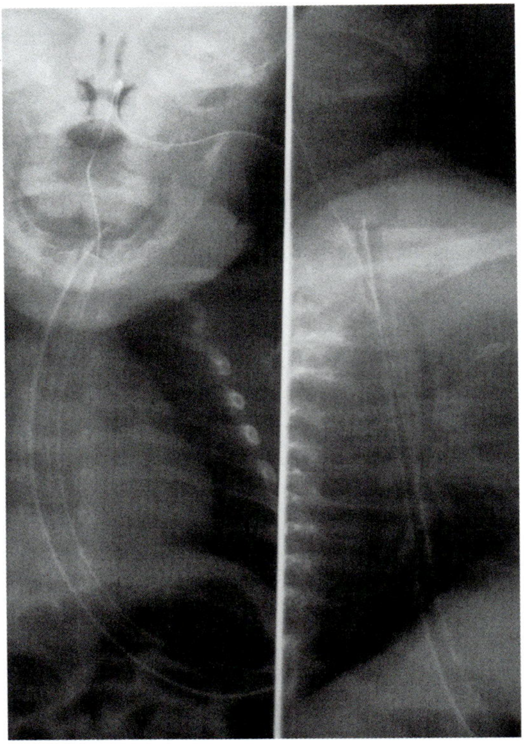

Abb. 3.16 Sechs Wochen nach Reanimation als Neugeborenes wurde bei diesem Säugling während der Abklärung wegen Refluxverdacht bei der Durchleuchtung ein großer Fremdkörper, vereinbar mit einem Tubus, gefunden (linkes Bild anteroposterior; rechtes Bild lateral). [T517]

nicht nur zahlreiche Berichte über verschluckte endotracheale Tuben, sondern es ist auch möglich, Tuben zu aspirieren, wenn sie zu klein gewählt wurden (Durall et al. 2003; Wong et al. 2003).

Ösophageale Fremdkörper können den Patienten stark gefährden, große Objekte die Nahrungsaufnahme völlig verunmöglichen oder auch zu einer Atemwegsobstruktion führen (Kim et al. 2008). **Knopfbatterien** sind besonders gefährlich, weil mit dem Schleimhautkontakt der Stromkreislauf geschlossen wird, was zu tiefen Schleimhautschäden bis hin zur Ösophagusperforation führen kann (Hoagland et al. 2020). Eine notfallmäßige Endoskopie mit sofortiger Fremdkörperentfernung ist unerlässlich. Nach den geltenden Leitlinien ist das Abwarten der üblichen Nüchternheitskriterien viel zu gefährlich. Nach mehreren Tagen wird die Extraktion von Knopfbatterien wegen der massiven Gewebereaktion schwieriger, auch wenn es noch nicht zur Perforation gekommen ist. Der Autor erinnert sich an ein Kind, bei dem der Chirurg die Knopfbatterie nur mit einer zervikalen Ösophagotomie entfernen konnte. Eine spezielle Herausforderung ist auch die Entfernung von scharfen Gegenständen wie offenen Sicherheitsnadeln oder Sternchen aus Metall.

Bei **unbeobachteter Ingestion** eines Fremdkörpers wird leider oft nicht an einen solchen gedacht. Der Autor erinnert sich an ein 2½-jähriges Mädchen mit einer Münze im Ösophaguseingang hinter dem Krikoid, das über mehrere Wochen wegen einer vermuteten Bronchitis antibiotisch behandelt worden war, bis es schließlich wegen Fieber und Gewichtsverlust an die Kinderklinik überwiesen wurde.

Ein **falscher Fokus** kann uns fehlleiten. In kritischen Situationen ist deshalb Teamwork besonders wichtig, weil es unterschiedliche Ideen und Ansichten einfließen lässt. Bei der kritischen Analyse dieses Falls wird offensichtlich, dass eine frühere Diagnose möglich gewesen wäre. Schon auf dem Thoraxröntgenbild bei Eintritt war der im Ösophagus liegende endotracheale Tubus klar sichtbar. Alle erwarteten aber, eine Magensonde zu sehen, und so hat sogar der Radiologe eine Magensonde beschrieben. Die Kommentare in den Pflegeunterlagen „schnarchende Atmung" und „scheint es zu würgen" wurden ebenfalls ignoriert. Es ist unerlässlich, alle klinischen Zeichen und Befunde mit **absolut offenem Geist** zu sichten und zu interpretieren. Mindestens zu Beginn muss die Differenzialdiagnose ganz weit gefasst werden und auch Raritäten beinhalten. Es verhält sich wie bei einem Radarschirm, auf dem auch nicht jeder Punkt immer zwingend ein Flugzeug sein muss, auch andere Objekte sind in Betracht zu ziehen. Es gilt als Regel, dass wir nur Objekte erkennen oder Diagnosen stellen, die wir kennen oder schon einmal gesehen haben.

3.17.3 Zusammenfassung und Empfehlungen

Dieser Fall zeigt, dass gelegentlich selbst offensichtliche Befunde wie der deutlich sichtbare Tubus auf dem initialen Röntgenbild nicht erkannt werden, wenn man sie nicht erwartet. Dies streicht die Bedeutung einer weit gefassten Differenzialdiagnose und eines völlig offenen Geists heraus.

Besonders halbwache Patienten können akzidentell auch große Fremdkörper verschlucken.

LITERATUR

Block, E. F., Cheatham, M. L., Parrish, G. A. et al. (1999). Ingested endotracheal tube in an adult following intubation attempt for head injury. Am Surg, 65, 1.134–1.136.

Dickson, J. A. & Fraser, G. C. (1967). „Swallowed" endotracheal tube: a new neonatal emergency. BMJ, 2, (5555) 811–812.

Durall, A., Bertha, R. J. & Slusher, T. (2003). An unusual complication of endotracheal intubation. Respir Care, 48, 522–523.

Gronczewski, C. A. (2005). The lost endotracheal tube: an unreported complication of prehospital intubation. Pediatr Emerg Care, 21, 318–321.

Jöhr, M. & Schubiger, G. (1995). The lost tracheal tube: a rare complication of failed intubation. Paediatr Anaesth, 5, 397–398.

Hoagland, M. A., Ing, R. J., Jatana, K. R. et al. (2020). Anesthetic implications of the new guidelines for button battery ingestion in children. Anesth Analg, 130, 665–672.

Kent, S. J., Mackie, J. & Macfarlane, T. V. (2016). Designing for safety: implications of a fifteen year review of swallowed and aspirated dentures. J Oral Maxillofac Res, 7, e3.

Kim, N., Atkinson, N. & Manicone, P. (2008). Esophageal foreign body: a case of a neonate with stridor. Pediatr Emerg Care, 24, 849–851.

Wong, S. Y., Tseng, C. H., Wong, K. M. et al. (2003). Aspiration of a dislodged endotracheal tube: a rare cause of acute total airway obstruction. Chang Gung Med J, 26, 515–519.

Wu, C. T., Li, C. Y., Wong, C. S. et al. (1997). The lost endotracheal tube: a rare complication of accidental esophageal intubation. Acta Anaesthesiol Sin, 35, 55–58.

3.18 Unerwartete Atemwegsstenose

3.18.1 Fallbericht

Vor langer Zeit kam ein knapp dreijähriger Junge zur Tonsillektomie bei Verdacht auf obstruktive Schlafapnoe. Er wurde mit Thiopental, Alfentanil und Atracurium intravenös eingeleitet und problemlos mit der Maske beatmet. Der Ausbildungsassistent versuchte erfolglos, ihn mit einem ungecufften 5,0er Tubus zu intubieren. Er berichtete, dass er die Glottis zwar gesehen habe, dass der Tubus aber nicht passieren wollte. Jetzt übernahm die leitende Pflegekraft und war ebenfalls erfolglos. Deshalb wurde es jetzt mit dünneren Tuben versucht. Aber auch der hinzugerufene Oberarzt konnte trotz guter Sichtbarkeit der Glottis einen 3,5er Tubus nicht einführen. Als schließlich der spezialisierte Kinderanästhesist und der HNO-Chirurg vor Ort waren, wurde die Diagnose einer durch Schwellung verschlimmerten kritischen Atemwegsstenose gestellt. In Anbetracht der zunehmend schwierigeren Maskenbeatmung und der multiplen erfolglosen Intubationsversuche wurde die Indikation zur Tracheotomie gestellt.

Ein 8,0 Fr Cook Tube-Exchanger konnte durch die enge Stelle in die Trachea eingeführt und über eine Verlängerung mit dem manuellen Jetbeatmungsgerät (Manujet) verbunden werden. Die Sättigung erholte sich nach nur wenigen Stößen und der Junge wurde in der Folge mit diesem Gerät bei sichtbaren Thoraxexkursionen von Hand beatmet. Eine Propofolinfusion ersetzte das Inhalationsanästhetikum. Nach dem chirurgischen Abdecken, der Thorax war jetzt nicht mehr sichtbar, wurde der Junge plötzlich bradykard und der radiale Puls war nur noch schwach palpabel. Weil eine Überblähung der Lungen vermutet wurde, wurde die manuelle Jetbeatmung unterbrochen und der Patient vom System getrennt. Unter manueller Kompression entwich die Luft mit einem giemenden Geräusch langsam aus dem Thorax. Die Jetbeatmung wurde mit kürzeren Beatmungsstößen und langsamerer Atemfrequenz wieder aufgenommen. Es kam aber trotzdem zu einer zweiten Episode, die identisch behandelt wurde. Erst nachdem der Chirurg die Trachea eröffnet hatte und die Luft frei entweichen konnte, war eine normale Jetventilation problemlos möglich.

Wegen einer kongenitalen subglottischen Stenose wurde später nach laserchirurgischen Eingriffen ein T-Tubus als Stent eingelegt.

3.18.2 Diskussion

Dieser Fall einer unerwarteten **subglottischen Stenose** zeigt, dass multiple Intubationsversuche eine Schwellung induzieren und schädlich sein können. In solchen Situationen ist es wichtig herauszufinden, weshalb der Tubus nicht vorgeschoben werden kann, z. B. durch fiberoptische Endoskopie über eine Larynxmaske.

Die **manuelle Jetventilation** ist eine Notfalltechnik, wenn die Intubation nicht gelingt; die Versager- und Komplikationsrate ist aber sogar bei Erwachsenen recht hoch (Duggan et al. 2016), vor allem, wenn der Atemweg perkutan punktiert wird. Bei Kindern wird die perkutane Punktion der Trachea nicht empfohlen (Weiss und Engelhardt 2010), das translaryngeale Einführen eines Katheters kann aber eine Option sein. (➤ Kap. 3.8). Bei der Jetventilation kann auch durch sehr dünne Katheter, z. B. einen 20 G Venenkatheter, mit jedem Atemstoß eine ausreichende Menge Sauerstoff in die Lunge geblasen werden. Damit kann man einen Patienten über längere Zeit am Leben halten, vorausgesetzt, dass neben dem Katheter genügend Raum für die passive Ausatmung bleibt. Sonst droht durch Überblähung der Lunge ein Barotrauma und es kommt, wie im geschilderten Fall, zu einer Behinderung des pulmonalen Blutflusses bis zum Kreislaufzusammenbruch. Man muss extrem aufpassen, den Katheter nicht zu tief einzuführen. Wenn er in Wedge-Position rutscht, ist ein Pneumothorax fast unausweichlich. Aus den gleichen Gründen wird auch streng davon abgeraten, während einer flexiblen Bronchoskopie bei kleinen Kindern Sauerstoff durch den Arbeitskanal zu insufflieren; das Risiko ist schlichtweg zu groß, dass das relativ große Bronchoskop plötzlich die Exspiration total verhindert (Chan und Gamble 2016). Das **Ventrain-System,** das auch die Exspiration aktiv unterstützt (Willemsen et al. 2014), wird in naher Zukunft in der Notfallsituation die manuelle Jetventilation ersetzen. Es erlaubt tatsächlich die Beatmung „durch einen Strohhalm", ohne von ausreichend Raum für eine passive Ausatmung abhängig zu sein (Hamaekers et al. 2015).

Die Indikation zur Tonsillektomie wurde aufgrund der Anamnese mit geräuschvollem Atmen und nächtlichem Schnarchen gestellt. Ungefähr 8–15 % aller Kinder schnarchen, aber nur 1–4 % haben eine **obstruktive Schlafapnoe** (Gursanscky et al. 2017). Große Tonsillen sind ein sensitiver, aber sehr unspezifischer Befund (Certal et al. 2012). Zunehmend zeigen Eltern auch Videos auf ihren Smartphones, die die Apnoephasen und die erfolglosen Atemanstrengungen dokumentieren. Zusätzliche Symptome sind ein gestörter und unruhiger Schlaf kombiniert mit einer vermehrten Schläfrigkeit über den Tag. Beim geringsten Zweifel ist die Polysomnografie der Goldstandard, um eine obstruktive Schlafapnoe zu bestätigen oder auszuschließen (Marcus et al. 2012). Im realen Alltag aber wird die Diagnose oft aufgrund der Anamnese und des Vorhandenseins großer Tonsillen gestellt. Vielleicht hätte bei diesem Patienten eine sorgfältigere

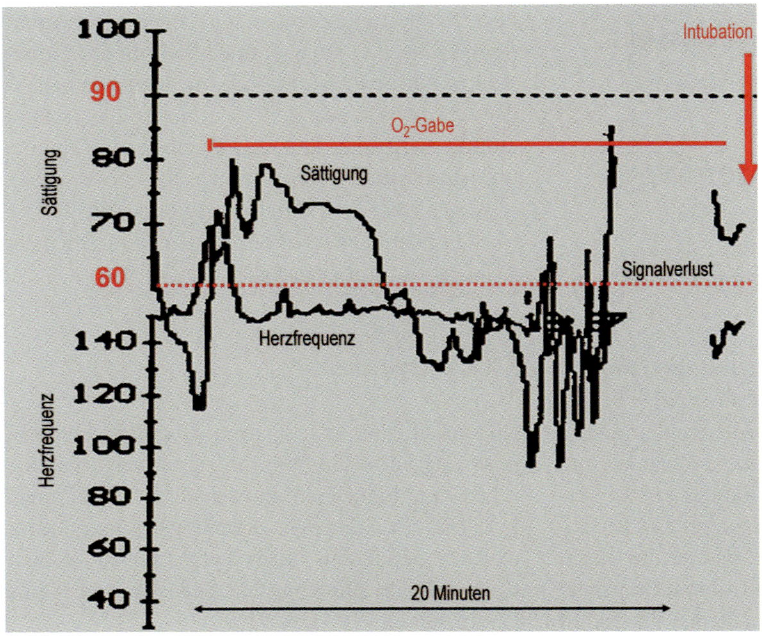

Abb. 3.17 Eine historische Aufzeichnung einer länger dauernden Hypoxie bei einem Kind nach Adenotonsillektomie wegen obstruktiver Schlafapnoe. Die Pulsoxymetrie gehörte damals noch nicht zum Routinemonitoring und war nur für wissenschaftliche Zwecke verfügbar. [T517]

Beobachtung den Verdacht auf eine andere oder eine zusätzliche Pathologie aufkommen lassen.

Chronisch hypoxische Patienten, wie Kinder mit schwerer obstruktiver Schlafapnoe, sind sehr empfindlich auf Opioide und vermutlich auch weitere sedativ wirkende Medikamente (Brown et al. 2006). Eine sorgfältige postoperative Überwachung ist unerlässlich, um schwere Komplikationen zu vermeiden (Coté 2015) (➤ Abb. 3.17).

3.18.3 Zusammenfassung und Empfehlungen

Bei der routinemäßigen präoperativen Evaluation wendet man sich oft den häufigeren Diagnosen zu und kann dabei relevante Befunde übersehen, wie hier eine Larynxstenose.

Die translaryngeale Jetventilation über einen dünnen Katheter kann lebensrettend sein. Sie kann aber auch zu Barotrauma und Kreislaufkollaps führen, so wie in diesem Fall.

Kinder mit chronischer Hypoxie sind sehr empfindlich auf die atemdeprimierende Wirkung der Opioide.

LITERATUR

Brown, K. A., Laferriere, A., Lakheeram, I. et al. (2006). Recurrent hypoxemia in children is associated with increased analgesic sensitivity to opiates. Anesthesiology, 105, 665–669.

Certal, V., Catumbela, E., Winck, J. C. et al. (2012). Clinical assessment of pediatric obstructive sleep apnea: a systematic review and meta-analysis. Laryngoscope, 122, 2.105–2.114.

Chan, I. A. & Gamble, J. J. (2016). Tension pneumothorax during flexible bronchoscopy in a nonintubated infant. Paediatr Anaesth, 26, 452–454.

Coté, C. J. (2015). Anesthesiological considerations for children with obstructive sleep apnea. Curr Opin Anaesthesiol, 28, 327–332.

Duggan, L. V., Ballantyne, S. B., Law, J. A. et al. (2016). Transtracheal jet ventilation in the can't intubate can't oxygenate emergency: a systematic review. Br J Anaesth, 117 Suppl 1, i28–i38.

Gursanscky, J., Boston, M. & Kamani, T. (2017). A snoring child. BMJ, 357, j2124.

Hamaekers, A. E., van der Beek, T., Theunissen, M. et al. (2015). Rescue ventilation through a small-bore transtracheal cannula in severe hypoxic pigs using expiratory ventilation assistance. Anesth Analg, 120, 890–894.

Marcus, C. L., Brooks, L. J., Draper, K. A. et al. (2012). Diagnosis and management of childhood obstructive sleep apnea syndrome. Pediatrics, 130, e714–e755.

Weiss, M. & Engelhardt, T. (2010). Proposal for the management of the unexpected difficult pediatric airway. Paediatr Anaesth, 20, 454–464.

Willemsen, M. G., Noppens, R., Mulder, A. L. et al. (2014). Ventilation with the Ventrain through a small lumen catheter in the failed paediatric airway: two case reports. Br J Anaesth, 112, 946–947.

3.19 Nicht bekannte Vorerkrankung

3.19.1 Fallbericht

Spätabends kam ein vier Wochen alter Säugling (3.940 g) mit einer inkarzerierten Leistenhernie in die Kinderklinik. Es gelang dem Chirurgen, die Hernie zu reponieren und so stand das Kind am nächsten Tag für eine beidseitige inguinale Hernienplastik auf dem elektiven Operationsprogramm. Die körperliche Untersuchung war sonst unauffällig.

Die Anästhesie verlief ohne Besonderheiten (➤ Abb. 3.18a). Nach einer Maskeneinleitung mit Lachgas und Sevofluran wurde der Atemweg mit einer Larynxmaske Größe 1 gesichert, das Kind atmete während des ganzen Eingriffs spontan. Ein Kaudalblock wurde angelegt und rektal Paracetamol verabreicht. Der Patient war hämodynamisch stabil, die Sättigung betrug 95–98 % und das endtidale CO_2 5,5 kPa.

Postoperativ war die Pflege besorgt wegen einer persistierenden Tachypnoe von 60–80/min. In der Annahme, das könne die Folge von Schmerzen sein, wurde eine Dosis Paracetamol verabreicht und der chirurgische Assistenzarzt benachrichtigt. Die Auskultation der Lungen war unauffällig und es bestand auch kein zusätzlicher Sauerstoffbedarf.

Die kapilläre Blutgasanalyse ergab eine mäßige gemischte Azidose mit einem pH von 7,25, einem pCO_2 von 7,34 kPa und einem BE von –4,4 mmol/l. Das jetzt veranlasste Thoraxröntgenbild zeigte eine bisher noch nicht diagnostizierte linksseitige Zwerchfellhernie (➤ Abb. 3.18b).

Zwei Wochen später erfolgte die problemlose Operation der Zwerchfellhernie und das Kind konn-

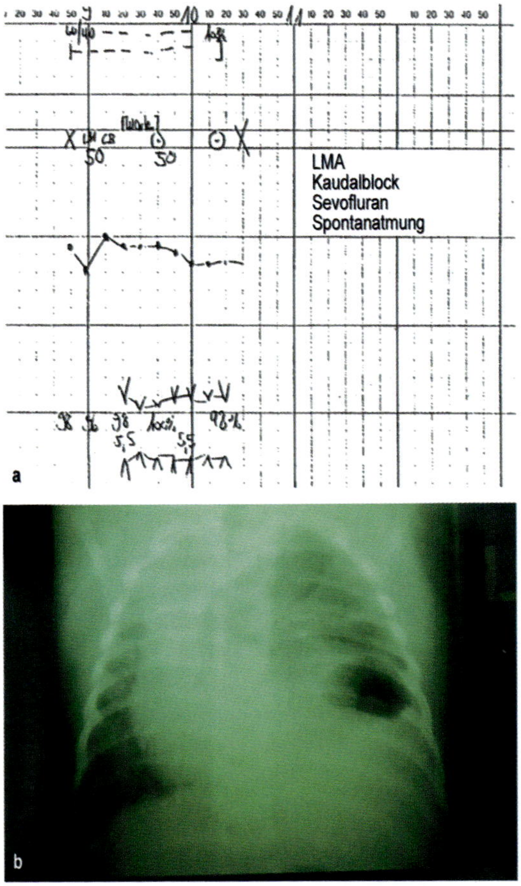

Abb. 3.18 a) Das Original des Anästhesieprotokolls zeigt einen unauffälligen Verlauf mit normalen Sättigungs- und endtidalen CO_2-Werten. b) Dieses Thoraxröntgenbild wurde sechs Stunden nach der problemlosen beidseitigen Leistenhernienoperation angefertigt. Es zeigt eine Verlagerung des Mediastinums nach rechts. [T517]

te unmittelbar danach, noch auf dem Operationstisch, extubiert werden.

Die Ironie dieser Geschichte ist, dass bei der Aufnahme ein Medizinstudent erwähnte, er höre Darmgeräusche über der linken Lunge. Der skeptische Oberarzt auskultierte ebenfalls und konnte diesen Befund nicht bestätigen.

3.19.2 Diskussion

Bei diesem Patienten wurde durch die Anästhesie und den Eingriff eine bis dahin unbekannte **kongenitale Zwerchfellhernie** demaskiert. Während der ersten Lebensmonate können selbst relevante angeborene Leiden unerkannt bleiben. Diese Lebensphase wird durch Nahrungsaufnahme, Verdauen, Wachsen und Schlafen charakterisiert. Diese Aktivitäten stellen das kardiovaskuläre und auch das Hämostasesystem nicht wirklich auf die Probe. Typische Beispiele solcher z. T. erst spät diagnostizierter Pathologien sind diejenigen Herzmissbildungen, die sich nicht schon unmittelbar nach der Geburt mit Zyanose oder Herzinsuffizienz manifestieren, wie z. B. Anomalien der Koronararterien (Heidegger et al. 2001), die Gallengangsatresie (Hollon et al. 2012) oder die Hämophilie, die meist erst im zweiten Lebenshalbjahr diagnostiziert wird (Chambost et al. 2002). Vor dem flächendeckenden Pulsoxymeter-Screening auf angeborene zyanotische Herzfehler (Ewer et al. 2012) wurde ein Kind mit einer Fallot-Tetralogie evtl. erst durch eine profunde Zyanose während einer Säuglingsnarkose erkannt. Später werden mit der zunehmenden physischen Aktivität viele dieser Kinder symptomatisch, z. B. mit Dyspnoe oder multiplen Hämatomen nach Stürzen.

Dieser Fall zeigt, dass die präoperative Beurteilung von Kindern in der Altersklasse 0–6 Monate besonders anspruchsvoll ist. Kleinste Abweichungen können von Bedeutung sein. Dies könnte einer der Gründe sein, weshalb viele Institutionen bei sehr jungen Säuglingen keine **ambulanten Anästhesien** durchführen. Es scheint sicherer, solche Patienten eine Zeit lang in einem Klinikumfeld zu beobachten. Es liegt aber kein klarer Konsens über eine untere Altersgrenze für ambulante Anästhesien vor. Außer dem oben erwähnten Grund gibt es nach problemlosem Verlauf von Anästhesie und Chirurgie keine stringenten Argumente, einem gesunden, termingeborenen Neugeborenen eine Entlassung am gleichen Tag vorzuenthalten. Weitgehender Konsens herrscht aber darüber, dass Frühgeborene (bis zu einem gewissen postmenstruellen Alter), Kinder mit einer schweren obstruktiven Schlafapnoe sowie Kinder mit einem unerklärlichen lebensbedrohlichen Ereignis in der Vorgeschichte hospitalisiert und postoperativ für eine gewisse Zeit überwacht werden sollen.

Die **kongenitale Zwerchfellhernie** zeigt sich meist unmittelbar nach der Geburt mit einer respiratorischen Insuffizienz, die Folge der Lungenhypoplasie und der meist schweren pulmonalen Hypertension ist (Chatterjee et al. 2020). Trotz bedeutender Fortschritte in der Intensivmedizin, die z. B. den ausgeklügelten Einsatz von Vasoaktiva, den Gebrauch selektiver pulmonaler Vasodilatatoren und die Verfügbarkeit extrakorporaler Unterstützungsverfahren (ECMO) umfassen, bleibt die Mortalität immer noch hoch und eine lange Verweildauer der überlebenden Kinder in der Klinik ist die Regel.

Rund 20 % der Kinder mit einer kongenitalen Zwerchfellhernie gehören zu einer **Niedrigrisikogruppe** mit nur geringgradiger Lungenhypoplasie und moderater pulmonaler Hypertension (Baerg et al. 2012). Diese Kinder adaptieren sich unauffällig an das extrauterine Leben, wenn sie pränatal nicht diagnostiziert wurden. Die Diagnose wird erst nach mehreren Monaten oder gar Jahren gestellt; meist, weil respiratorische Symptome, die mit der Zwerchfellhernie zusammenhängen können oder auch nicht, zu einem Thoraxröntgenbild führen. Bei anderen Kindern führen gastrointestinale Symptome, eine Wachstumsverzögerung oder auch nur der Zufall zur korrekten Diagnose. Selten war ein Herzstillstand wegen massiver Überblähung des Magens das erste klinische Zeichen (Paut et al. 1996). In all diesen Fällen stehen die Lungenhypoplasie und die pulmonale Hypertension, die sonst die zentralen Probleme sind, nicht im Vordergrund und die Prognose ist bei adäquater Therapie in der Regel günstig.

3.19.3 Zusammenfassung und Empfehlungen

Dieser Fall einer nicht diagnostizierten kongenitalen Zwerchfellhernie bei einem vier Wochen alten Säugling mit einer Leistenhernie zeigt, dass auch relevante Vorerkrankungen in den ersten sechs Lebensmonaten noch unentdeckt geblieben sein können.

Die kongenitale Zwerchfellhernie manifestiert sich meist unmittelbar nach der Geburt mit schwerem kardiorespiratorischem Versagen. Rund 20 % der Kinder aber mit einer kongenitalen Zwerchfellhernie haben keine oder nur eine milde Lungenhypoplasie und gehören daher zu einer Niedrigrisikogruppe. Bei diesen Kindern kann die Diagnose bei der Geburt verpasst werden.

Dieser Fall zeigt auch, dass die sorgfältige und aufmerksame Pflege gefolgt von einer gezielten Abklärung zur zeitnahen Diagnose führen.

LITERATUR

Baerg, J., Kanthimathinathan, V. & Gollin, G. (2012). Late-presenting congenital diaphragmatic hernia: diagnostic pitfalls and outcome. Hernia, 16, 461–466.

Chatterjee, D., Ing, R. J., Gien, J. (2020). Update on congenital diaphragmatic hernia. Anesth Analg, 131, 808–821.

Chambost, H., Gaboulaud, V., Coatmelec, B. et al. (2002). What factors influence the age at diagnosis of hemophilia? Results of the French hemophilia cohort. J Pediatr, 141, 548–552.

Ewer, A. K., Furmston, A. T., Middleton, L. J. et al. (2012). Pulse oximetry as a screening test for congenital heart defects in newborn infants: a test accuracy study with evaluation of acceptability and cost-effectiveness. Health Technol Assess, 16, 1–184.

Heidegger, T., Waidelich, E. & Kreienbuehl, G. (2001). Anomalous origin of the left coronary artery: discovery during an ambulatory surgical procedure in a 3-month old, previously healthy infant. Paediatr Anaesth, 11, 109–111.

Hollon, J., Eide, M. & Gorman, G. (2012). Early diagnosis of extrahepatic biliary atresia in an open-access medical system. PLoS One, 7, e49643.

Paut, O., Mely, L., Viard, L. et al. (1996). Acute presentation of congenital diaphragmatic hernia past the neonatal period: a life threatening emergency. Can J Anaesth, 43, 621–625.

3.20 Infekt der oberen Atemwege

3.20.1 Fallbericht

Vor einigen Jahren war bei einem elfjährigen Jungen (25 kg) eine Blasenaugmentation geplant. Die Vorgeschichte umfasste die Korrektur einer Analatresie, eine neurogene Blasendysfunktion sowie eine moderat eingeschränkte Nierenfunktion. Zwei Wochen vorher war der Eingriff bereits einmal wegen fehlender Kapazität der Kinderintensivstation verschoben worden. Anlässlich der präoperativen Visite am Abend vor der Operation schien der Junge absolut gesund. Am nächsten Morgen um 7 Uhr rief die zuständige Pflegekraft den Anästhesisten an mit der Information, der Junge habe nachts gelegentlich gehustet und die Temperatur betrage jetzt 38,2 °C. Der Anästhesist beschloss, den Jungen in seinem Zimmer aufzusuchen. Dieser ging hier wiederholt vom Bett zur Toilette und wieder zurück, hustete während der ganzen Zeit kein einziges Mal und die Sättigung betrug 95 %. Gemeinsam mit den Eltern wurde beschlossen, den Eingriff durchzuführen.

Die Anästhesie wurde mit Propofol mittels Target Controlled Infusion (TCI), Remifentanil und Mivacurium eingeleitet. Neben Fentanyl und Metamizol wurden Dexamethason und Dexmedetomidin als Co-Analgetika verabreicht. Ein Transversus-Abdominis-Plane-Block (TAP-Block) gewährleistete eine zusätzliche Schmerzreduktion. Die Gefäßzugänge umfassten einen radialen Arterienkatheter sowie einen 14 G zentralvenösen Katheter, der über die linke V. brachiocephalica nach Breschan eingelegt worden war. Mehr als sechs Stunden später, unmittelbar nach dem Eingriff, wurde der Junge auf dem Operationstisch extubiert. Er war schmerzfrei und die Sättigung betrug unter Raumluft 93–95 %.

Über die nächsten 24 Stunden entwickelte sich ein zunehmender Sauerstoffbedarf und der Junge begann, angestrengt zu atmen. Ein Rhinovirus-Test war positiv. Nach 60 Stunden wurde trotz 100 % Sauerstoff mittels HFNO (High Flow Nasal Oxygen) die Reintubation unumgänglich. Das Thoraxröntgenbild zeigte eine vor allem rechtsseitige Verschattung (➤ Abb. 3.19). Der Junge wurde vier Tage beatmet, zu Beginn mit 100 % Sauerstoff und einem PEEP von 10 cmH_2O, gefolgt von mehreren Tagen mit HFNO-Therapie. Schließlich konnte er die Klinik am 18. postoperativen Tag verlassen.

3.20.2 Diskussion

Dieser Junge entwickelte am Tag eines geplanten großen abdominalchirurgischen Eingriffs die Zeichen eines **milden Infekts der oberen Luftwege** (Upper Respiratory Tract Infection, URTI). Dieser Fall zeigt, dass in der klinischen Medizin nichts als sicher oder selbstverständlich gelten kann. Infekte der oberen Atemwege sind sehr häufig bei Kindern; in den ersten Lebensjahren sind es vier bis sechs Episoden jährlich (Heikkinen und Jarvinen 2003). Im Winterhalbjahr ist jedes vierte Kind akut erkältet und fast jedes zweite hatte in den letzten sechs Wochen einen Infekt (Parnis et al. 2001). Ein Verschieben des Eingriffs bei allen Kindern mit den Zeichen einer milden Erkältung ist daher keine realistische Option. Akute Atemwegskomplikationen wie Laryngospasmus, Husten oder Stridor kommen zwar bei diesen Kindern häufiger vor, es gibt aber den Konsens, dass der erfahrene Kinderanästhesist diese Komplikationen antizipieren, rechtzeitig erkennen und erfolgreich behandeln kann (Tait und Malviya

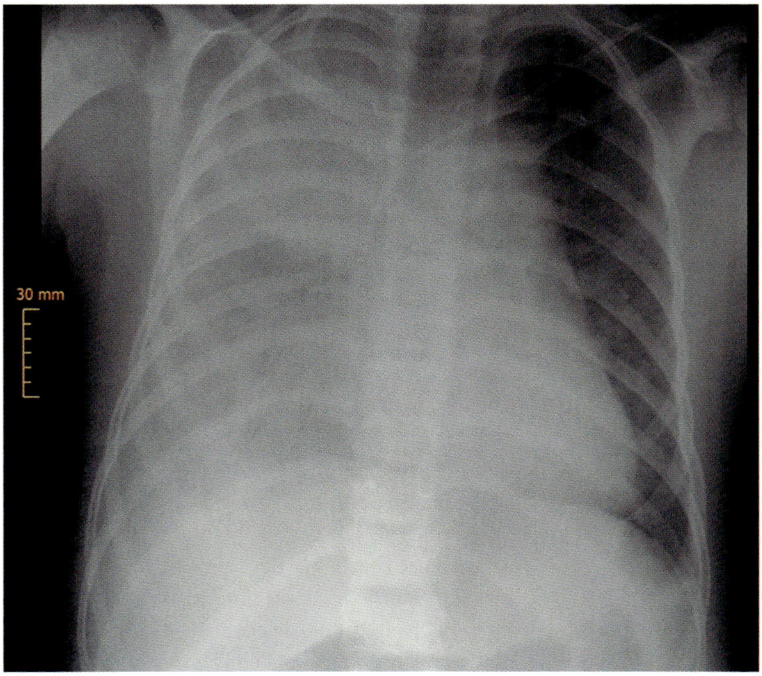

Abb. 3.19 Thoraxröntgenbild unmittelbar vor der Reintubation am dritten postoperativen Tag. Am Operationstag hatte der Junge milde Symptome einer gewöhnlichen Erkältung. [T517]

2005). Selbst bei offener Herzchirurgie weisen solche Kinder keine erhöhte Mortalität auf (Malviya et al. 2003). Im Kontext des geschilderten Falls ist aber darauf hinzuweisen, dass in dieser Fallserie bei den erkälteten Kindern sehr wohl eine erhöhte Inzidenz von Atelektasen gefunden wurde. Viele Anästhesisten werden ein Kind akzeptieren, solange sein Allgemeinzustand gut ist, es nur gelegentlich hustet, die Sauerstoffsättigung normal ist und die Temperatur weniger als 38,5 °C beträgt. Mit einem solchen Vorgehen ist der Verlauf in der Tat auch in den allermeisten Fällen problemlos.

Rhinoviren sind häufig die Ursache von Infektionen der oberen Atemwege bei Kindern. Bei ganz wenigen Patienten aber kann sich eine Pneumonie oder gar ein ARDS entwickeln (Soni et al. 2017). In der Kinderherzchirurgie gehen Rhinovirusinfektionen gehäuft mit Extubationsversagen und verlängerter Krankenhausverweildauer einher (Delgado-Corcoran et al. 2014). Man könnte auch spekulieren, dass im geschilderten Fall eine Flüssigkeitsüberladung bei beeinträchtigter Nierenfunktion sowie die inadäquate Lagerung auf die betroffene rechte Seite den postoperativen Verlauf ungünstig beeinflussten (➤ Abb. 3.19). Die zentrale Frage ist, ob der komplizierte postoperative Verlauf bei diesem Kind hätte antizipiert werden können. Die Antwort ist aber vermutlich sogar im Rückblick: nein.

Zur **Prävention** von akuten Atemwegskomplikationen bei Kindern mit Infektionen der oberen Atemwege wurde die Inhalation mit β-Stimulanzien empfohlen (von Ungern-Sternberg et al. 2019). Der Stellenwert einer anticholinergen Medikation bei der Einleitung ist umstritten (Tait et al. 2007), aber mindestens bei Säuglingen scheint die Vorbehandlung mit oralem Atropin die Inzidenz von Atemwegskomplikationen zu reduzieren (Shaw et al. 2000). Wenn man sich zur Verschiebung des Eingriffs entscheidet, dann scheinen zwei Wochen auszureichen, um das Risiko zu reduzieren (von Ungern-Sternberg et al. 2010). Eine Instrumentierung des Atemwegs, v. a. die Intubation, ist nach Möglichkeit zu vermeiden.

3.20.3 Zusammenfassung und Empfehlungen

Kritische respiratorische Ereignisse wie Laryngospasmus, Bronchospasmus, Husten und Entsättigung sind häufiger bei Kindern mit einer Infektion der oberen Atemwege.

Der erfahrene Kinderanästhesist wird aber in der Lage sein, diese Komplikationen fast immer zu antizipieren, rechtzeitig zu erkennen und erfolgreich zu behandeln.

In der klinischen Medizin ist nie etwas absolut sicher oder selbstverständlich. Dieser Fall zeigt auch, dass gelegentlich eine gewöhnliche Erkältung zu schwerer und protrahierter pulmonaler Morbidität führen kann.

LITERATUR

Delgado-Corcoran, C., Witte, M. K., Ampofo, K. et al. (2014). The impact of human rhinovirus infection in pediatric patients undergoing heart surgery. Pediatr Cardiol, 35, 1.387–1.394.

Heikkinen, T. & Jarvinen, A. (2003). The common cold. Lancet, 361, 51–59.

Malviya, S., Voepel-Lewis, T., Siewert, M. et al. (2003). Risk factors for adverse postoperative outcomes in children presenting for cardiac surgery with upper respiratory tract infections. Anesthesiology, 98, 628–632.

Parnis, S. J., Barker, D. S. & van der Walt, J. H. (2001). Clinical predictors of anaesthetic complications in children with respiratory tract infections. Paediatr Anaesth, 11, 29–40.

Shaw, C. A., Kelleher, A. A., Gill, C. P. et al. (2000). Comparison of the incidence of complications at induction and emergence in infants receiving oral atropine vs no premedication. Br J Anaesth, 84, 174–178.

Soni, P., Rai, A., Aggarwal, N. et al. (2017). Enterovirus-human rhinovirus: a rare cause of acute respiratory distress syndrome. J Investig Med High Impact Case Rep, 5, 2324709617728526.

Tait, A. R., Burke, C., Voepel-Lewis, T. et al. (2007). Glycopyrrolate does not reduce the incidence of perioperative adverse events in children with upper respiratory tract infections. Anesth Analg, 104, 265–270.

Tait, A. R. & Malviya, S. (2005). Anesthesia for the child with an upper respiratory tract infection: still a dilemma? Anesth Analg, 100, 59–65.

Von Ungern-Sternberg, B. S., Boda, K., Chambers, N. A. et al. (2010). Risk assessment for respiratory complications in paediatric anaesthesia: a prospective cohort study. Lancet, 376, 773–783.

Von Ungern-Sternberg, B. S., Sommerfield, D., Slevin, L. et al. (2019) Effect of albuterol premedication vs placebo on the occurrence of respiratory adverse events in children undergoing tonsillectomies: The REACT randomized clinical trial. JAMA Pediatr, 173, 527–533.

KAPITEL

4 Gefäßzugang

4.1 Kind ohne Venen

4.1.1 Fallbericht

Vor mehreren Jahrzehnten wurde ein zweieinhalbjähriges Mädchen schwer dehydriert nach einer Gastroenteritis im Schock in die Kinderklinik gebracht. Multiple Versuche einer Venenpunktion blieben erfolglos und so rief man das Anästhesieteam zu Hilfe. Der Anästhesist brachte eine intraossäre Kanüle von Cook in die proximale rechte Tibia ein. Nach erfolgter Flüssigkeitstherapie konnte einige Stunden später erfolgreich ein peripherer Venenzugang gelegt werden. Es wurde beschlossen, die intraossäre Nadel für die nächsten 24 Stunden noch als Back-up zu belassen für den Fall, dass man den peripheren Zugang verlieren würde. Das Mädchen erholte sich und wurde aus der Klinik entlassen.

Sechs Wochen später wurde es wieder zugewiesen mit einer Osteomyelitis im Bereich der rechten proximalen Tibia, exakt an der Stelle der ehemaligen intraossären Nadel. Der Infektionsherd wurde chirurgisch drainiert und aus dem Eiter konnte eine enteritische Salmonelle kultiviert werden; derselbe Keim, den man in Stuhl- und Blutkulturen während der ersten Hospitalisation gefunden hatte.

4.1.2 Diskussion

Dieses Kind mit **Osteomyelitis** nach einer **intraossären Kanüle** ermahnt uns, dass diese fraglos gute und oft lebensrettende Technik potenziell relevante Komplikationen haben kann (Neuhaus 2014). Wahrscheinlich hat während der Bakteriämie der lokale Gewebeschaden durch die Kanüle die Ablagerung von Keimen in der Spongiosa begünstigt. Rückblickend wurde die intraossäre Kanüle unnötig lange belassen. Es scheint ratsam, intraossäre Kanülen so früh wie möglich wieder zu entfernen, z. B. gleich, wenn ein Venenzugang gelegt werden konnte oder spätestens nach 24 Stunden, um das Risiko einer Infektion zu minimieren. Nach diesem Fall wurde es die Praxis des Autors, in den seltenen Situationen, bei denen intraossäre Kanülen verwendet wurden, immer eine Einzeldosis eines Antibiotikums, z. B. Cefuroxim, zu verabreichen.

Komplikationen kommen nach dem Gebrauch von intraossären Kanülen vor. In einer großen skandinavischen Serie mit 1.802 Fällen traten folgende Komplikationen auf: Dislokation (8,5 %), Paravasate (3,7 %), Kompartment-Syndrom (0,6 %) und Osteomyelitis (0,4 %) (Hallas et al. 2013). Es gibt zudem Berichte über Frakturen (La Fleche et al. 1989) und abgebrochene Nadeln (Hallas et al. 2013). Der Autor hat mit dem EZ-IO-System eine zirkuläre Verbrennung der Haut gesehen: Die Nadel war zu kurz, weil die vorangegangene Lokalanästhesie eine zu starke Gewebeschwellung verursacht hatte (➤ Abb. 4.1). Die schwerwiegendsten Komplikationen sind Paravasate, die zu einem Kompartment-Syndrom führen. Dies führte in Einzelfällen sogar zum Verlust einer Extremität (Suominen et al. 2015). Das Gebiet, wo die Nadel liegt, muss daher unbedingt dauernd überwacht werden, um die Flüssigkeitszufuhr sofort stoppen zu können, wenn eine Gewebeschwellung auftritt (Dasgupta und Playfor 2010). Das ist während einer Reanimation gut möglich, kann aber während einer Operation, wenn die Beine evtl. nicht zugänglich sind, schwierig werden.

Am populärsten ist heutzutage der einfach anzuwendende **EZ-IO-Knochenbohrer** (Hafner et al. 2013). Wenn kein spezialisiertes Material zur Verfügung steht, kann auch eine gewöhnliche 18 G Venenkanüle verwendet werden (Hamed et al. 2013). Bei Kindern wird von den meisten Klinikern die proximale Tibia bevorzugt, gefolgt von der distalen Tibia und vom distalen Femur.

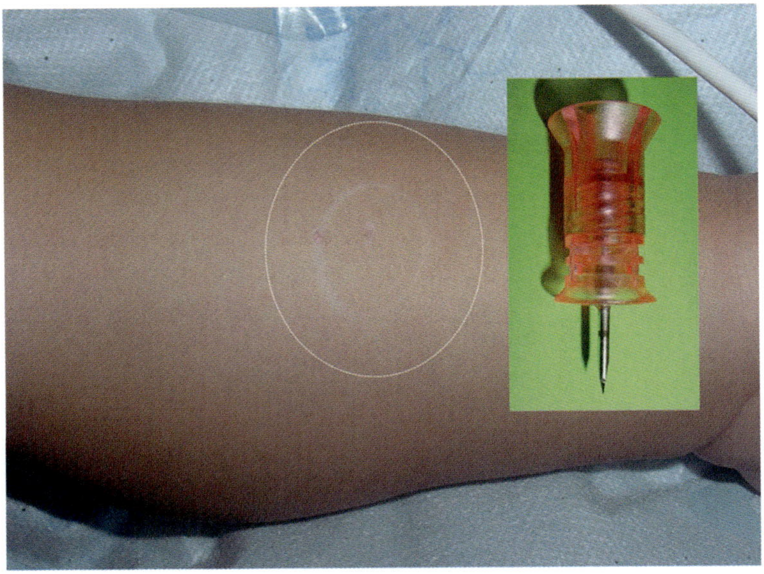

Abb. 4.1 Kreisförmige Narbe, verursacht durch eine intraossäre Nadel. [T517]

Bei einer Reanimation ist die **Indikation** für einen intraossären Zugang klar gegeben, sofern nicht sofort ein peripherer Venenzugang gelegt werden kann. Die meisten Kliniker werden sogar direkt zur intraossären Kanülierung schreiten, wenn eine erfolgreiche periphere Venenkanülierung nicht sicher scheint. Im Gegensatz dazu gibt es aber eine anhaltende Diskussion über den semielektiven Gebrauch der intraossären Kanülierung beim Kind mit schwierigen Venen (Neuhaus et al. 2010). Der Autor hat das in Einzelfällen getan, aber immer nur bei schwer kranken Kindern zur Flüssigkeitsgabe oder Anästhesieeinleitung, bis ein zentraler oder peripherer Venenzugang erfolgreich gelegt werden konnte.

Während einer elektiven Anästhesie werden heute bei **schwierigen Venen** die meisten Kliniker auf die ultraschallgesteuerte Punktion setzen, z. B. der V. cephalica am Vorderarm; in erfahrenen Händen ist sie beim anästhesierten, bewegungslosen Kind sehr erfolgreich. Alternativ können tiefe Körpervenen wie die V. femoralis, die V. jugularis interna, die V. anonyma oder die V. subclavia kanüliert werden. In Ausnahmefällen führen erfahrene Kinderanästhesisten bei kurzen (Jöhr und Can 1993) oder wenig invasiven Eingriffen (Wilson und Engelhardt 2012) eine Anästhesie auch ganz ohne Venenzugang durch.

4.1.3 Zusammenfassung und Empfehlungen

Die intraossäre Infusion ist eine wichtige Technik in der Notfallmedizin und in wenigen Sonderfällen auch im Operationssaal bei schwer kranken Kindern.

Der intraossäre Zugang soll so schnell wie möglich wieder entfernt werden wegen des Risikos eines Kompartment-Syndroms oder infektiöser Komplikationen.

LITERATUR

Dasgupta, S. & Playfor, S. D. (2010). Intraosseous fluid resuscitation in meningococcal disease and lower limb injury. Pediatr Rep, 2, (1) e5.

Hafner, J. W., Bryant, A., Huang, F. et al. (2013). Effectiveness of a drill-assisted intraosseous catheter versus manual intraosseous catheter by resident physicians in a swine model. West J Emerg Med, 14, 629–632.

Hallas, P., Brabrand, M. & Folkestad, L. (2013). Complication with intraosseous access: Scandinavian users' experience. West J Emerg Med, 14, 440–443.

Hamed, R. K., Hartmans, S. & Gausche-Hill, M. (2013). Anesthesia through an intraosseous line using an 18-gauge intravenous needle for emergency pediatric surgery. J Clin Anesth, 25, 447–451.

Jöhr, M. & Can, U. (1993). Pediatric anesthesia without vascular access: intramuscular administration of atracurium. Anesth Analg, 76, 1.162–1.163.

La Fleche, F.R., Slepin, M.J., Vargas, J. et al. (1989). Iatrogenic bilateral tibial fractures after intraosseous infusion attempts in a 3-month-old infant. Ann Emerg Med, 18, 1.099–1.101.
Neuhaus, D. (2014). Intraosseous infusion in elective and emergency pediatric anesthesia: when should we use it? Curr Opin Anaesthesiol, 27, 282–287.
Neuhaus, D., Weiss, M., Engelhardt, T. et al. (2010). Semi-elective intraosseous infusion after failed intravenous access in pediatric anesthesia. Paediatr Anaesth, 20, 168–171.
Suominen, P.K., Nurmi, E. & Lauerma, K. (2015). Intraosseous access in neonates and infants: risk of severe complications – a case report. Acta Anaesthesiol Scand, 59, 1.389–1.393.
Wilson, G. & Engelhardt, T. (2012). Who needs an IV? Retrospective service analysis in a tertiary pediatric hospital. Paediatr Anaesth, 22, 442–444.

4.2 Paravasate

4.2.1 Fallbericht

Vor langer Zeit war bei einem 2.500 g schweren Neugeborenen, geboren mit einem Gestationsalter von 38 Wochen, am fünften Lebenstag der Verschluss einer linksseitigen Zwerchfellhernie vorgesehen. Das Mädchen war nasotracheal intubiert und mit einer FiO_2 von 21 % konventionell beatmet. Bei Ankunft im Operationssaal lagen ein Nabelarterienkatheter, ein von peripher her eingeführter 27 G ZVK sowie ein abgestöpselter 24 G Zugang (Insyte) am linken Fuß. Es wurde berichtet, der periphere Zugang habe gut funktioniert und sei bis kurz vor Transport in Betrieb gewesen; zudem konnte er problemlos mit 5 ml Kochsalzlösung zügig gespült werden. Nach sorgfältigem Abwägen wurde entschieden, alle Zugänge während des Eingriffs zu verwenden.

Die Anästhesieführung basierte nach einem Bolus Thiopental auf Sevofluran und einer Mivacuriuminfusion. Zusätzlich wurde ein Kaudalblock mit Ropivacain und Morphin angelegt. Der von peripher her eingelegte ZVK diente der kontinuierlichen Zufuhr von Glukose und Medikamenten, während Kristalloide und Kolloide über den peripheren Zugang infundiert wurden. Am Ende des dreistündigen Eingriffs waren 30 ml HES und 40 ml einer balancierten Elektrolytlösung (Ringerfundin) sowie ein 6 ml Bolus eines Antibiotikums verabreicht worden. Der Zugang wurde mit Kochsalzlösung gespült, um ihn erneut für den Transport abzustöpseln. Beim Entfernen der Abdecktücher wurde eine massive Schwellung des Fußes mit Blasenbildung sichtbar (➤ Abb. 4.2a). Der Chirurg trug die Blasen am Fuß ab und legte einen sterilen Verband an.

Der postoperative Verlauf war problemlos und das Mädchen wurde am dritten postoperativen Tag extubiert. Das Extravasat führte glücklicherweise nicht zu einer Ischämie oder einer tiefen Gewebenekrose. Das Mädchen musste aber trotzdem zum Debridement und Verbandwechsel wiederholt in den Operationssaal zurückkehren.

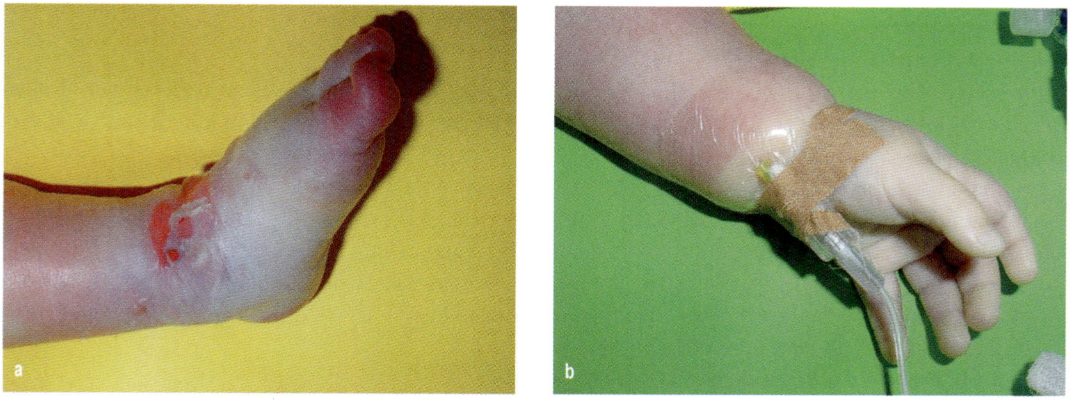

Abb. 4.2 a) Dieses Paravasat wurde beim Entfernen der Abdecktücher sichtbar. Die Infusion war über eine initial gut laufende 24 G Kanüle in der V. saphena magna verabreicht worden. b) Dieses Paravasat führte zu einer Ischämie der Hand. Ein Teil der Flüssigkeit konnte über die Punktionsstelle ausgepresst werden und die Hand wurde in der Folge wieder rosig. [T517]

4.2.2 Diskussion

Paravasate sind bei **Venenzugängen** eine ständige Bedrohung. Selbst wenn die Katheterspitze zu Beginn des Falls noch perfekt im Gefäß liegt, kann entlang des Katheters Flüssigkeit ins subkutane Gewebe sickern, vor allem, wenn mit hohem Druck infundiert und der venöse Abfluss durch Thrombenbildung beeinträchtigt wird. Mit der Zeit kann die zunehmende Schwellung bewirken, dass der Katheter aus dem Gefäß herausgezogen wird. Selbst wenn die korrekte Lage durch Spülen unter Ultraschallkontrolle verifiziert wurde (Gautam et al. 2017), gibt es keine Garantie, dass es nicht später, wie in diesem Fall, zu einer Dislokation kommen kann. Nur wenn der Zugang gerade frisch gelegt wurde und eine lange Strecke intravasal liegt, kann man sich darauf verlassen, dass er auch funktionstüchtig bleiben wird. Viele Venenkatheter sind aber nur 15–18 mm lang und nur wenige Millimeter davon liegen im Gefäß. Es ist gelegentlich eine gute Option, einen kurzen Katheter über einen 0,018 Inch Führungsdraht durch einen längeren zu ersetzen. Nach diesem Fall hat der Autor bei Neugeborenen mit großer Chirurgie weitgehend nur noch Venenzugänge benutzt, die neu unter seiner Aufsicht eingelegt worden waren, zumindest bei intraoperativ nicht frei zugänglichen Punktionsstellen. Ansonsten bevorzugte er, v. a. bei erwarteten massiven Volumenverschiebungen, einen ZVK, z. B. einen 4 Fr Doppellumenkatheter, eingelegt über die V. jugularis interna.

Wenn Vasoaktiva über periphere Zugänge infundiert werden, scheint die massive Vasokonstriktion mit Behinderung des venösen Abflusses das Risiko eines Paravasats zu erhöhen; die kurzzeitige Gabe solcher Substanzen, vor allem auch von Dopamin, über einen peripheren Zugang ist allerdings eine übliche Praxis mit sehr geringer Morbidität (Patregnani et al. 2017).

Auf der Station beruht die **Prävention** von Paravasaten auf der regelmäßigen Inspektion der Punktionsstelle (Tofani et al. 2012) sowie auf sehr tief angesetzten Grenzen beim Druckalarm der Pumpe. Auch bei Nabelvenenkathetern sind Paravasate möglich, sofern sie nicht ideal liegen (Hollingsworth et al. 2015). Von allen oberflächlichen Venen ist die V. jugularis externa diejenige mit dem höchsten Risiko einer Katheterdislokation mit Einsickern der Infusionsflüssigkeit in das lose Halsgewebe. Es war deshalb die Praxis des Autors, Jugularis-externa-Katheter nie für die postoperative Infusionstherapie zu benutzen. Selbst wenn die Infusion spontan gut tropft, kann die Spitze der Kanüle immer noch außerhalb des Gefäßes liegen.

Die **Behandlung** eines Paravasats beruht hauptsächlich darauf, zusätzlichen Schaden zu vermeiden. Gelegentlich kann es im akuten Stadium, wie in diesem Fall, gelingen, einen Teil der Flüssigkeit durch die Eintrittsstelle herauszupressen und so den Gewebedruck rasch zu senken. Eine versehentliche subfasziale Infusion kann zu einem Kompartment-Syndrom führen und eine Fasziotomie erforderlich machen (➤ Abb. 4.2b) (Pasquesoone et al.). Falls es zu Hautnekrosen kommt, ist es klug, bis zur klaren Demarkation zuzuwarten. Die **Prognose** ist ohne toxische Substanzen bei alleiniger Infusion von Kristalloiden, künstlichen Kolloiden und Blutprodukten in der Regel gut. Es gibt allerdings keine evidenzbasierten Empfehlungen zum Vorgehen bei Paravasaten (Reynolds et al. 2014).

Von jedem unerwünschten Ereignis müssen die **Eltern** so schnell wie möglich erfahren. Im geschilderten Fall hatte der Anästhesist, entsprechend seiner üblichen Praxis, alle 90 Minuten mit den Eltern am Telefon gesprochen, um sie über den Fortschritt der Chirurgie und auch potenzielle Probleme während der Anästhesie zu informieren. Sie zeigten daher Verständnis, waren bereit zu vergeben und sprachen sogar dem frustrierten Anästhesisten Trost zu.

4.2.3 Zusammenfassung und Empfehlungen

Dieser Fall zeigt, dass Paravasate immer drohen können, selbst bei zu Beginn korrekt im Gefäß liegendem Venenkatheter.

Die Infusionsstelle sollte regelmäßig überwacht werden. Falls das nicht möglich ist, z. B. intraoperativ, kann es klug sein, einen neuen Zugang zu legen, der dann mit Sicherheit über eine lange Distanz im Gefäß liegt.

LITERATUR

Gautam, N. K., Bober, K. R. & Cai, C. (2017). Introduction of color-flow injection test to confirm intravascular location of peripherally placed intravenous catheters. Paediatr Anaesth, 27, 821–826.

Hollingsworth, C., Clarke, P., Sharma, A. et al. (2015). National survey of umbilical venous catheterisation practices in the wake of two deaths. Arch Dis Child Fetal Neonatal Ed, 100, F371–F372.

Pasquesoone, L., Aljudaibi, N., Ellart, J. et al. (2016). Emergency management of extravasation in children [französisch]. Ann Chir Plast Esthet, 61, 598–604.

Patregnani, J. T., Sochet, A. A. & Klugman, D. (2017). Short-term peripheral vasoactive infusions in pediatrics: where is the harm? Pediatr Crit Care Med, 18, e378–e381.

Reynolds, P. M., MacLaren, R., Mueller, S. W. et al. (2014). Management of extravasation injuries: a focused evaluation of noncytotoxic medications. Pharmacotherapy, 34, 617–632.

Tofani, B. F., Rineair, S. A., Gosdin, C. H. et al. (2012). Quality improvement project to reduce infiltration and extravasation events in a pediatric hospital. J Pediatr Nurs, 27, 682–689.

4.3 Paravenöse Injektion

4.3.1 Fallbericht

Vor langer Zeit erlitt ein neunjähriges Mädchen (30 kg) bei einem Skiunfall eine Femurfraktur. Noch auf dem Unfallplatz etablierten Rettungssanitäter einen Venenzugang in der rechten Ellenbeuge und verabreichten 50 µg Fentanyl und 2,5 mg Midazolam, gefolgt von einer Infusion mit Ringer-Laktat. Das Mädchen wurde zuerst mit dem Rettungsschlitten und dann mit der Ambulanz über 60 km in die Kinderklinik transportiert. Im Anschluss an die Röntgendiagnostik wurde es direkt in den Operationssaal gebracht für die geschlossene Reposition und Markraumschienung des Femurs. Es lag immer noch in seinem wattierten Skidress auf der Notfallliege.

Der Plan war, das Kind intravenös einzuleiten, zu intubieren und dann zur postoperativen Analgesie einen Femoralisblock anzulegen. Der Venenzugang wurde durch die Injektion von 50 µg Fentanyl gefolgt von 10 ml Kochsalzlösung überprüft. Die Infusion mit Ringer-Laktat war frei tropfend und es war nur noch ein kleiner Rest im Beutel.

Die Anästhesie wurde mit 175 mg Thiopental 2,5 % und 50 mg Succinylcholin eingeleitet. Beides wurde kräftig mit 10 ml Kochsalzlösung eingespült. Wir wünschten dem Mädchen einen guten Schlaf; sie war wohlerzogen und schloss die Augen. Der Cricoiddruck wurde jetzt durchgeführt. Ungefähr 30 Sekunden später öffnete sie die Augen und fragte: „Du, weshalb drückst Du mich so am Hals?"

Die Vorahnung wurde schnell zur Gewissheit, als man den wattierten Skidress etwas zurückzog und die massiv angeschwollene rechte Ellenbeuge sah. Auf der gegenüberliegenden Hand wurde schnell ein Zugang gelegt und nochmals Thiopental und Succinylcholin injiziert. Der weitere Verlauf war unauffällig.

4.3.2 Diskussion

Dieser Fall einer **paravenösen Injektion** lenkt den Fokus auf zwei Dinge: Erstens, die unerkannte Fehllage der Venenkanüle, zweitens, die potenzielle Gewebetoxizität der injizierten Substanzen.

Es ist alles daranzusetzen, vor dem Einleiten die **korrekte intravenöse Lage** der Kanüle sicherzustellen. Dazu gehören das Anspülen ohne Widerstand und Schmerzen (das wurde in diesem Fall getan) und die Inspektion der Kanülenstelle (das wurde hier unterlassen). Selbst wenn eine Infusion dank der Schwerkraft frei tropft, ist das noch kein Beweis für eine korrekte Kanülenlage, vor allem in Regionen mit einem sehr losen subkutanen Fettgewebe wie z. B. am Hals oder wie in diesem Fall in der Ellenbeuge. Mit einer Inspektion der Kanülenstelle während des Spülens hätte man diese Komplikation fraglos vermeiden können. Der Autor muss allerdings zugeben, dass er im Alltag vor allem bei Säuglingen und Kleinkindern, die unkooperativ im Operationssaal ankamen, den liegenden Zugang gleich verwendete, ohne vorher den Verband und die Schiene abzunehmen, um die Kanülenstelle zu inspizieren. Zunehmend wird die Sonografie verwendet, um sicherzustellen, dass die injizierte Flüssigkeit auch im venösen Gefäß zu sehen ist (Gautam et al. 2017).

Subkutan injizierte Medikamente werden absorbiert und können klinische Effekte haben. Während die Sedierung durch das Hypnotikum erwünscht sein kann, wird das Einsetzen der Lähmung durch das subkutan injizierte Succinylcholin vom Kind als Katastrophe empfunden. Hier wurden 1,7 mg/kg Succinylcholin verabreicht, das ist weniger als die

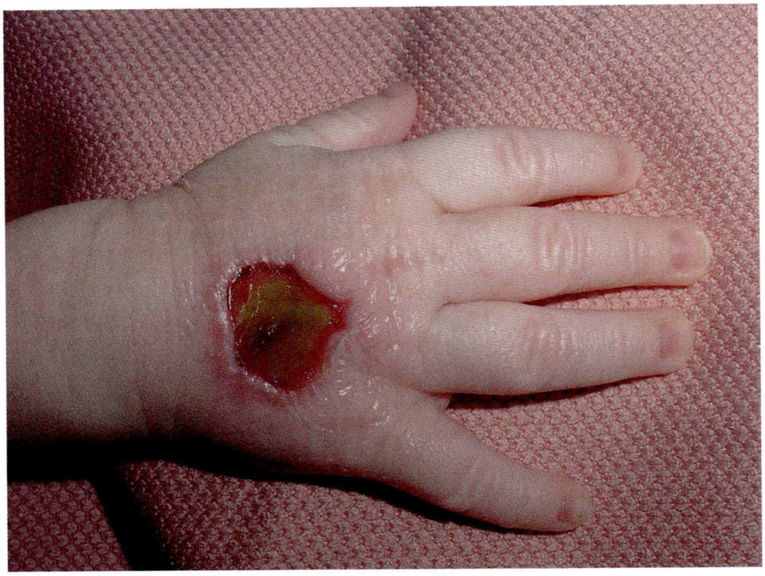

Abb. 4.3 Hautnekrose nach einem Paravasat von Kalziumglukonat beim Neugeborenen. [T517]

erforderliche Dosis für eine vollständige neuromuskuläre Blockade nach intramuskulärer Gabe (Schuh 1982); es ist aber trotzdem ratsam, in einer solchen Situation die Anästhesie möglichst rasch einzuleiten.

Eine paravenöse Injektion kann zur **Schädigung des Gewebes** führen (Le und Patel 2014). Von Thiopental ist seit langem bekannt, dass es subkutan injiziert Nekrosen verursachen kann (Davies 1966). Bei niedrigeren Konzentrationen, z. B. 1 % und 2,5 %, sind die Auswirkungen weniger katastrophal als bei Verwendung der klassischen 5%-igen Lösung. Der Autor hat in der Tat in seinem Berufsleben (das 40 Jahre klinische Anästhesie umfasst) nie einen relevanten Gewebeschaden gesehen, trotz einer ganzen Anzahl von akzidentellen subkutanen Injektionen von 1,0 % und 2,5 % Thiopental. Es ist aber trotzdem klug, das weniger toxische Propofol dem Thiopental vorzuziehen, wenn der geringste Zweifel über die korrekte Lage des Venenzugangs herrscht. Es ist die Erfahrung des Autors, dass bei Kleinkindern auch Ketamin eine gute Option sein kann, weil es rasch zu einer Beruhigung der Situation führt, was die Inspektion der Infusionsstelle erlaubt. Die häufigste Ursache von schweren Nekrosen nach paravenöser Injektion sind kalziumhaltige Lösungen. Der Autor erinnert sich an mehrere solche Fälle, besonders bei Neugeborenen (➤ Abb. 4.3).

Ein anderer Grund, weshalb Thiopental nie durch eine in der Ellenbeuge liegende Kanüle injiziert werden soll, ist das Risiko einer **unerkannten arteriellen Injektion** (➤ Kap. 4.4), was zu katastrophalen Komplikationen führen kann, bis hin zur Gangrän der Gliedmaße und Amputation (Khan und Noorbaksh 2004; Kinmonth und Sheperd 1959). Es scheint klug, grundsätzlich nie Thiopental durch eine Kanüle in der Ellenbeuge zu injizieren.

4.3.3 Zusammenfassung und Empfehlungen

Dieser Fall einer akzidentellen paravenösen Injektion von Thiopental und Succinylcholin bei einem neunjährigen Mädchen zeigt eine Komplikation, die grundsätzlich völlig vermeidbar wäre (zumindest, wenn man es retrospektiv vom Schreibtisch aus beurteilt).

Sowohl die lokale toxische Schädigung als auch die klinische Wirkung, bedingt durch die Absorption, müssen nach einer paravenösen Injektion beachtet werden.

Dieser Fall illustriert auch gut, dass es eben nicht ausreicht, wenn man nur einen Teil der Sicherheitscheckliste abarbeitet. Die Infusion muss frei tropfen und der Zugang muss schmerzfrei und leicht anzuspülen sein; zusätzlich aber muss auch die Infusionsstelle bei der Inspektion unauffällig sein.

Das Pikante an dieser Geschichte ist, dass der Autor seine eigene Richtlinie „Nie Thiopental in eine Ellenbeugenvene“ nicht befolgte. Eine Richtlinie, die er selbst an seiner Klinik etabliert hatte.

LITERATUR

Davies, D. D. 1966. Local complications of thiopentone injection. Br J Anaesth, 38, 530–532.

Gautam, N. K., Bober, K. R. & Cai, C. (2017). Introduction of color-flow injection test to confirm intravascular location of peripherally placed intravenous catheters. Paediatr Anaesth, 27, 821–826.

Khan, Z. H. & Noorbaksh, S. (2004). An accidental intra-arterial injection of thiopental on the dorsum of the foot: a case report. Acta Anaesthesiol Taiwan, 42, 55–58.

Kinmonth, J. B. & Sheperd, R. C. (1959). Accidental injection of thiopentone into arteries: studies of pathology and treatment. Br Med J, 2, (5157) 914–918.

Le, A. & Patel, S. (2014). Extravasation of noncytotoxic drugs: a review of the literature. Ann Pharmacother, 48, 870–886.

Schuh, F. T. (1982). The neuromuscular blocking action of suxamethonium following intravenous and intramuscular administration. Int J Clin Pharmacol Ther Toxicol, 20, 399–403.

4.4 Intraarterielle Injektion

4.4.1 Fallbericht

Vor vielen Jahren war bei einem zweimonatigen Säugling (4 kg) eine Leistenhernienoperation geplant. Nach der inhalativen Einleitung wurde der Atemweg mit einer klassischen Larynxmaske der Größe 1 gesichert. Der Venenzugang erwies sich als schwierig und auch am Kopf wurde mehrfach punktiert. Endlich konnte ein 26 G Abbocath eingelegt werden. Es floss nur zögerlich Blut zurück, aber als der Zugang mit Kochsalzlösung gespült wurde, wurde ein größeres Hautareal sofort weiß (➤ Abb. 4.4). Eine intraarterielle Lage schien klar und der Katheter wurde entfernt, bevor Medikamente injiziert wurden.

4.4.2 Diskussion

In diesem Fall wurde die ungewollt **intraarterielle Lage der Kanüle** rechtzeitig erkannt. Zu einer solchen kommt es typischerweise am Skalp, in der Ellenbeuge und an der radialen Seite des distalen Vorderarms. Am Kopf kann man das sofortige Weißwerden der Haut erkennen, sobald die Kanüle angespült wird. An anderen Orten ist das nicht der Fall;

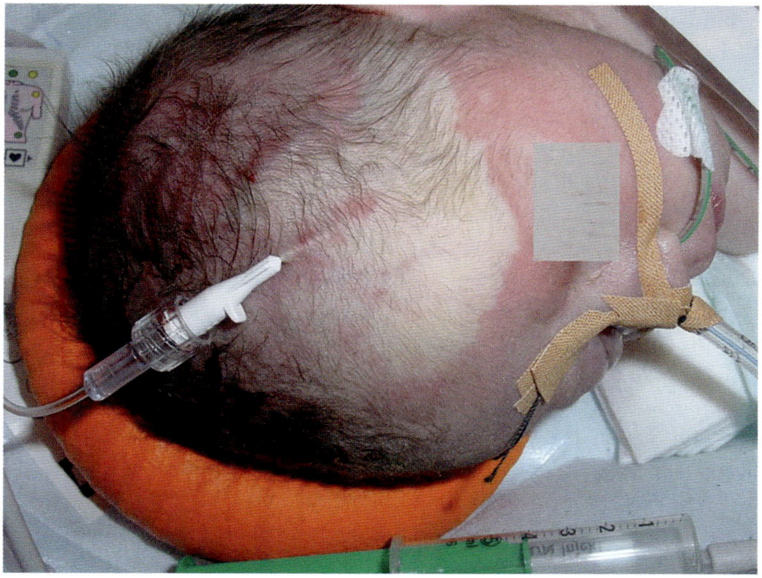

Abb. 4.4 Typische intraarterielle Lage einer Kanüle; beim Anspülen kommt es zu einem Abblassen der Haut (aus Jöhr M (2017). Komplikationen in der Kinderanästhesie. Anästh Intensivmed 58, 259–266) [E1077]

ein hohes Maß an Aufmerksamkeit ist wichtig, um auch feinste Anzeichen zu erkennen. Es gibt zahlreiche Berichte über ungewollte intraarterielle Injektionen, sowohl bei Erwachsenen (Ghouri et al. 2002), als auch bei Kindern (Duggan und Braude 2004). Die meisten betreffen Thiopental, einige aber auch Propofol. Thiopental wirkt direkt toxisch am Gefäßendothel (MacPherson et al. 1991), Propofol hingegen nicht (MacPherson et al. 1992). Außer in einem Fall (Ang 1998)(Ang 1998) trat bei Propofol immer nur ein transientes Erythem, aber nie ein Langzeitschaden auf. Nach der intraarteriellen Injektion von Atracurium kann es zu einem Vasospasmus (Kessell und Barker 1996) oder auch zu keiner sichtbaren Veränderung kommen (wie im weiteren Verlauf beschrieben).

Bei gewissen Kindern, meist mit einer langen medizinischen Vorgeschichte, kann die Venenpunktion sehr schwierig sein und nur **ganz dünne Venen** können noch kanüliert werden, z. B. auf dem Handrücken oder an der volaren Seite des distalen Vorderarms. In solchen Fällen kann gelegentlich nur gegen erheblichen Widerstand injiziert werden und es kommt dabei zu einem Abblassen der Haut, weil die Infusionsflüssigkeit bei limitiertem venösem Abfluss in das Kapillarbett zurückfließt. So kann es schwierig werden, die korrekte Lage der Kanüle zu verifizieren. Solche Zugänge sollten nur mit größter Vorsicht verwendet und möglichst bald ersetzt werden.

Ein **liegender arterieller Zugang** kann irrtümlicherweise zur Medikamentengabe verwendet werden. Der Autor hat diese schmerzhafte Erfahrung während seines Berufslebens zweimal beim Erwachsenen gemacht: einmal mit Midazolam und einmal mit Atracurium, glücklicherweise ohne Langzeitfolgen. Die Farbkodierung des Dreiwegehahns hilft, solche Irrtümer zu vermeiden. Zudem kann es klug sein, die Zuspritzpforte beim arteriellen Zugang mit Pflaster abzukleben.

In verzweifelten Fällen könnte man versucht sein, den arteriellen Zugang zur Medikamentengabe zu verwenden. In der Neonatologie ist schon eine Vielzahl von Substanzen ohne offensichtliche negative Folgen über Nabelarterienkatheter verabreicht worden. Hier wird aber direkt in die Aorta injiziert, wo der hohe Blutfluss rasch zu einer Verdünnung führt. Bei peripher liegenden Arterienkathetern ist das nicht der Fall. In der Anästhesie sind die einzigen Substanzen, die zum intraarteriellen Gebrauch akzeptiert sind, Heparin (um den arteriellen Zugang offen zu halten) und Lokalanästhetika (Koscielniak-Nielsen und Horn 1993). Wegen der fehlenden Daten zur Sicherheit sollte vermutlich jegliche intraarterielle Verabreichung von anderen Medikamenten vermieden werden.

Wenn es doch zu einer intraarteriellen Injektion gekommen ist, so gibt es weitgehend keine evidenzbasierten **Therapien** (Crawford und Terranova 1990; Lokoff und Maynes 2019). Es scheint vernünftig, Heparin zur Vermeidung einer Thrombosierung zu verwenden und einen ausreichenden Perfusionsdruck aufrechtzuerhalten. Auch Sympathikusblockaden sind schon verwendet worden (Kessell und Barker 1996).

4.4.3 Zusammenfassung und Empfehlungen

Auch in den Händen von Erfahrenen kann gelegentlich eine Venenkanüle ungewollt arteriell zu liegen kommen. Es ist von zentraler Bedeutung, das rechtzeitig zu erkennen.

Beim kleinsten Zweifel sollte eine nichttoxische Substanz verwendet werden, z. B. Propofol oder Ketamin anstelle von Thiopental. Zur Erinnerung: „Nie Thiopental in eine Ellenbeugenvene injizieren".

Die Farbkodierung des Dreiwegehahns und sogar ein Abkleben mit Pflaster kann helfen, unbeabsichtigte Medikamentengaben in Arterienkatheter zu vermeiden.

LITERATUR

Ang, B. L. (1998). Prolonged cutaneous sequelae after intra-arterial injection of propofol. Singapore Med J , 39, 124–126.

Crawford, C. R. & Terranova, W. A. (1990). The role of intraarterial vasodilators in the treatment of inadvertent intraarterial injection injuries. Ann Plast Surg , 25, 279–282.

Duggan, M. & Braude, B. M. (2004). Accidental intra-arterial injection through an 'intravenous' cannula on the dorsum of the hand. Paediatr Anaesth, 14, 611–612.

Ghouri, A. F., Mading, W. & Prabaker, K. (2002). Accidental intraarterial drug injections via intravascular catheters placed on the dorsum of the hand. Anesth Analg, 95, 487–491.

Kessell, G. & Barker, I. (1996). Leg ischaemia in an infant following accidental intra-arterial administration of atracurium treated with caudal anaesthesia. Anaesthesia, 51, 1.154–1.156.

Koscielniak-Nielsen, Z. J. & Horn, A. (1993). Intra-arterial versus intravenous regional analgesia for hand surgery. Anaesthesia, 48, 769–772.

Lokoff, A. & Maynes, J. T. (2019). The incidence, significance, and management of accidental intra-arterial injection: a narrative review. Can J Anaesth, 66, 576–592.

MacPherson, R. D., McLeod, L. J. & Grove, A. J. (1991). Intra-arterial thiopentone is directly toxic to vascular endothelium. Br J Anaesth, 67, 546–552.

MacPherson, R. D., Rasiah, R. L. & McLeod, L. J. (1992). Intraarterial propofol is not directly toxic to vascular endothelium. Anesthesiology, 76, 967–971.

4.5 Das Dreiwegehahnphänomen

4.5.1 Fallbericht

Bei einem vier Wochen alten Säugling (3,6 kg) war eine Pyloromyotomie vorgesehen. Er wurde mit 7 mg/kg Thiopental eingeleitet und nach der Gabe von 0,55 mg/kg Atracurium mit einem oralen, ungecufften 3,5er Tubus intubiert. Die Anästhesie wurde mit Halothan und Lachgas aufrechterhalten; kurz vor Hautschnitt wurde nochmals eine zusätzliche Dosis von 0,27 mg/kg Atracurium verabreicht. Zur Analgesie wurden ein Kaudalblock mit 2 ml/kg Bupivacain 0,125 % mit Adrenalin angelegt sowie Paracetamol rektal verabreicht.

Eine Stunde nach dem Einleiten und 40 Minuten nach Hautschnitt zeigte das neuromuskuläre Monitoring bei der Train-of-Four-Stimulation eine vollständige Erholung mit vier kräftigen, gleich starken Antworten. Der Junge wurde gut spontan atmend und wach extubiert. Nach weiteren zehn Minuten der Überwachung wurde die Verlegung auf die Abteilung organisiert. Als die Pflegekraft der Abteilung ankam, wurde eine rasch fallende Sättigung bemerkt; der Säugling war tief zyanotisch und völlig schlaff mit schnappenden Atemanstrengungen. Mit der Beutelbeatmung stieg die Sättigung rasch an, aber der Muskeltonus erholte sich nicht.

Die Analyse der Ereignisse führte schnell zur richtigen Diagnose: Zum Zeitpunkt, als die Pflegekraft der Abteilung beim Kind ankam, wurde der venöse Zugang über den Dreiwegehahn gespült, um seine Durchgängigkeit zu prüfen. Der weibliche Konus enthielt aber immer noch Atracurium, das während der Anästhesie zuletzt verabreichte Medikament. Die Diagnose wurde mittels des neuromuskulären Monitorings auch bestätigt, das bei der Train-of-Four-Stimulation ein massives Fading zeigte. Die Gabe von Neostigmin und Atropin führte schnell zu einer Normalisierung von Muskeltonus und Atemmuster.

4.5.2 Diskussion

Dieser Fall zeigt, wie wichtig es ist, Venenzugänge und vor allem **Dreiwegehähne** zu spülen (➤ Abb. 4.5a), um die ungewollte **Verabreichung von Medikamentenrückständen** zu vermeiden (Bowman et al. 2013). Dies ist von besonderer Relevanz, wenn, wie in diesem Fall, bei kleinen Kindern ungewollt Muskelrelaxanzien eingespült werden. Mit der Ausnahme von Remifentanil mit erkennbarem Rigor und relevanter Bradykardie sind die klinischen Zeichen bei anderen Substanzen meist subtiler. Die Konsequenzen einer kleinen Dosis eines Muskelrelaxans sind bei älteren Kindern weniger dramatisch. Allerdings ist auch hier die Sicherheitsmarge der neuromuskulären Übertragung erheblich reduziert, da im Sinne des „Eisbergphänomens" zum Zeitpunkt der vollen klinischen Erholung immer noch eine Großzahl der Acetylcholinrezeptoren blockiert sein können (Waud und Waud 1971); so kann das Dreiwegehahnphänomen auch bei größeren Kindern relevant sein (➤ Abb. 4.5b). Manche Kliniker könnten ein solches Ereignis dazu verwenden, für die routinemäßige Antagonisierung von Muskelrelaxanzien zu plädieren; dadurch ist das Muskelrelaxans nie das zuletzt injizierte Medikament und die Sicherheitsmarge der neuromuskulären Übertragung kann zudem potenziell erhöht werden. Ein solch starres und nicht individualisiertes Vorgehen entsprach aber nicht der Praxis des Autors.

Dieser Fall zeigt auch, dass nicht nur der Totraum in Infusionsleitungen und Port-A-Cath-Systemen (Ben-Arush und Berant 1996) ein Problem sein kann, sondern auch das kleine Volumen im Konus eines Dreiwegehahns, wo der weibliche Konus 0,1 ml und der männliche 0,05 ml enthält. Diese Totraumvolumina sind auch zu berücksichtigen, wenn Medikamente verabreicht werden, die nur in einem kleinen Volumen aufgelöst sind, z. B. in der Neugeborenenanästhesie.

Diese Komplikation des Dreiwegehahnphänomens war nicht banal; der Patient kam zwar nicht zu Schaden, weil die Apnoe sofort erkannt und behandelt wurde. Das gleiche Ereignis aber hätte auf der Station mit weniger erfahrenem Personal zu einem völlig anderen Ausgang führen können.

In der Literatur finden sich diverse Fälle ungewollter Verabreichung von Medikamentenrückständen (Davidson und Brown 1996; Khan et al. 2002) und das Problem sollte eigentlich in der Anästhesiewelt allgemein bekannt sein. Überraschenderweise scheint das aber nicht der Fall zu sein und die Komplikation wurde Jahrzehnte nach dem geschilderten Fall als neues Phänomen beschrieben (Hoesni et al. 2010).

Medikamente müssen eingespült werden. Es ist eine bewährte Praxis, immer den gleichen Zuspritzkonus zu verwenden und bereitgelegte, mit Kochsalzlösung gefüllte Spritzen zum Einspülen zu verwenden; z. B. in der Sequenz „Hypnotikum - Kochsalz - Relaxans - Kochsalz“, und nicht nur die laufende Infusion höher zu stellen.

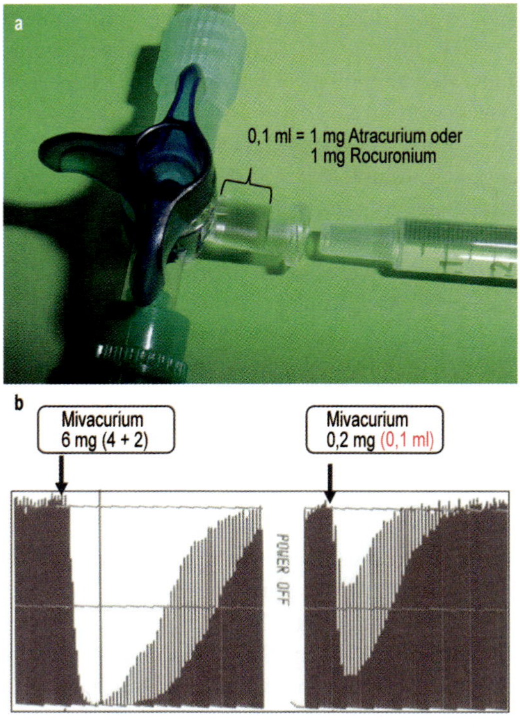

Abb. 4.5 a) Der weibliche Konus enthält 0,1 ml, was 1 mg Rocuronium oder Atracurium entspricht. Diese Dosis (0,3 mg/kg) entspricht der Gabe einer ED_{95} bei einem 3 kg schweren Kind.
b) Die Grafik zeigt den Verlauf der neuromuskulären Blockade nach der Gabe von 6 mg (0,2 mg/kg) Mivacurium bei einem 31 kg schweren Kind. Zum Zeitpunkt der vollständigen Erholung ohne ein sichtbares Fading bei der Train-of-Four-Stimulation führte die kleine Dosis von 0,2 mg (0,1 ml) zu einer relevanten neuromuskulären Blockade, weil immer noch viele Rezeptoren von Curare-Molekülen besetzt waren. [T517]

4.5.3 Zusammenfassung und Empfehlungen

Dieser Fall zeigt, dass der Venenzugang nach jeder Medikamentengabe gespült werden muss, damit das System (inklusive Dreiwegehahn) sicher frei von Medikamentenrückständen ist, die potenziell schwerwiegende Auswirkungen haben können.

Diese Diskussion über die unbeabsichtigte Gabe von Medikamentenrückständen weist auch darauf hin, dass Kliniker schon publiziertes Wissen oft nicht kennen. Es zeigt, wie wichtig das Lesen ist, um von den Erfahrungen der Vergangenheit profitieren zu können.

LITERATUR

Ben-Arush, M. & Berant, M. (1996). Retention of drugs in venous access port chamber: a note of caution. BMJ, 312, 496–497.

Bowman, S., Raghavan, K. & Walker, I. A. (2013). Residual anaesthesia drugs in intravenous lines: a silent threat? Anaesthesia, 68, 557–561.

Davidson, A. & Brown, T. C. (1996). Respiratory arrest in two children following postoperative flushing of suxamethonium from the deadspace of intravenous cannulae. Anaesth Intensive Care, 24, 97–98.

Hoesni, S., Tan, K. & Crowe, S. (2010). Inadvertent administration of drug residue causing respiratory arrest: case series. Eur J Anaesthesiol, 27, 846–848.

Khan, R. I., Khan, F. H. & Naqvi, H. I. (2002). Respiratory arrest in a child after flushing of pancuronium from the deadspace of intravenous cannula. J Pak Med Assoc , 52, 487–488.

Waud, B. E. & Waud, D. R. (1971). The relation between tetanic fade and receptor occlusion in the presence of competitive neuromuscular block. Anesthesiology, 35, 456–464.

4.6 Gefäßläsion

4.6.1 Fallbericht

Vor vielen Jahren, lange vor dem Einzug des Ultraschalls in die Kinderanästhesie, kam ein sechs Monate altes Mädchen (7 kg) zur Abtragung eines ossifizierten Kephalhämatoms. Die Anästhesie wurde inhalativ mit Lachgas und Sevofluran eingeleitet. Der Venenzugang gestaltete sich schwierig und trotz vieler Versuche gelang es nicht, eine periphere Vene zu kanülieren. Nun wurde in beiden Leisten versucht, die V. femoralis mit einer 22 G Stahlnadel zu punktieren; dabei konnte zwar wiederholt frei Blut aspiriert werden, es gelang aber nie, den Führungsdraht einzuführen. Während der Versuche auf der rechten Seite erschien einige Male rotes, potenziell arterielles Blut im Konus der Nadel.

Beim Entfernen der Abdecktücher aber wurde ein komplett weißes rechtes Bein sichtbar. Die Fußpulse fehlten und ein Pulsoxymetersignal konnte nicht abgeleitet werden (➤ Abb. 4.6a und b). In der linken Leiste konnte nach einem weiteren Versuch schließlich ein zentral liegender 3 Fr Venenkatheter erfolgreich eingeführt werden. Da sich über die nächsten Minuten keine Besserung einstellte, wurde entschieden, zur Sympathikolyse einen Kaudalblock mit 8 ml Bupivacain 0,125 % mit Adrenalin anzulegen. Rund 30 Minuten später war das Pulsoxymetersignal wieder da, das Bein war aber immer noch blass. Das Team entschied sich, den Eingriff durchzuführen und am Ende des Falls sah das Bein normal aus bei gut palpablen Fußpulsen (➤ Abb. 4.6c).

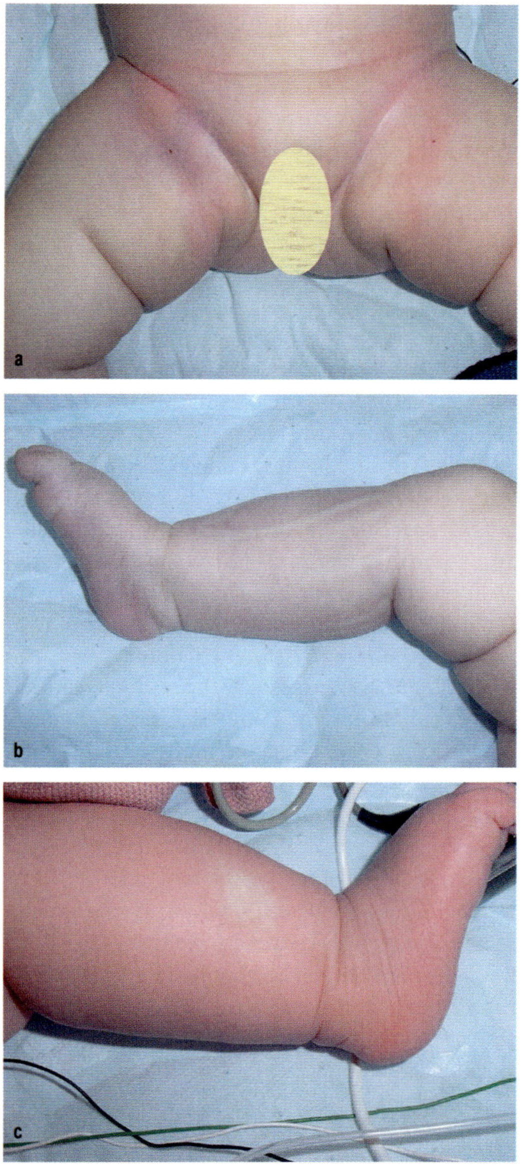

Abb. 4.6 a) Die erfolglose inguinale Venenpunktion führt zu einer Ischämie des rechten Unterschenkels; dabei ist es mehrfach zur versehentlichen Punktion der A. femoralis gekommen. b) Ischämischer rechter Unterschenkel mit fehlenden Fußpulsen. c) Normales Aussehen des Beins am Ende des Eingriffs. [T517]

4.6.2 Diskussion

Dieser Fall zeigt, dass multiple Versuche der Gefäßkanülierung nicht ungefährlich sind und zu **Gefäßschäden** führen können (Bodenham et al. 2016). Hier haben vermutlich multiple Lazerationen der A. femoralis zu einem profunden Vasospasmus mit Beinischämie geführt. Allerdings kann auch eine Gefäßdissektion mit Thrombose oder gar eine unterbrochene Kontinuität auf den ersten Blick nicht ausgeschlossen werden. Eine persistierende Ischämie hätte eine Duplexsonografie gefolgt von einem gefäßchirurgischen Konsilium nach sich gezogen. Der Autor hat von Fällen gehört, bei denen eine chirurgische Revision erforderlich wurde, es aber nie persönlich erlebt. Das Problem ist offensichtlich größer, wenn Kardiologen ihre dickeren Katheter verwenden (Lin et al. 2001). Nach diesem Erlebnis einer bedrohlichen Ischämie des Beins wurde es die Praxis des Autors, mit der prophylaktischen Gabe von Tranexamsäure, einem etablierten Vorgehen bei Kranioplastiken (Goobie et al. 2017), erst zu beginnen, nachdem alle Gefäßkanülierungen gelungen waren, um im Falle einer distalen Ischämie ein gewisses fibrinolytisches Potenzial zu erhalten.

Eine fehlende Durchblutung, wie in diesem Fall, oder eine schwere Blutung können die Folgen einer Schädigung der Arterie sein. Als Faustregel kann gelten, dass die einfache Punktion der meisten Strukturen mit einer 24 G Plastikkanüle (z. B. Insyte) nicht zu schweren Folgen führt, solange nicht ein Draht eingeführt und dilatiert wird. **Die „echte Waffe" des Anästhesisten ist der Dilatator.** Bevor man dilatiert, muss man absolut sicher sein, dass der Führungsdraht auch im Lumen des erwünschten venösen Gefäßes liegt. Beim geringsten Zweifel kann in den meisten Fällen der 0,018 Inch Führungsdraht durch eine 22 G Plastikkanüle ersetzt werden; durch diese kann jetzt der Druck gemessen und so eine arterielle Lage sicher ausgeschlossen oder bestätigt werden. Blutgasanalysen sind unzuverlässig und sollten dazu nicht verwendet werden. Aber auch wenn die korrekte venöse Lage bestätigt worden ist, kann es immer noch durch das Legen des Katheters zu einer Verletzung des Gefäßes mit massiver und anhaltender Blutung kommen. Der Autor erinnert sich an mehrere solche Fälle, vor allem nach femoralen Venenkanülierungen.

Im vorliegenden Fall haben die **sympathikolytischen Effekte** des Kaudalblocks vermutlich zur zügigen Erholung der arteriellen Zirkulation beigetragen. Darüber wurde auch anekdotisch nach einem medikamenteninduzierten Vasospasmus (Kessell und Barker 1996) und nach einer Ischämie durch einen Nervenblock (Kaplanian et al. 2007) berichtet.

4.6.3 Zusammenfassung und Empfehlungen

Dieser Fall einer Gefäßläsion zeigt, dass alles unternommen werden soll, das Gefäß im ersten Anlauf zu kanülieren; klinisch bedeutet das oft, die Sonografie schon von Beginn an zu verwenden.

Der gefährlichste Schritt (die „echte Waffe" in den Händen des Anästhesisten) ist das Dilatieren; bevor man dazu schreitet, sollte man 100 % sicher sein, dass der Führungsdraht auch im erwünschten venösen Gefäß liegt.

Die Druckmessung kann am zuverlässigsten eine venöse von einer arteriellen Position unterscheiden. Die Blutgasanalyse sollte zu diesem Zweck nicht verwendet werden.

LITERATUR

Bodenham, C. A., Babu, S., Bennett, J. et al. (2016). Association of Anaesthetists of Great Britain and Ireland: Safe vascular access 2016. Anaesthesia, 71, 573–585.

Goobie, S. M., Cladis, F. P., Glover, C. D. et al. (2017). Safety of antifibrinolytics in cranial vault reconstructive surgery: a report from the pediatric craniofacial collaborative group. Paediatr Anaesth, 27, 271–281.

Kaplanian, S., Chambers, N. A. & Forsyth, I. (2007). Caudal anaesthesia as a treatment for penile ischaemia following circumcision. Anaesthesia, 62, 741–743.

Kessell, G. & Barker, I. (1996). Leg ischaemia in an infant following accidental intra-arterial administration of atracurium treated with caudal anaesthesia. Anaesthesia, 51, 1.154–1.156.

Lin, P. H., Dodson, T. F., Bush, R. L. et al. (2001). Surgical intervention for complications caused by femoral artery catheterization in pediatric patients. J Vasc Surg, 34, 1.071–1.078.

4.7 Fehllage der Katheterspitze

4.7.1 Fallbericht

Bei einem dreijährigen Mädchen wurde wegen einer Appendicitis perforata mit diffuser Peritonitis eine laparoskopische Appendektomie durchgeführt. Nach dem Eingriff wurde der Entschluss gefasst, einen ZVK einzulegen, weil der Venenzugang vorher schwierig gewesen war und der Chirurg es wünschte. Unter sonografischer Kontrolle wurde über die rechte V. jugularis interna ein 4 Fr Zweilumenkatheter im ersten Versuch eingelegt. Da der Eingriff spätabends im Dienst stattfand, wurde beschlossen, auf die übliche sofortige Röntgenkontrolle zu verzichten und ein Röntgenbild am nächsten Morgen anzufordern.

Zwei Tage später rief die Pflegekraft den Anästhesisten, weil der ZVK für eine Blutentnahme zur Laborkontrolle nicht mehr rückläufig war, zudem war der rechte Vorderarm erheblich angeschwollen (➤ Abb. 4.7a). Das Mädchen war durch die Anwesenheit des medizinischen Personals sehr verängstigt; es wurde daher in Begleitung seiner Eltern in den Operationsbereich gebracht und dort intravenös mit Ketamin sediert. Bei dem jetzt ruhigen Kind konnte sonografisch eine Katheterfehllage bestätigt werden; der Katheter lag gut sichtbar in der rechten V. subclavia. Wegen des günstigen klinischen Verlaufs wurde der ZVK einfach entfernt und unter Ultraschallkontrolle ein peripherer Zugang in die V. cephalica am linken Vorderarm gelegt. Aus Versehen war offensichtlich die angeforderte Röntgenkontrolle zum Ausschluss einer Katheterfehllage nicht durchgeführt worden.

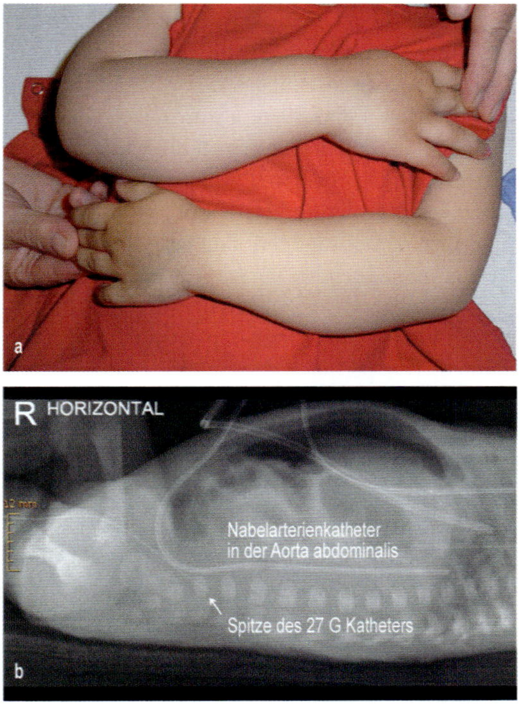

Abb. 4.7 a) Ein falsch liegender Jugularis-interna-Katheter führte zu einer Schwellung des rechten Arms. b) Dieses Abdomenröntgenbild zeigt einen falsch liegenden 27 G Katheter in einer paravertebralen Vene. Zusätzlich liegt offensichtlich ein Pneumoperitoneum vor. [T517]

4.7.2 Diskussion

Dieser Fall einer **Katheterfehllage** mit nachfolgender partieller Thrombose der V. subclavia zeigt, wie wichtig ein standardisiertes Vorgehen im Umgang mit medizinischen Installationen ist (Frykholm et al. 2014). Die korrekte Lage, in der V. cava superior oder inferior, muss bei jedem Patienten bestätigt werden. Traditionell erfolgt dies durch ein Röntgenbild. Alternativ kann die intravasale (intrakardiale) EKG-Ableitung eingesetzt werden; sie setzt aber voraus, dass der Katheter aus einer intrakardialen Position zurückgezogen werden kann, bis die typischen hohen P-Wellen zuverlässig verschwunden sind. Viele pädiatrische Kathetermodelle sind aber zu kurz, um dies bei allen Kindern zu ermöglichen. Bei hohen Herzfrequenzen kann zudem ein „hektisches" EKG die Interpretation gelegentlich recht schwierig gestalten. Die Sonografie hat ihren Platz: Beim Neugeborenen und beim kleineren Kind kann auch ein wenig erfahrener Anästhesist die V. cava inferior gut darstellen. Die Darstellung der V. cava superior hingegen gelingt wegen der lufthaltigen Strukturen weniger zuverlässig (Park et al. 2014). Während bei der Subklaviapunktion Fehllagen in bis zu 20 % der Fälle vorkommen, sind sie beim Zugang über die V. jugularis interna relativ selten.

Wenn der Katheter über die rechte V. jugularis interna eingeführt wird, kann die **Einführtiefe** zuverlässig vorausgesagt werden: Die Körpergröße geteilt durch zehn gibt einen ersten Schätzwert. Dann wird die Einführtiefe präzise vorausgesagt durch Messen der Distanz von der Einstichstelle bis zur Hälfte der Strecke vom Jugulum zur intermamillären Linie (Jöhr 2019) oder auch durch aufwendige Formeln (Na et al. 2009). Das Ziel ist, dass die Katheterspitze in der V. cava superior und damit außerhalb des Herzens liegt. Dies entspricht radiologisch einer Lage nahe der Carina. Dieses Abmessen wurde zwar durchgeführt, aber eine Fehllage war natürlich trotzdem noch möglich. Bei femoralen Kathetern garantiert eine Einführtiefe kleiner als die Strecke Einstichstelle ↔ Xiphoid weitgehend eine Lage der

Katheterspitze außerhalb des Herzens. Die Distanz Kleinfinger ↔ Daumen, das sind beim Autor 23 cm, kann der Anästhesist gut dazu verwenden, die maximal zulässige Einführtiefe abzuschätzen. Bei allen anderen Punktionsstellen gelingt die Voraussage der korrekten Einführtiefe weit weniger genau. Eine intrakardiale Lage der Katheterspitze geht mit dem Risiko einer Vorhofwandperforation und konsekutiver Herztamponade einher (Orme et al. 2007). Es finden sich zahlreiche solche Fälle in der Literatur, überraschend häufig in Zusammenhang mit den äußerst dünnen, von peripher eingeführten Kathetern bei Neugeborenen (Warren et al. 2013). Dies macht eine toxische Schädigung des Myokards mit konsekutiver Nekrose als Ursache wahrscheinlicher als die rein mechanisch verursachte Perforation. Während seines Berufslebens hatte der Autor Kenntnis von drei solchen Fällen, bei einem war er persönlich involviert.

Fehllagen sind auch bei **femoralen Kathetern** von Bedeutung (Lavandosky et al. 1996). Vor allem, wenn sie von links eingeführt werden, können sie mit katastrophalen neurologischen Folgen in paravertebrale oder gar epidurale Venen abgleiten (➤ Abb. 4.7b) (Zenker et al. 2000). Zur Bestätigung einer korrekten Lage wird ein Abdomenröntgenbild mit horizontalem Strahlengang empfohlen (Berger und Fontana 2016). Der Katheter sollte sich vor den Wirbelkörpern und parallel zu einem möglicherweise liegenden Nabelarterienkatheter projizieren. Der Autor wurde auch Zeuge der Einlage von femoralen Kathetern in die Harnblase und ins Abdomen; bei einem Traumapatienten konnte Blut aus dem Abdomen aspiriert werden. Heutzutage wird das dank der sonografischen Kontrolle hoffentlich nicht mehr geschehen. Die optimale Einführtiefe femoraler Katheter ist nicht klar definiert; vermutlich sollte die Katheterspitze am besten oberhalb der Nierenvenenmündung liegen (Frykholm et al. 2014).

Peripher eingeführte zentrale Venenkatheter sind in der Neonatologie seit Jahrzehnten populär; jetzt werden sie auch bei älteren Kindern zunehmend verwendet (Westergaard et al. 2013). Auch hier gelten dieselben Überlegungen zu Einführtiefe und korrekter Lage der Katheterspitze.

4.7.3 Zusammenfassung und Empfehlungen

Dieser Fall einer Subklaviathrombose zeigt, wie wichtig bei jedem Patienten die Kontrolle einer korrekten Lage der Katheterspitze ist.

Die Katheterspitze soll in der V. cava liegen, außerhalb des Vorhofs und auch außerhalb der von Perikard bedeckten Bereiche.

Nach dem Einlegen eines ZVKs in der unteren Körperhälfte zeigt das Abdomenröntgenbild mit horizontalem Strahlengang, dass der Katheter sicher nicht in einer paravertebralen Vene, sondern wahrscheinlich in der V. cava inferior liegt.

LITERATUR

Berger, T. M. & Fontana, M. (2016). Horizontal beam technique to document position of percutaneously inserted central venous catheters. Arch Dis Child Fetal Neonatal Ed, 101, F89.

Frykholm, P., Pikwer, A., Hammarskjold, F. et al. (2014). Clinical guidelines on central venous catheterisation. Swedish Society of Anaesthesiology and Intensive Care Medicine. Acta Anaesthesiol Scand, 58, 508–524.

Jöhr, M. (2019). Kinderanästhesie, 9th ed. München, Elsevier.

Lavandosky, G., Gomez, R. & Montes, J. (1996). Potentially lethal misplacement of femoral central venous catheters. Crit Care Med, 24, 893–896.

Na, H. S., Kim, J. T., Kim, H. S. et al. (2009). Practical anatomic landmarks for determining the insertion depth of central venous catheter in paediatric patients. Br J Anaesth, 102, 820–823.

Orme, R. M., McSwiney, M. M. & Chamberlain-Webber, R. F. (2007). Fatal cardiac tamponade as a result of a peripherally inserted central venous catheter: a case report and review of the literature. Br J Anaesth, 99, 384–388.

Park, Y. H., Lee, J. H., Byon, H. J. et al. (2014). Transthoracic echocardiographic guidance for obtaining an optimal insertion length of internal jugular venous catheters in infants. Paediatr Anaesth, 24, 927–932.

Warren, M., Thompson, K. S., Popek, E. J. et al. (2013). Pericardial effusion and cardiac tamponade in neonates: sudden unexpected death associated with total parenteral nutrition via central venous catheterization. Ann Clin Lab Sci, 43, 163–171.

Westergaard, B., Classen, V. & Walther-Larsen, S. (2013). Peripherally inserted central catheters in infants and children: indications, techniques, complications and clinical recommendations. Acta Anaesthesiol Scand, 57, 278–287.

Zenker, M., Rupprecht, T., Hofbeck, M. et al. (2000). Paravertebral and intraspinal malposition of transfemoral central venous catheters in newborns. J Pediatr, 136, 837–840.

4.8 Anomalien des venösen Systems

4.8.1 Fallbericht

Vor vielen Jahren war bei einem dreimonatigen Jungen (4,5 kg) ein größerer abdominalchirurgischer Eingriff geplant. Nach Einleiten der Anästhesie und Intubation wurde die V. jugularis interna rechts punktiert und der Führungsdraht eingeführt. Jetzt wurde dilatiert und ein 4 Fr Doppellumenkatheter eingelegt.

Beim Einführen des Führungsdrahts war kurz ein ungewohnter Widerstand zu spüren und bei der Durchleuchtung fand sich ein Abweichen des Katheters nach links. Dieser wurde dann weiter vorgeschoben, bis eine korrekte Position in der linken V. cava superior (VCS) erreicht worden war (➤ Abb. 4.8).

4.8.2 Diskussion

Eine **persistierende linke V. cava superior (PLVCS)** ist die häufigste venöse Fehlbildung und betrifft 0,3–0,5 % der Bevölkerung. Bei Patienten mit einem angeborenen Herzfehler ist die Inzidenz 3–5 %, also zehnmal höher. Weil die Mehrzahl der ZVKs über die rechte V. jugularis interna oder die rechte V. subclavia eingeführt wird, bleibt eine PLVCS in vielen Fällen unentdeckt. Die PLVCS verläuft vor der Pulmonalarterie und dann scharf abgewinkelt nach rechts, um in einen erweiterten Sinus coronarius zu münden. Bei der Mehrzahl, in über 90 % der Fälle, ist es ein zusätzliches Gefäß und es existiert auch eine rechte VCS. Ohne Herzchirurgie oder venöse Kanülierung handelt es sich meistens um einen belanglosen Befund, der keinen Einfluss auf das normale Leben hat. Im Gegensatz zur rechten VCS verläuft die PLVCS aber **abgewinkelt** oder sogar **gewunden.** Dies erschwert das Passieren von Führungsdrähten und erhöht das Perforationsrisiko beim Dilatieren oder bei der Verwendung von steifen Kathetern (Balasubramanian et al. 2014). Das Einlegen von Schrittmacherelektroden oder Pulmonalarterienkathetern ist wegen der zusätzlichen Winkelung auf dem Weg zum rechten Vorhof anspruchsvoller. Wegen des abgewinkelten Verlaufs dürfte auch bei einem liegenden ZVK das Thromboserisiko erhöht sein. Die PLVCS ist aber trotzdem ein großes zentrales Gefäß und kann wie eine rechte VCS für die parenterale Ernährung verwendet werden. Der Autor erinnert sich an einen neugeborenen Jungen mit einer PLVCS, der über viele Wochen einer parenteralen Ernährung bedurfte. Dazu wurden wiederholt auf beiden Seiten ZVKs eingelegt; dabei kam es zu einer Thrombose der linken, nicht aber der rechten VCS.

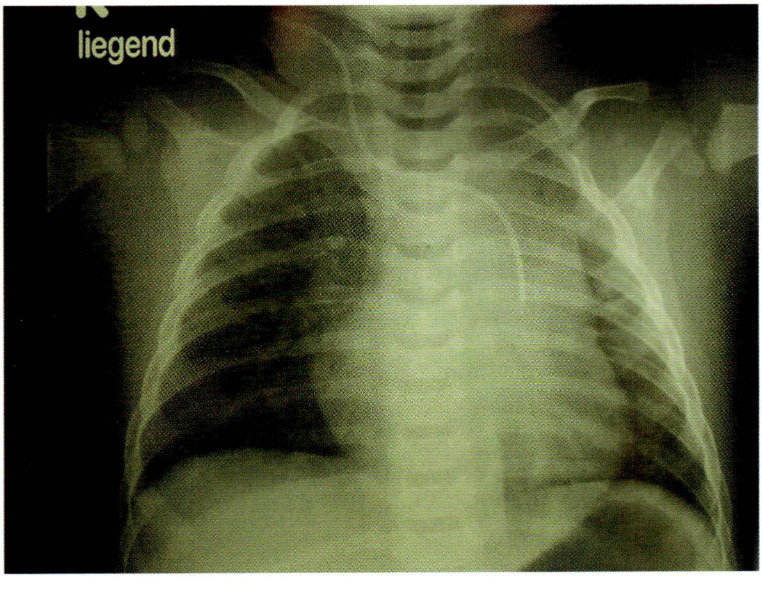

Abb. 4.8 Eine persistierende linke V. cava superior bei vermutlich fehlender rechter V. cava superior. [T517]

Radiologisch ist ein Katheter, der sich links der Trachea projiziert, typisch für eine PLVCS; allerdings müssen auch eine arterielle oder extravaskuläre Fehllage in Betracht gezogen werden. In seltenen Fällen kann der Katheter auch in der **V. mammaria** liegen (Kanbak et al. 2005). Diese ist im Vergleich zur VCS ein viel kleineres Gefäß. Der Autor erinnert sich an ein onkologisches Kind, bei dem es früh zu einer Katheterdysfunktion kam und die Fehllage in der rechten V. mammaria erst mit Verzögerung erkannt wurde; dies war eine potenziell lebensbedrohliche Komplikation, denn eine Leckage der Zytostatika ins Mediastinum wäre eine Katastrophe gewesen.

Anomalien der V. cava inferior (VCI), vor allem eine doppelte VCI, kommen bei 0,2–3 % der Bevölkerung vor (Bass et al. 2000). Die rechte VCI verläuft üblicherweise normal direkt in den rechten Vorhof, während die linke VCI auf Höhe der Einmündung der linken Nierenvene abbiegt und sich mit dem rechten venösen System vereinigt. Deshalb sollte bei einer doppelten VCI immer die rechte Seite für eine venöse Kanülierung bevorzugt werden. Bei einer **Azygos- oder Hemiazygoskontinuität** findet das venöse Blut der unteren Körperhälfte von oben her seinen Weg in den rechten Vorhof. Die Mehrzahl der venösen Missbildungen bleibt unbemerkt, bis Venenkatheter eingelegt werden sollen (Yeung et al. 2016). Anomalien, vor allem die Agenesie der VCI, können aber auch mit venöser Stauung und Thrombosen einhergehen (Milani et al. 2008).

Ganz selten kann eine PLVCS auch in den linken Vorhof drainieren und so einen Rechts-links-Shunt mit zentraler Zyanose verursachen. Es gibt viele Varianten bei den venösen Anomalien, wovon eine Unzahl von Fallberichten Zeugnis ablegt.

4.8.3 Zusammenfassung und Empfehlungen

Anomalien des venösen Systems sind relativ häufig. Die Anatomie ist nicht immer so wie erwartet, deshalb sind Aufmerksamkeit und Spürsinn vonnöten.

Bei einer doppelten V. cava ist das rechte System in der Regel weniger verwinkelt und damit besser für Venenkatheter geeignet.

Auch bei problemloser Kanülierung muss bei jedem ZVK die Lage durch ein bildgebendes Verfahren kontrolliert werden.

LITERATUR

Balasubramanian, S., Gupta, S., Nicholls, M. et al. (2014). Rare complication of a dialysis catheter insertion. Clin Kidney J, 7, 194–196.

Bass, J. E., Redwine, M. D., Kramer, L. A. et al. (2000). Spectrum of congenital anomalies of the inferior vena cava: cross-sectional imaging findings. Radiographics, 20, 639–652.

Kanbak, M., Karagoz, A. H., Oc, M. et al. (2005). Malposition of internal jugular catheter into internal mammarian vein in coronary artery bypass grafting. Eur J Anaesthesiol, 22, 399–400.

Milani, C., Constantinou, M., Berz, D. et al. (2008). Left sided inferior vena cava duplication and venous thromboembolism: case report and review of literature. J Hematol Oncol, 1, 24.

Yeung, N. P., Wong, C. C., Young, K. et al. (2016). Complication of venovenous extracorporeal membrane oxygenation cannulation: the significance of an inferior vena cava anomaly. Clin Case Rep, 4, 1.132–1.134.

4.9 Luftembolie

4.9.1 Fallbericht

Vor mehreren Jahrzehnten waren bei einem dreijährigen Mädchen (14 kg) mit einer Hypoganglionose eine Revisionslaparotomie sowie die Entfernung eines lecken, nur provisorisch reparierten Broviac-Katheters geplant. Ein peripherer Venenzugang sowie ein neuer perkutaner ZVK auf der Gegenseite wurden zwar gelegt, der Broviac-Katheter war aber immer noch in Gebrauch. Der Eingriff, eine Adhäsiolyse, war mit einer kontinuierlichen Blutung verbunden. Nach Verschluss des Abdomens wendete man sich dem Hals zu, um den getunnelten Broviac-Katheter zu entfernen.

Bis zu diesem Zeitpunkt war der Broviac-Katheter zur Gabe von Blutprodukten, einem Erythrozytenkonzentrat und einem FFP, verwendet worden. Die Intention war, das für die Transfusion verwendete Besteck zu entleeren – es enthielt bei Verwendung eines Wärmesystems noch ca. 30 ml – und es dann gemeinsam mit dem Broviac-Katheter zu entsorgen.

Deshalb wurde der leere Beutel entfernt und durch eine halbleere Flasche Ringer-Laktat ersetzt, um das im Besteck verbliebene Plasma hineinzuspülen. Kristalloide Lösungen wurden damals noch in Glasflaschen geliefert. Die Infusion tropfte aber nicht spontan, deshalb wurde die Flasche unter Druck gesetzt, indem man Luft in sie hineinpumpte. Die leitende Pflegekraft ermahnte den Anästhesisten, ja vorsichtig zu sein, denn unter Druck gesetzte Infusionsflaschen galten schon damals als gefährlich. Zum Zeitpunkt des Entfernens des Katheters bat der Chirurg darum, die laufende Infusion abzuklemmen und zog den Katheter heraus. Weitgehend simultan verschwand das Pulsoxymetersignal und das Kind wurde bradykard mit breiten QRS-Komplexen. Ohne Verzögerung wurde aus einer Fertigspritze 50 µg, ungefähr 3 µg/kg, Adrenalin verabreicht. Die Herzfrequenz stieg an und innerhalb von Minuten stabilisierte sich die Situation. Im abgeklemmten Infusionsbesteck befand sich keine Flüssigkeit mehr; es war bis hin zum Katheter mit Luft gefüllt.

4.9.2 Diskussion

Sehr wahrscheinlich hatte eine **Luftembolie** den Kreislaufkollaps verursacht. Glücklicherweise war die Menge Luft vermutlich klein und daher der Ausgang günstig; der Anästhesist hatte das Infusionsbesteck ständig im Auge, denn er wollte nur das im System verbliebene Plasma hineinspülen. Wegen der Koinzidenz mit dem Entfernen des Broviac-Katheters wurde die Embolisierung eines Fibringerinnsels, mobilisiert durch Manipulationen am Katheter, zunächst als wahrscheinlichste Ursache angesehen. Dann aber wurde das mit Luft gefüllte Infusionsbesteck bemerkt. Die maximale noch sichere Menge Luft ist unbekannt; im Schweinemodell führten 2 ml/kg zum Herzstillstand (Richter et al. 2013). Bei noch offenem Foramen ovale können aber schon viel kleinere Mengen zu einer paradoxen Embolie ins Gehirn oder in die Koronararterien mit katastrophalen Folgen führen.

Die **Infusionstherapie** birgt immer das Risiko einer Luftembolie, sobald es zu falschen Manipulationen kommt. Eine Luftembolie ist auch ohne die Applikation von Druck oder die Verwendung von Pumpen möglich; schon bei einer rein von der Schwerkraft getriebenen Infusion kann Luft aus dem Infusionssystem in den Patienten gelangen (Laskey et al. 2002). Wenn vergessen wird, das System luftleer zu spülen, bevor es beim Patienten angeschlossen wird, reicht das bei einem Säugling schon für eine fatale Luftembolie aus. Der Autor weiß von solchen Fällen in sehr renommierten Institutionen.

Immer wenn das venöse System an einer Stelle, die über Herzniveau liegt, eröffnet ist, kann es potenziell zu einer Luftembolie kommen. Neurochirurgische Eingriffe in **sitzender Position** haben ein inhärentes Risiko für eine Luftembolie (Harrison et al. 2002). Bei der Korrektur einer **Kraniosynostose** kann Luft über die eröffnete Spongiosa eintreten und Luftembolien sind hier bei der Mehrzahl der Patienten nachweisbar (Faberowski et al. 2000). Orthopädische Eingriffe, z. B. die Skoliosekorrektur, bei denen angeschnittene Spongiosaflächen in Kontakt mit der Atmosphäre kommen (Sutherland und Winter 1997), aber auch Leberresektionen mit weit offenen Venen sind Risikosituationen. Eine seltene, aber typische Situation sind Gasembolien während des Gebrauchs der von Argongas unterstützten Koagulation (Argon-Plasma-Koagulation) (Veyckemans und Michel 1996). Das Einlegen von großen Kanülen oder gar von Introducern, z. B. für Herzkatheter, sowie von ZVKs ist immer risikobehaftet.

Während einer **Laparoskopie** ermöglicht der erhöhte abdominale Druck den Eintritt von Gas ins venöse System, sobald eine Gefäßwand lädiert wird. Da ein Eintritt von Luft ins venöse System viel gefährlicher ist als der von CO_2, ist es wichtig, das Schlauchsystem mit CO_2 durchzuspülen, bevor es am Trokar angeschlossen wird (Richter et al. 2013). Beim Neugeborenen birgt die noch weit offene Umbilikalvene am Ort der Trokarinsertion das Risiko eines passiven Lufteintritts während der Präparationsphase (Lalwani und Aliason 2009), dazu kommt die typische CO_2-Embolie während des Eingriffs (Olsen et al. 2013). Die Irrigation von Hohlräumen mit gasbildenden Lösungen wie **Wasserstoffperoxid** hat ebenfalls schon zu schweren Gasembolien geführt (Gerrish 1985).

Beutel oder gar Glasflaschen, die residuale Luft enthalten, unter Druck zu setzen, galt schon lange als gefährliches Manöver (Adhikary und Massey 1998) und wurde schon zum Zeitpunkt des Ereignisses klar als **Substandard** betrachtet. Es wurde aber

4

trotzdem gemacht. Das ist typisch, denn jeder Anästhesist ist überzeugt, dass in seinen eigenen Händen auch ein zweifelhaftes Vorgehen sicher ist.

Zweifellos hat die rasche Verabreichung von **Adrenalin** zum günstigen Verlauf beigetragen. Adrenalin wird in der Kinderanästhesie nur selten benötigt; es ist aber trotzdem von großem Vorteil, es in einer Spritze aufgezogen bereitzuhalten. Der Autor hatte seit den frühen 1990er Jahren eine 10 ml **Fertigspritze** mit 100 µg/ml Adrenalin in seinem Anästhesiewagen. Diese Lösung bleibt über mehrere Monate stabil und erlaubt so eine beinahe immediate Verabreichung. Der Autor ist überzeugt, dass in hektischen Situationen keine Zeit zum Aufziehen bleibt. Ein Hypnotikum, ein Muskelrelaxans, Atropin und Adrenalin sollen immer vorhanden und injektionsbereit sein.

4

4.9.3 Zusammenfassung und Empfehlungen

Jede Infusionstherapie birgt das Risiko einer Luftembolie, sobald eine falsche Manipulation erfolgt.

Fertigspritzen erlauben die schnelle Verabreichung lebensrettender Medikamente wie Adrenalin.

Dieser Fall zeigt, dass Anästhesisten im Einzelfall auch Dinge tun, die klar Substandard sind; denn sie sind überzeugt, dass in ihren Händen auch ein zweifelhaftes Vorgehen sicher ist.

LITERATUR

Adhikary, G. S. & Massey, S. R. (1998). Massive air embolism: a case report. J Clin Anesth, 10, 70–72.
Faberowski, L. W., Black, S. & Mickle, J. P. (2000). Incidence of venous air embolism during craniectomy for craniosynostosis repair. Anesthesiology, 92, 20–23.
Gerrish, S. P. (1985). Gas embolism due to hydrogen peroxide. Anaesthesia, 40, 1.244.
Harrison, E. A., Mackersie, A., McEwan, A. et al. (2002). The sitting position for neurosurgery in children: a review of 16 years' experience. Br J Anaesth, 88, 12–17.
Lalwani, K. & Aliason, I. (2009). Cardiac arrest in the neonate during laparoscopic surgery. Anesth Analg, 109, 760–762.
Laskey, A. L., Dyer, C. & Tobias, J. D. (2002). Venous air embolism during home infusion therapy. Pediatrics, 109, E15.
Olsen, M., Avery, N., Khurana, S. et al. (2013). Pneumoperitoneum for neonatal laparoscopy: how safe is it? Paediatr Anaesth, 23, 457–459.
Richter, S., Matthes, C., Ploenes, T. et al. (2013). Air in the insufflation tube may cause fatal embolizations in laparoscopic surgery: an animal study. Surg Endosc, 27, 1.791–1.797.
Sutherland, R. W. & Winter, R. J. (1997). Two cases of fatal air embolism in children undergoing scoliosis surgery. Acta Anaesthesiol Scand, 41, 1.073–1.076.
Veyckemans, F. & Michel, I. (1996). Venous gas embolism from an argon coagulator. Anesthesiology, 85, 443–444.

4.10 Venöse Thrombosen

4.10.1 Fallbericht

Vor langer Zeit wurde bei einem elfjährigen Mädchen mit Epiphysiolysis capitis femoris unter Intubationsnarkose der abgerutschte rechte Femurkopf geschlossen reponiert und perkutan fixiert. Zur postoperativen Analgesie wurde zusätzlich ein Femoralisblock angelegt. Die Gegenseite wurde ebenfalls prophylaktisch mit Pins fixiert. Am zweiten postoperativen Tag wurde eine erhebliche Schwellung beider Beine bemerkt.

Die weiteren Abklärungen ergaben eine Thrombose vor allem der rechten Femoralvene, die sich bis in die V. cava inferior hinauf erstreckte. Es wurde mit einer intravenösen Heparinisierung begonnen und ein gefäßchirurgisches Konsil angefordert. In Anbetracht der Ausdehnung des Thrombus wurde die chirurgische Thrombektomie vorgeschlagen und in Intubationsnarkose durchgeführt. Erstaunlicherweise fanden sich bei den weiteren Abklärungen keine Anzeichen einer Pathologie des Gerinnungssystems, insbesondere keine hereditäre Thrombophilie.

4.10.2 Diskussion

Dieser Fall zeigt, dass **postoperative tiefe Venenthrombosen** bei Kindern zwar selten sind (Georgopoulos et al. 2016), aber doch vorkommen. Eine routinemäßige Thromboseprophylaxe für alle Kinder ist keine etablierte Praxis. Es ist aber klug, bei einigen Kindern, ab einem gewissen Alter und bei erhöhtem Risiko, eine Thromboseprophylaxe wie beim Erwachsenen durchzuführen. An der Institution des Autors wurde das Alterslimit für die Gabe von niedermolekularem Heparin arbiträr auf 13 Jahre bei Mädchen und 15 Jahre bei Jungen festgelegt. Dies könnte als übertrieben gelten, denn insgesamt scheint das Risiko bei Kindern auch bei langen Eingriffen doch gering zu sein (Kaabachi et al. 2010). Das pädiatrische Spektrum umfasst aber auch Kinder, die definitiv zur Risikogruppe gehören, z. B. adipöse Mädchen, die die Pille nehmen. Das Thema gehört daher in den Fokus des Kinderanästhesisten und klare institutionelle Vorgehensweisen sind wichtig.

Nach der **Neugeborenenperiode** und vor der Pubertät sind venöse Thrombosen bei Kindern selten (Tuckuviene et al. 2011). In der Kindheit ist die Inzidenz bei Jungen höher als bei Mädchen, in der Adoleszenz ist dann das Gegenteil der Fall. Ein **liegender ZVK** ist bei Kindern der wichtigste Risikofaktor für venöse Thrombosen (Kim und Sabharwal 2014). Im Neugeborenenalter ist die Inzidenz von Thrombosen extrem hoch (Latham und Thompson 2014) und diese haben in über 90 % einen Bezug zu zentralvenösen Kathetern (Chalmers 2006). Es gibt keinen klaren Beweis für die Effektivität niedermolekularer Heparine oder heparinbeschichteter Katheter zur Prävention von katheterassoziierten Thrombosen (Brandao et al. 2014). Manche Institutionen infundieren Neugeborenen 0,5 E/kg/h Heparin, um den ZVK offen zu halten. Beim Vorliegen einer katheterassoziierten Thrombose wird empfohlen, den Katheter erst nach drei bis fünf Tagen therapeutischer Antikoagulation zu entfernen (Monagle et al. 2012); falls der Thrombus dann bei den Nachkontrollen weiter an Größe zunimmt, ist ein Fortführen der Antikoagulation für sechs Wochen bis drei Monate zu erwägen. Der Autor muss aber zugeben, dass er in den letzten zehn Jahren, mit dem ubiquitären Einsatz der Sonografie, bei liegenden Kathetern oft kleinere Thromben gesehen und das als „normales" und benignes Phänomen betrachtet hat (➤ Abb. 4.9a). Die große Erfahrung mit Aufdilatieren und Wiedereröffnen partiell verschlossener Gefäße für die Nierenersatztherapie zeigt, dass es vermutlich sicher ist, ein partiell verschlossenes Gefäß zu punktieren, an ihm zu manipulieren und einen neuen Katheter einzulegen; die Gefahr, einen Thrombus zu dislozieren, scheint gering zu sein. Diese kleinen und lokal begrenzten thrombotischen Ereignisse sind von einem potenziell lebensbedrohlichen Verschluss der V. cava superior oder inferior zu unterscheiden. Oft ist eine venöse Stauung distal davon oder auch ein Kollateralkreislauf zu erkennen (➤ Abb. 4.9b). Der Autor hat mehrere solche Fälle gesehen; es handelte sich immer um Neugeborene. Bei perkutan eingelegten 4 Fr Doppellumenkathetern kam es typischerweise zu einer nässenden Kathetereintrittsstelle. Bei einem thrombotisch verschlossenen Gefäß sickert die Infusionsflüssigkeit in einer fibrinösen Hülle entlang dem Katheter zurück.

Hereditäre Thrombophilien sind recht häufig; sie führen aber bei Neugeborenen und Kindern ohne spezifischen Auslöser nur selten zu Thrombosen (van Ommen und Nowak-Gottl 2017). Deshalb wird vor der Pubertät, im Gegensatz zum Vorgehen bei Erwachsenen, bei kleiner Chirurgie mit geringem Risiko meist keine Thromboseprophylaxe durchgeführt. Der häufigste Defekt ist in Europa mit 1–9 % die Faktor-V-Leiden-Mutation, gefolgt von der Faktor-II-Mutation mit 2 %. Bei Unklarheiten soll der Rat eines Spezialisten eingeholt werden. **Maligne Erkrankungen** erhöhen, wie beim Erwachsenen, auch bei Kindern das Risiko thrombotischer Ereig-

4

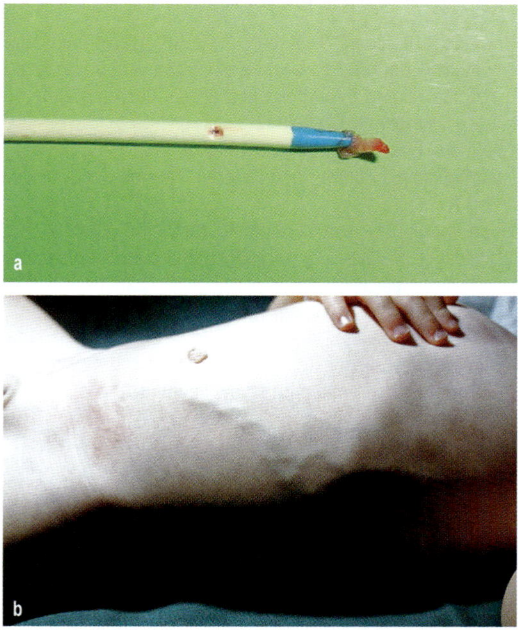

Abb. 4.9 a) Dieser Thrombus, der das distale Ende eines ZVKs verlegte, wurde als Zufallsbefund entdeckt. b) Dieser Junge mit einem offensichtlichen Umgehungskreislauf kam einige Jahre nach einer parenteralen Langzeiternährung in der Neugeborenenzeit zur Abklärung. [T517]

nisse. Asparaginase, die bei der Behandlung von akuten lymphatischen Leukämien eingesetzt wird, bewirkt einen Antithrombinmangel (Tuckuviene et al. 2016).

Gewisse Eingriffe können zu typischen lokalisierten Thrombosen führen, z. B. die Pfortaderthrombose im Zusammenhang mit einer laparoskopischen Splenektomie oder Eingriffen in der Nähe der Leberpforte.

4.10.3 Zusammenfassung und Empfehlungen

Im Rahmen der alltäglichen Kinderchirurgie kommt es selten zu Thrombosen. Es gibt sie aber und eine Thromboseprophylaxe lohnt sich bei Adoleszenten und in speziellen Risikosituationen.

Neugeborene haben ein hohes Risiko für Thrombosen, vor allem im Zusammenhang mit einem ZVK. Dünnere Katheter sind zu bevorzugen.

Eine hereditäre Thrombophilie stellt kein großes Risiko bei der alltäglichen Kinderchirurgie dar.

LITERATUR

Brandao, L. R., Shah, N. & Shah, P. S. (2014). Low molecular weight heparin for prevention of central venous catheterization-related thrombosis in children. Cochrane Database Syst Rev (3) CD005982.

Chalmers, E. A. (2006). Epidemiology of venous thromboembolism in neonates and children. Thromb Res, 118, 3–12.

Georgopoulos, G., Hotchkiss, M. S., McNair, B. et al. (2016). Incidence of deep vein thrombosis and pulmonary embolism in the elective pediatric orthopaedic patient. J Pediatr Orthop, 36, 101–109.

Kaabachi, O., Alkaissi, A., Koubaa, W. et al. (2010). Screening for deep venous thrombosis after idiopathic scoliosis surgery in children: a pilot study. Paediatr Anaesth, 20, 144–149.

Kim, S. J. & Sabharwal, S. (2014). Risk factors for venous thromboembolism in hospitalized children and adolescents: a systemic review and pooled analysis. J Pediatr Orthop B, 23, 389–393.

Latham, G. J. & Thompson, D. R. (2014). Thrombotic complications in children from short-term percutaneous central venous catheters: what can we do? Paediatr Anaesth, 24, 902–911.

Monagle, P., Chan, A. K. C., Goldenberg, N. A. et al. (2012). Antithrombotic therapy in neonates and children: antithrombotic therapy and prevention of thrombosis, 9th ed: American College of Chest Physicians Evidence-Based Clinical Practice Guidelines. Chest, 141, (2 Suppl) e737S–e801S.

Tuckuviene, R., Christensen, A. L., Helgestad, J. et al. (2011). Pediatric venous and arterial noncerebral thromboembolism in Denmark: a nationwide population-based study. J Pediatr, 159, 663–669.

Tuckuviene, R., Ranta, S., Albertsen, B. K. et al. (2016). Prospective study of thromboembolism in 1038 children with acute lymphoblastic leukemia: a Nordic Society of Pediatric Hematology and Oncology (NOPHO) study. J Thromb Haemost, 14, 485–494.

Van Ommen, C. H. & Nowak-Gottl, U. (2017). Inherited thrombophilia in pediatric venous thromboembolic disease: why and who to test. Front Pediatr, 5, 50.

4.11 Ischämie der Finger

4.11.1 Fallbericht

Vor vielen Jahren war bei einem 2,5 kg schweren Termingeborenen eine Laparotomie wegen einer intestinalen Obstruktion vorgesehen. Das Kind wurde mit Thiopental und Pancuronium eingeleitet und mit einem ungecufften 3,0er Tubus nasotracheal intubiert. Zur Aufrechterhaltung der Anästhesie wurden Fentanyl und Sevofluran verabreicht.

Die arterielle Kanülierung dauerte eine Weile, war schließlich aber erfolgreich. Mit einer 22 G Stahlkanüle wurde punktiert und dann mittels Seldingertechnik ein 2 Fr Arterienkatheter eingelegt. Dieser Katheter wurde mit einer Verlängerung konnektiert und kontinuierlich bei 2 ml/h mit physiologischer Kochsalzlösung mit 2 E/ml Heparin gespült. In dem Moment, als die Hand von Blut gereinigt und dem Klinikstandard folgend auf einer Schiene fixiert worden war, wurden die weißen Finger entdeckt (➢ Abb. 4.10). Wiederholtes Spülen („Flushen“) änderte nichts, zusätzlich war die arterielle Kurve jetzt auch sehr gedämpft. Erst rund eine halbe Stunde später, als nach dem Hautschnitt der mittlere arterielle Druck deutlich über 40 mmHg anstieg, wurde die arterielle Kurve plötzlich normal und alle Finger waren rosig.

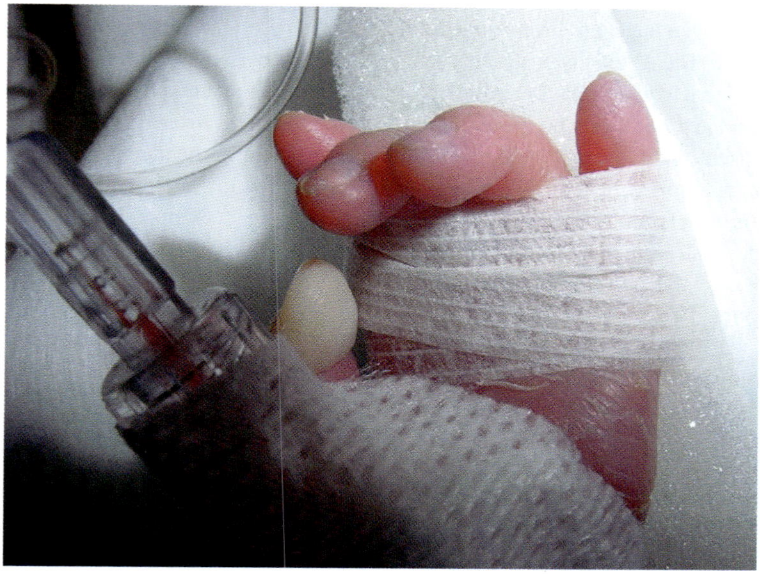

Abb. 4.10 Ischämische Fingerspitzen nach der Einlage eines radialen Arterienkatheters (aus Jöhr M (2017). Komplikationen in der Kinderanästhesie. Anästh Intensivmed, 58, 259–266) [E1077]

4.11.2 Diskussion

Dieser Fall illustriert die Probleme, die Kinderanästhesisten im Umgang mit **arteriellen Kathetern** bei Neugeborenen und kleinen Kindern haben. Gleich mehrere didaktische Punkte sind hervorzuheben:

Erstens, die **Einführtechnik** hat sich über die Zeit verändert. In den frühen 1980er Jahren musste der Autor gelegentlich auf eine chirurgische Freilegung zurückgreifen, wenn die Punktion mit der Palpationstechnik nicht gelang. Danach kam die Periode der Transillumination und heute ist die sonografiegestützte Punktion die bevorzugte Methode bei allen Patienten (Anantasit et al. 2017). Eine 24 G Plastikkanüle, z. B. Insyte oder Vasofix, kann als gute Wahl betrachtet werden, weil sie nur ein minimales Trauma verursacht und in der Regel nicht zu einem relevanten Hämatom führt, auch wenn die Arterie mehrfach punktiert wird. Beim Neugeborenen verursachen der tiefe Blutdruck und der hohe Hämatokrit zusätzliche Schwierigkeiten, weil der Rückfluss oft nur sehr zögerlich erfolgt. Obwohl der Autor die Seldinger-Technik bevorzugt, hat er den Eindruck, dass direkt über die Punktionskanüle eingeführte Katheter mindestens zu Beginn zuverlässiger funktionieren als ein über einen Führungsdraht eingeführter Katheter.

Zweitens, die **bevorzugte Stelle** ist beim Neugeborenen die rechte A. radialis, da sie präduktale Blutgasanalysen erlaubt. Beim Neugeborenen ist die A. ulnaris allerdings oft das größere Gefäß und einfacher zu punktieren. Wegen des Ischämierisikos ist es definitiv nicht klug, auf die A. ulnaris zu wechseln, wenn vorher die A. radialis punktiert wurde und das Vorschieben des Katheters nicht gelang. Schwere Komplikationen kommen bei Radialiskathetern kaum vor (Gleich et al. 2021). Die A. axillaris ist ein großes Gefäß und relativ einfach zu kanülieren; zudem steht, wenn hoch in der Axilla punktiert wird, ein ausgedehnter Kollateralkreislauf zur Verfügung (Piotrowski und Kawczynski 1995). Bei der klassischen Blalock-Taussig-Operation konnte die A. subclavia sogar ohne Probleme durchtrennt und ligiert werden. Der einzige Nachteil axillärer Katheter ist die Nähe zur zerebralen Zirkulation. Der Autor erinnert sich nur an ein Kind, das nach mehreren Tagen mit einem axillären Katheter einen pulslosen Arm entwickelte. Der Katheter wurde entfernt, worauf sich die Durchblutung schrittweise normalisierte. Auch die A. brachialis wurde von einigen Experten erfolgreich verwendet (Schindler et al. 2005). Bei früh- und termingeborenen Neugeborenen birgt die Kanülierung der A. femoralis vermutlich das Risiko einer Beinischämie (Venkataraman et al. 1997); sie war in dieser Altersgruppe für den Autor wegen der negativen eigenen Erfahrungen immer die letzte Wahl. Die A. tibialis posterior wird in der Neonatologie viel verwendet. Der Autor griff allerdings nur auf sie zurück, wenn eine Kanülierung an anderen Orten nicht gelang, denn in einer geriatrischen Population trifft man kaum je ischämische Finger an, sehr wohl aber nekrotische Zehen. Es könnte durchaus sein, dass kleine Narben in der Intima der Fußgefäße Jahrzehnte später negative Auswirkungen haben.

Drittens, bei diesem Fall war vermutlich die **Embolisierung** kleinster Luftbläschen für die Ischämie der Finger verantwortlich. Dafür spricht auch, dass es ein vorübergehendes Ereignis war. Die meisten Kliniker verwenden bei Kindern eine kontinuierliche Spülung mit einer heparinhaltigen Lösung. Das Spülen durch die Injektion eines Bolus mit einer Spritze wird zwar gemacht, ist aber potenziell gefährlich, da thrombotisches Material retrograd die zentrale Zirkulation erreichen kann. Sogar beim Erwachsenen scheint dafür ein Volumen von nur 3 ml auszureichen (Lowenstein et al. 1971), deutlich weniger bei Neugeborenen und Säuglingen. Patienten mit axillären oder noch schlimmer mit Kathetern in der A. temporalis sind besonders gefährdet. Katheter in der A. temporalis sind nach Berichten über Hirninfarkte seit langem verboten (Prian et al. 1978; Simmons et al. 1978). Bei axillären Kathetern ist die Distanz länger, wenn die linke Seite kanüliert wurde.

Es gibt Berichte über eine andauernde **Ischämie** mit konsekutiver Nekrose; das ist eine ständig drohende Gefahr. Bei einer gestörten Durchblutung soll immer zuerst sichergestellt werden, dass ein ausreichender Perfusionsdruck vorliegt. Wie im vorliegenden Fall, als allein das Anheben des Mitteldrucks auf deutlich über 40 mmHg beim Neugeborenen die Perfusion vollständig normalisierte. Vermutlich konnten so Gefäßspasmen überwunden und kleinstes thrombotisches Material weggespült werden. Bei Neugeborenen und kleinen Säuglingen können in bis zu 10 % der Fälle typische Hautnekrosen in dem Bereich, der über der Katheterspitze liegt, gesehen werden (Stephenson et al. 2010). Eine für die Extremität bedrohliche Ischämie kommt allerdings ohne Sepsis, Schock oder Schädigung multipler Gefäße selten vor. Der Autor erinnert sich an einen zweijährigen Jungen, der nach vielen Wochen Intensivbehandlung ein Toxic-Schock-Syndrom mit Gewebeverlusten an allen vier Extremitäten überlebte; dort, wo der Arterienkatheter lag, waren die Nekrosen viel ausgedehnter. Es reicht gewöhnlich aber aus, den Arterienkatheter zu entfernen und einen ausreichenden Perfusionsdruck zu gewährleisten. Weitere Therapieoptionen sind Heparin, Fibrinolyse sowie Sympathikusblockaden zur Vasodilatation.

4.11.3 Zusammenfassung und Empfehlungen

Dieser Fall mit einer vorübergehenden Ischämie der Fingerspitzen zeigt, wie wichtig es bei arteriellen Kathetern ist, auch die kleinsten Luftbläschen im System zu vermeiden.

Zum Spülen („Flushen") soll nur das minimale, unbedingt notwendige Volumen verwendet werden, ungefähr 0,5 ml beim Neugeborenen, um eine Embolisierung in die zentrale und vor allem in die zerebrale Zirkulation zu vermeiden.

LITERATUR

Anantasit, N., Cheeptinnakorntaworn, P., Khositseth, A. et al. (2017). Ultrasound versus traditional palpation to guide radial artery cannulation in critically ill children: a randomized trial. J Ultrasound Med, 36, 2.495–2.501.

Gleich, S. J., Wong, A. V., Handlogten, K. S. et al. (2021). Major short-term complications of arterial cannulation for monitoring in children. Anesthesiology, 134, 26–34.

Lowenstein, E., Little, J. W. III & Lo, H. H. (1971). Prevention of cerebral embolization from flushing radial-artery cannulas. N Engl J Med, 285, 1.414–1.415.

Piotrowski, A. & Kawczynski, P. (1995). Cannulation of the axillary artery in critically ill newborn infants. Eur J Pediatr, 154, 57–59.

Prian, G. W., Wright, G. B., Rumack, C. M. et al. (1978). Apparent cerebral embolization after temporal artery catheterization. J Pediatr, 93, 115–118.

Schindler, E., Kowald, B., Suess, H. et al. (2005). Catheterization of the radial or brachial artery in neonates and infants. Paediatr Anaesth, 15, 677–682.

Simmons, M. A., Levine, R. L., Lubchenco, L. O. et al. (1978). Warning: serious sequelae of temporal artery catheterization. J Pediatr, 92, 284.

Stephenson, L. L., Gordon, N. & Seefelder, C. (2010). Regional skin necrosis from radial artery cannulation in infants. J Clin Anesth, 22, 230–231.

Venkataraman, S. T., Thompson, A. E. & Orr, R. A. (1997). Femoral vascular catheterization in critically ill infants and children. Clin Pediatr (Phila), 36, 311–319.

KAPITEL

5 Regionalanästhesie

5.1 Die falsche Seite

5.1.1 Fallbericht

Vor Jahrzehnten kam ein elfjähriges Mädchen, das als Säugling beidseits eine Klumpfußoperation hatte, zu einer Korrekturosteotomie am einen Fuß. Es wurde inhalativ eingeleitet und der Atemweg mit einer klassischen 3er Larynxmaske gesichert. Dann wurde beim spontan atmenden Kind mit lateralem Zugang eine proximale Ischiadikusblockade angelegt. Ein in der Ausbildung schon weit fortgeschrittener Anästhesist wurde vom erfahrenen Teamleiter angeleitet. Der rechte Fuß wurde mit Pflaster in einer leichten Innenrotationsstellung fixiert, um den Trochanter major etwas anzuheben, und dieser wurde dann mit Filzstift auf der Haut eingezeichnet. Dann wurde nach ausgiebiger Hautdesinfektion unterhalb des Trochanters eine 10 cm lange isolierte Nadel parallel zur Oberfläche des Tischs bis zum Auftreten der typischen Muskelzuckungen vorgeschoben. Jetzt wurde die Stromstärke reduziert und 20 ml Bupivacain 0,25 % wurden an eine Stelle injiziert, wo bei 1 ms Impulsbreite mit 0,3 mA keine Muskelzuckungen mehr sichtbar waren. Zu Ausbildungszwecken wurde das ganze Vorgehen fotografisch festgehalten, inklusive einem Foto, das den glücklichen und stolzen Kollegen zeigte. Das Gebiet der rechten Hüfte wurde von Desinfektionsmittelresten gereinigt und das Mädchen vom Einleitungsraum in den Saal transferiert, wo sich der Ausbildungsassistent weiter um die Patientin kümmerte.

Zehn Minuten später streckte er den Kopf durch die Tür und sagte: „Es ist alles gut, aber der Eingriff findet auf der linken Seite statt“. In der Tat, „Osteotomie links“ stand auf dem Operationsprogramm und ebenso auf dem Narkoseprotokoll, das anlässlich der Prämedikationsvisite ausgefüllt worden war. Noch während des Eingriffs suchte der Anästhesist die auf der Abteilung wartenden Eltern auf, um sie von Angesicht zu Angesicht über seinen Irrtum zu informieren. Am Ende des Eingriffs wurde eine linksseitige Ischiadikusblockade angelegt, die eine lang anhaltende Schmerzfreiheit bewirkte.

5.1.2 Diskussion

Dieser Fall zeigt, dass ein **Block auf der falschen Seite** auch bei elektiv geplanten Routineeingriffen vorkommen kann. Ein Block auf der falschen Seite ist ein Ereignis, das eigentlich nie geschehen sollte, denn es ist auf einfachste Weise zu vermeiden. Immer ist zu irgendeinem Zeitpunkt Nachlässigkeit im Spiel. Trotzdem aber war der Autor selbst bei dieser Patientin beteiligt und er weiß von zwei weiteren Fällen. In der Literatur wurde eine **Inzidenz** von 1–4 pro 10.000 Blockaden genannt (Hudson et al. 2015; Sites et al. 2014), Femoralisblockaden waren besonders häufig dabei und es gibt auch Übersichtsarbeiten zum Thema (Barrington et al. 2015, Kwofie et al. 2020). Das Risiko eines Blocks am falschen Ort besteht natürlich auch in der Schmerztherapie (Cohen et al. 2010).

Die wichtigsten **Risikofaktoren** sind Ablenkung, Müdigkeit und ein ungewohnter Produktionsdruck. Zudem zeigt in manchen Fällen, wie auch hier, die geblockte falsche Seite ebenfalls Auffälligkeiten, wie z. B. einen Gips, Narben oder Missbildungen. Es ist von zentraler Bedeutung, den Block nicht an der **anscheinend betroffenen Extremität** anzulegen, sondern sich **jedes Mal** zu vergewissern, dass der Eingriff wirklich diese sichtbare Pathologie zum Ziel hat. Zudem erhöht jede **Lageänderung,** z. B. von der Rücken- zur Seitenlage oder von der Seiten- zur Bauchlage, die Gefahr einer Rechts-links-Verwechslung.

Zur **Prävention** ist es wichtig, alle Unterlagen und die Markierung des Operationsgebiets zu überprüfen. Die WHO-Checkliste hat fraglos mehr Stabilität in die perioperativen Prozesse gebracht (Haynes et al. 2009). Kürzlich wurde sogar eine spezielle Checkliste für die Durchführung regionaler Blockaden vorgeschlagen (Mulroy et al. 2014). Der Autor verwendet vor dem Einleiten der Anästhesie eine sehr einfache, laut gesprochene Checkliste (➤ Kap. 2.1) und seit diesem Fall pausiert er vor dem Einführen der Nadel, um den Eingriffsort und die Seite zu überprüfen. Eine Markierung des Operationsgebiets wurde damals noch nicht gemacht; eine sichtbare Marke am linken Fuß hätte aber sicher davon abgehalten, auf der rechten Seite einen Block anzulegen. Bei diesem Fall gab es keine Hektik und keine Ablenkung. Der instruierende, erfahrene Anästhesist sah den nicht normal aussehenden rechten Fuß und war so überzeugt, dass dies die richtige Seite sei, dass der Assistent es nicht hinterfragte. Die Initiative **„stop before you block"** empfiehlt vor dem Block ein kurzes Innehalten, um die Korrektheit der Seite zu bestätigen. Der Erfolg einer solchen Initiative beruht auf einem sich immer wiederholenden Training und bedarf einer Veränderung der Kultur; vor allem bei Notfalleingriffen oder Interventionen außerhalb des Operationssaals werden Checks von Ort und Seite oft vergessen (Slocombe und Pattullo 2016). Trotz der großen Anstrengungen scheint leider die Inzidenz von Blockaden auf der falschen Seite über die Jahre konstant zu bleiben (Pandit et al. 2017). Das Anzeichnen der Einstichstelle und spezielle Kleber auf den Spritzen sollen dazu dienen, dass die „stop before you block"-Checkliste vermehrt eingehalten wird (Chikkabbaiah et al. 2015). Kürzlich wurde sogar eine „Scheinblockade", bei der mit einer leeren Spritze die Haut berührt und der wache Patient um die Bestätigung der Korrektheit der Seite gebeten wird, vorgeschlagen (Pandit et al. 2017).

Unglücklicherweise sind Menschen nur gegen diejenigen Fehler zuverlässig geschützt, die sie schon selbst gemacht und so mit eigenen schmerzhaften Erfahrungen verknüpft haben. Der Autor und auch der frühere Assistent, jetzt langjähriger Chefarzt einer Abteilung, erinnern sich immer noch an diese Geschichte; etwas verschämt, aber mit der Zeit auch mit einem deutlichen Lächeln. Es ist eigentlich sicher, dass diese beiden Anästhesisten zuverlässig davor geschützt sind, je wieder einen Block auf der falschen Seite anzulegen.

5.1.3 Zusammenfassung und Empfehlungen

Die Blockade der falschen Seite ist eine ständige Gefahr; es muss alles daran gesetzt werden, um das zu vermeiden.

Eine offensichtlich veränderte Extremität ist möglicherweise nicht das Ziel des geplanten Eingriffs; man soll nie eine Blockade in Angriff nehmen, ohne alle Unterlagen und die Markierung auf der Haut sorgfältig überprüft zu haben.

Ein kurzes Innehalten vor dem Einstechen der Nadel („stop before you block"), um den Ort und die Indikation zu überprüfen, ist dringend zu empfehlen.

LITERATUR

Barrington, M. J., Uda, Y., Pattullo, S. J. et al. (2015). Wrong-site regional anesthesia: review and recommendations for prevention? Curr Opin Anaesthesiol, 28, 670–684.

Chikkabbaiah, V., French, J., Townsley, P. et al. (2015). Further reducing the risk of wrong site block. Anaesthesia, 70, 1.453.

Cohen, S. P., Hayek, S. M., Datta, S. et al. (2010). Incidence and root cause analysis of wrong-site pain management procedures: a multicenter study. Anesthesiology, 112, 711–718.

Haynes, A. B., Weiser, T. G., Berry, W. R. et al. (2009). A surgical safety checklist to reduce morbidity and mortality in a global population. N Engl J Med, 360, 491–499.

Hudson, M. E., Chelly, J. E. & Lichter, J. R. (2015). Wrong-site nerve blocks: 10 yr experience in a large multihospital health-care system. Br J Anaesth, 114, 818–824.

Kwofie, K. & Uppal, V. (2020). Wrong-site nerve blocks: evidence-review and prevention strategies. Curr Opin Anaesthesiol, 33, 698–703.

Mulroy, M. F., Weller, R. S. & Liguori, G. A. (2014). A checklist for performing regional nerve blocks. Reg Anesth Pain Med, 39, 195–199.

Pandit, J. J., Matthews, J. & Pandit, M. (2017). „Mock before you block": an in-built action-check to prevent wrong-side anaesthetic nerve blocks. Anaesthesia, 72, 150–155.

Sites, B. D., Barrington, M. J. & Davis, M. (2014). Using an international clinical registry of regional anesthesia to identify targets for quality improvement. Reg Anesth Pain Med, 39, 487–495.

Slocombe, P. & Pattullo, S. (2016). A site check prior to regional anaesthesia to prevent wrong-sided blocks. Anaesth Intensive Care, 44, 513–516.

5.2 Inadäquate Technik

5.2.1 Fallbericht

Vor langer Zeit waren bei einem 14-jährigen Jungen (28 kg) mit Muskeldystrophie Typ Duchenne je beidseits eine Tenotomie der Achillessehne und der Sehne des M. tibialis posterior vorgesehen (was eine Inzision nahe dem Innenknöchel erfordert). Er hatte mit acht Jahren seine Gehfähigkeit verloren und seit er zwölf Jahre alt war, wurde er nachts nichtinvasiv mittels BIPAP beatmet. Mehrere Wochen vorher war er zum Prämedikationsgespräch in die Tagesklinik gekommen und es wurde eine Spinalanästhesie vereinbart.

Am Tag des Eingriffs war er bereits mit laufender Remifentanil-Infusion (0,1 µg/kg/min) für die Spinalanästhesie auf der linken Seite gelagert, als eine eindrückliche Narbe vom thorakalen Bereich bis hin zum Sakrum sichtbar wurde, offensichtlich nach einer Skolioseoperation und Spondylodese ungefähr ein Jahr vorher. Der Anästhesist wollte das Röntgenbild der Wirbelsäule sehen; dieses war aber nicht erhältlich, da der Eingriff an einer anderen Klinik stattgefunden hatte. Mehrere Versuche, mit einer 27 G Whitacre-Nadel paramedian auf Höhe L5/S1 zu punktieren, misslangen, ebenso der Versuch einer Kaudalanästhesie. Während der Anästhesist darauf beharrte, eine Regionalanästhesie anzulegen, wurden zuerst Lachgas, dann repetiert Propofol und schließlich Sevofluran verabreicht, da der Patient offensichtlich Schmerzen hatte. Schlussendlich wurde eine Larynxmaske eingelegt und die Anästhesie mit Remifentanil und 0,5 MAC Sevofluran aufrechterhalten. Jetzt wurden beidseits sonografiegesteuert distale Ischiadikusblockaden mit je 15 ml Bupivacain 0,25 % angelegt; mit dem Nervenstimulator konnten keine Muskelzuckungen ausgelöst werden.

Am Ende des Eingriffs bat der Chirurg, um den Ablauf des Operationsprogramms zu beschleunigen, den Patienten aufwachen zu lassen und ihn auf die Intensivstation zu verlegen. Dort sollte der redressierende Gips später am Nachmittag angelegt werden, in der Annahme, dies sei nicht schmerzhaft. Das Zurückbiegen des Fußes rief allerdings starke Schmerzen hervor, sodass der Gips erst später unter einer erneuten Allgemeinanästhesie, jetzt einer TIVA, angelegt wurde.

5.2.2 Diskussion

Dieser Fall weist auf mehrere didaktische Schwerpunkte hin.

Erstens, das gewählte **Regionalanästhesieverfahren** muss zuverlässig das ganze Operationsgebiet abdecken. Die Sehne des M. tibialis posterior verläuft hinter der Tibia und inseriert am Os naviculare am Fuß; die Tenotomie erfordert eine Inzision in der Nähe des Innenknöchels. Bis vor kurzem herrschte die Meinung vor, dass der sehr variable N. saphenus ausschließlich die Haut versorge und alle tiefer liegenden Strukturen vom N. ischiadicus versorgt würden. Neuere Erkenntnisse zeigen aber, dass vom N. saphenus auch Äste zum Periost der Tibia und zu den medialen talokruralen Kapselstrukturen führen (Eglitis et al. 2016). Um den ganzen Fuß abzudecken, z. B. bei einer Hallux-valgus-Korrektur, der Refixierung eines Os tibiale externum, oder wie hier einer Tenotomie am M. tibialis posterior, müssen sowohl der N. ischiadicus als auch der N. saphenus, oder weiter proximal der N. femoralis, blockiert werden (➤ Abb. 5.1a). Der nicht blockierte N. saphenus kann die Schmerzen beim Versuch, den Gips anzulegen, gut erklären.

Zweitens, eine **Spinalanästhesie** wäre für diesen Hochrisikopatienten mit Muskeldystrophie, abhängig von einer nächtlichen nichtinvasiven Beatmung, eine exzellente Lösung gewesen. Man kann auch bei Patienten nach einer Skolioseoperation erfolgreich neuraxiale Blockaden durchführen; es ist allerdings anspruchsvoller und hat eine höhere Versagerrate (Ko und Leffert 2009). Der verantwortliche erfahrene Kinderanästhesist hatte das vorher schon bei mehreren Fällen erfolgreich getan. Bei den publizierten Fällen waren aber meistens die unteren lumbalen Segmente vom Eingriff nicht betroffen und die Hauptschwierigkeit war, sich mit der Torsion der Wirbelsäule zurechtzufinden. Die Verwendung des Zwischenraums L5/S1 mit dem paramedianen Zugang nach Taylor ist gewöhnlich ein erfolgreiches Konzept, da die Torsion der Wirbelsäule auf dieser Höhe noch minimal ist. Beim geschilderten Fall aber reichte die Narbe bis zum Sakrum und Angaben über das genaue Ausmaß des vorangegangenen Eingriffs waren nicht erhältlich, da der Junge andernorts operiert worden war. Die präoperative Beurteilung wurde lange vorher gemacht; hier hätte es zu

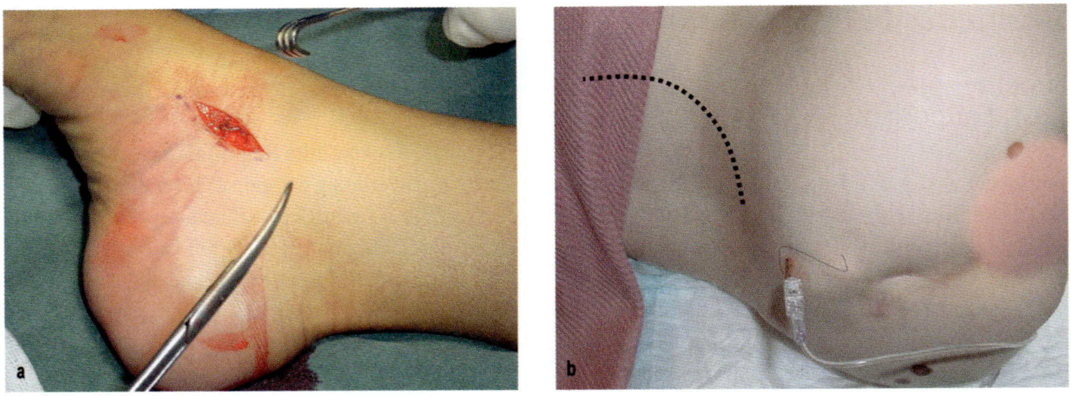

Abb. 5.1 a) Um nach einem Eingriff im Bereich des Innenknöchels einen völlig schmerzfreien Patienten zu garantieren, sind eine Ischiadikus- und eine Saphenusblockade erforderlich. b) Auch bei schwerer Skoliose gelingt es fast immer, einen Kaudalblock anzulegen. Beim geschilderten Patienten gelang dies leider nicht, die Abbildung zeigt ein anderes Kind. [T517]

einer guten Praxis gehört, die Röntgenbilder von der anderen Klinik anzufordern, sie zu studieren und den am besten geeigneten Zwischenraum zu identifizieren oder von vornherein auf die Spinalanästhesie zu verzichten. Eine **Kaudalanästhesie** ist bei Adoleszenten möglich (Keplinger et al. 2016) und auch nach einer Wirbelsäulenoperation immer eine Option, da dieses Gebiet nicht vom Eingriff betroffen ist (➤ Abb. 5.1b); eine Blockade der Segmente distal von L4 hätte ausgereicht, was nur moderate Volumina des Lokalanästhetikums erfordert hätte. Leider gelang es dem Anästhesisten nicht, den kaudalen Epiduralraum zu identifizieren und er brach den Versuch ab, weil es für den Patienten schmerzhaft war. Zudem war damals die Erfahrung mit der Sonografie bei neuraxialen Blockaden noch gering.

Drittens, Patienten mit **Muskeldystrophie Typ Duchenne** haben schon bei kleineren Eingriffen ein hohes Anästhesierisiko. Die Krankheit ist eine X-chromosomal vererbte Dystrophinopathie mit einer Inzidenz von 1 : 4.000. Sie ist die häufigste Myopathie überhaupt. Dystrophin ist ein großes Protein, das für die Integrität des Sarkolemms verantwortlich ist (Segura et al. 2013). Bei der Muskeldystrophie Typ Duchenne fehlt es vollständig und bei der Becker-Muskeldystrophie mit ihrem langsamer progredienten Verlauf hat es eine abnorme Struktur. Patienten mit einer Muskeldystrophie Typ Duchenne leiden nicht nur an einer progressiven Muskelschwäche, die meist im Alter von zwei oder drei Jahren manifest wird, sondern sie haben ebenfalls eine Kardiomyopathie. Eine kardiale Beteiligung kann auch bei den weiblichen Genträgerinnen (Konduktorinnen) nachgewiesen werden. Über die letzten Dekaden hat sich die Lebenserwartung dramatisch verbessert; heute ist mit der Heimbeatmung ein Überleben bis in die 40er Jahre nicht mehr ungewöhnlich (Kieny et al. 2013); daher kann heute jeder Anästhesist auf solche Patienten treffen.

Der Defekt im Dystrophin-Glykoprotein-Komplex bewirkt eine chronische Instabilität der Zellmembran, die durch die Gabe von Succinylcholin und in geringerem Ausmaß durch Inhalationsanästhetika noch verstärkt wird (Schieren et al. 2017). Die Gabe von Succinylcholin führt zu einer Rhabdomyolyse mit massiver, oft tödlicher Hyperkaliämie. Diese ist vor allem zu Beginn der Erkrankung sehr ausgeprägt, wenn die Diagnose oft noch nicht bekannt und die absolute Muskelmasse noch erheblich ist. Das Risiko, einen Patienten mit noch unbekannter Muskeldystrophie vor sich zu haben, war der Haupttreiber, Succinylcholin aus der elektiven Kinderanästhesie zu verbannen. Succinylcholin ist definitiv kontraindiziert bei Patienten mit Muskeldystrophie Typ Duchenne. Diese Kinder haben im Vergleich zur Normalbevölkerung kein erhöhtes Risiko einer **malignen Hyperthermie** (Gurnaney et al. 2009), aber auch nach Sevofluran kann es gelegentlich zu einer **Rhabdomyolyse** kommen, allerdings ohne den Hypermetabolismus mit den typischen anderen Zeichen der malignen Hyperthermie (Simpson und Van 2013). Es gibt einen gewissen Konsens, für elektive Eingriffe die TIVA zu bevorzugen. Weil aber Schwierigkeiten beim Venenzugang in dieser Patientengruppe sehr häufig vorkommen, wird die Mehrheit der Kinderanästhesisten bei Bedarf auf die Vorteile einer inhalativen Einleitung zurückgreifen (Brandom und Veyckemans 2013). Die Inzidenz einer anästhesiebedingten Rhabdomyolyse liegt viel niedriger ist als die einer Muskeldystrophie Typ Duchenne. Inhalationsanästhetika wurden auch in einer großen Serie von Kindern, die zur Muskelbiopsie kamen, problemlos verwendet, obwohl bei einigen in der Folge die Diagnose einer Muskeldystrophie Typ Duchenne gestellt wurde (Flick et al. 2007).

Im geschilderten Fall kam Sevofluran nicht „freiwillig" als Methode erster Wahl für kurze Zeit zur Anwendung, sondern die Situation entwickelte sich bei einem leidenden Patienten von der leichten Sedierung bis hin zur Allgemeinanästhesie; Sevofluran stand einfach sofort zur Verfügung. Bei der zweiten Anästhesie wurde der klassische Weg einer TIVA gewählt.

5.2.3 Zusammenfassung und Empfehlungen

Dieser Fall zeigt, dass die Blockade von N. ischiadicus und N. saphenus notwendig ist, um die tiefen Strukturen des Fußes vollständig abzudecken.

Eine vollständige präoperative Abklärung mit einer klinischen Untersuchung und der Beachtung der radiologischen Befunde hätte die erfolglosen Versuche einer Spinalanästhesie vermeiden können.

Patienten mit Muskeldystrophie Typ Duchenne haben ein hohes Risiko perioperativer Komplikationen. Während Succinylcholin keinesfalls verabreicht werden darf, können Inhalationsanästhetika kurzzeitig zum Einsatz kommen, wenn sie klar von großem Vorteil sind, z. B. bei schwierigen Venen.

LITERATUR

Brandom, B. W. & Veyckemans, F. (2013). Neuromuscular diseases in children: a practical approach. Paediatr Anaesth, 23, 765–769.

Eglitis, N., Horn, J. L., Benninger, B. et al. (2016). The importance of the saphenous nerve in ankle surgery. Anesth Analg, 122, 1.704–1.706.

Flick, R. P., Gleich, S. J., Herr, M. M. et al. (2007). The risk of malignant hyperthermia in children undergoing muscle biopsy for suspected neuromuscular disorder. Paediatr Anaesth, 17, 22–27.

Gurnaney, H., Brown, A. & Litman, R. S. (2009). Malignant hyperthermia and muscular dystrophies. Anesth Analg, 109, 1.043–1.048.

Keplinger, M., Marhofer, P., Klug, W. et al. (2016). Feasibility and pharmacokinetics of caudal blockade in children and adolescents with 30–50 kg of body weight. Paediatr Anaesth, 26, 1.053–1.059.

Kieny, P., Chollet, S., Delalande, P. et al. (2013). Evolution of life expectancy of patients with Duchenne muscular dystrophy at AFM Yolaine de Kepper centre between 1981 and 2011. Ann Phys Rehabil Med, 56, 443–454.

Ko, J. Y. & Leffert, L. R. (2009). Clinical implications of neuraxial anesthesia in the parturient with scoliosis. Anesth Analg, 109, 1.930–1.934.

Schieren, M., Defosse, J., Böhmer, A. et al. (2017). Anaesthetic management of patients with myopathies. Eur J Anaesthesiol, 34, 641–649.

Segura, L. G., Lorenz, J. D., Weingarten, T. N. et al. (2013). Anesthesia and Duchenne or Becker muscular dystrophy: review of 117 anesthetic exposures. Paediatr Anaesth, 23, 855–864.

Simpson, R. S. & Van, K. (2013). Fatal rhabdomyolysis following volatile induction in a six-year-old boy with Duchenne muscular dystrophy. Anaesth Intensive Care, 41, 805–807.

5.3 Unerwünschte Ausdehnung der Blockade

5.3.1 Fallbericht

Vor Jahrzehnten kam ein zehnjähriges Mädchen (33 kg) zur Korrektur abstehender Ohren. Nach der inhalativen Einleitung und der Gabe von Atracurium wurde es mit einem 6,5er RAE-Tubus oral intubiert. Die Anästhesie wurde mit Lachgas und Halothan aufrechterhalten. Das Gebiet der retroaurikulären Hautinzision wurde jeweils mit Bupivacain 0,25 % mit 7,5 µg/ml Adrenalin infiltriert, um ein blutleeres Operationsfeld und eine postoperative Analgesie zu gewährleisten. Der perioperative Verlauf war problemlos, das Kind wurde extubiert und auf die Abteilung verlegt.

Ungefähr eine Stunde später, bei der postoperativen Visite, wurde das Kind mit einer kompletten Fazialisparese aufgefunden, unfähig, das rechte Auge zu schließen. Dieser Befund beunruhigte die Pflege sehr; erstaunlicherweise akzeptierten die Eltern und das Mädchen das als anscheinend normales Phänomen nach einer Ohrkorrektur. Weil der Anästhesieverlauf völlig unauffällig gewesen war und kein zusätzliches neurologisches Defizit bestand, wurde ein möglicher Zusammenhang mit der Bupivacain-Infiltration vermutet und die Patientin einfach weiter beobachtet. In der Tat war die Gesichtslähmung sechs Stunden später verschwunden.

5.3.2 Diskussion

Dieser Fall einer **Fazialisparese** wurde bereits zum Teil andernorts publiziert (Jöhr und Sossai 1996) und illustriert sehr gut, wie eine bis zum Mastoid reichende lokale Infiltration immer das Risiko einer Blockade des N. facialis beinhaltet. Diese kann für die Eltern sehr furchteinflößend sein und unterdrückt zudem beim Kind den schützenden Lidschluss mit dem Risiko von Korneaerosionen. Im Gesicht, besonders lateral des Auges und im Bereich des Mastoids, ist es daher oft klug, auf eine Wundinfiltration nur zur postoperativen Analgesie zu verzichten, wenn das Kind ohnehin eine Allgemeinanästhesie hat. Fazialisparesen kommen aber auch bei ausgedehnter Infiltration im Halsbereich vor, z. B. bei der Karotischirurgie (Hayek et al. 2003).

Ein ungewollt blockierter **N. vagus** führt zu einer Stimmbandparese mit einer transienten Heiserkeit und, wenn beide Seiten betroffen sind, zu respiratorischer Insuffizienz. Das kann hoch am Hals geschehen, wenn zur postoperativen Analgesie das Tonsillenbett infiltriert wird (Weksler et al. 2001), oder bei Infiltrationen nahe der Karotisscheide (Thermann et al. 2007). Eine Ausbreitung bis hin zum **N. phrenicus** ist eine typische Nebenwirkung der interskalenen Plexusblockade. Es kann aber auch immer bei einer ziellosen tiefen Infiltration am Hals geschehen (Schiessler et al. 1989).

Das **Horner-Syndrom** mit Ptosis, Miosis, Enophthalmus und ipsilateraler Hyperämie ist die Folge einer hochthorakalen Blockade des Sympathikus, z. B. durch eine Epiduralanästhesie oder eine direkte Ausbreitung zum Ganglion stellatum bei einer interskalenen Blockade. Außer dem unerwarteten Erscheinungsbild gibt es keine größeren Probleme. Die Miosis und noch mehr die Anisokorie können aber zu diagnostischer Unsicherheit und unnötigen Untersuchungen verleiten. Der zuständige Anästhesist ist daher in der Verantwortung, den Patienten und das medizinische Personal über die harmlose Natur des Phänomens aufzuklären. Wegen der Nähe der anatomischen Strukturen und des lockeren Bindegewebes, das eine Ausbreitung injizierter Lösungen begünstigt, ist bei Kindern ein Horner-Syndrom recht häufig. Der Autor hat ein Schulkind mit einem Horner-Syndrom nach einer sonografiegesteuerten infraklavikulären Plexusblockade gesehen.

Ein Horner-Syndrom wird oft im Zusammenhang mit **epiduralen Blockaden** gesehen; es gibt dazu zahllose Berichte in der Literatur (Aronson et al. 2000). Das Hauptproblem ist, dass ein beidseitiges Horner-Syndrom kaum zu diagnostizieren ist, weil die Anisokorie als wichtigstes Diagnosekriterium fehlt. Das Vorliegen eines Horner-Syndroms wird nur realisiert, wenn die Blockade asymmetrisch ist. Die Berichte, dass bei einer kontinuierlichen epiduralen Infusion von Lokalanästhetika ein Horner-Syndrom erst nach vielen Stunden oder gar Tagen auftritt (Courtman und Carr 2000), spiegeln vermutlich nicht eine plötzlich höhere und damit bedrohliche Ausbreitung auf der betroffenen Seite wider, sondern das Gegenteil. Während der kontinuierlichen epiduralen Infusion nimmt die Blockade natürlicherweise mit der Zeit ab und das Horner-Syndrom verschwindet plötzlich auf der weniger blockierten Seite, wenn die Regression asymmetrisch erfolgt. Ein Horner-Syndrom hat den Autor in der Regel nicht dazu veranlasst, bei einer gut funktionierenden epiduralen Analgesie die Infusionsrate zu reduzieren, solange keine motorische Beeinträchtigung der oberen Extremität vorlag. Der Autor hat kürzlich nach einem urologischen Eingriff ein Horner-Syndrom bei einem achtmonatigen Säugling (6 kg) nach einem zweiten (mehr als drei Stunden nach dem ersten) Kaudalblock mit 1 ml/kg Ropivacain 0,2 % gesehen (➤ Abb. 5.2). Wie zu erwarten, erschreckte die auf den ersten Blick unerklärliche Anisokorie den Anästhesisten.

Im Gegensatz zum vorübergehenden Horner-Syndrom nach Lokalanästhetika kann die Dehnung neuraler Strukturen oder gar das direkte Nadeltrauma lang anhaltende Symptome verursachen. Der Autor erinnert sich, Jahrzehnte danach, an ein permanentes oder mindestens monatelang anhaltendes Horner-Syndrom nach multiplen Versuchen der Jugularispunktion. Es ist allerdings zu erwähnen, dass

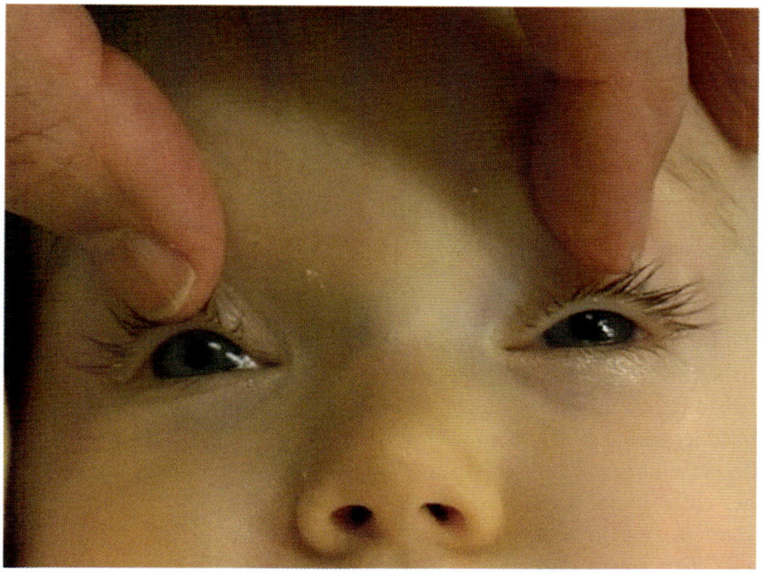

Abb. 5.2 Ein passageres Horner-Syndrom, nachdem am Ende des Eingriffs ein zweiter Kaudalblock angelegt worden war. [T517]

5

eine moderate **Anisokorie** ein physiologisches Phänomen ist; 2,5 % der Kinder haben eine Pupillendifferenz von 1 mm oder mehr. (Silbert et al. 2013). Der Autor erinnert sich ebenfalls an einige Kinder, die unter Anästhesie – vielleicht einfach im Kontext einer veränderten Balance des vegetativen Nervensystems – vorübergehend eine Anisokorie entwickelten, ohne dass irgendein Zeichen einer neurologischen Pathologie vorlag. Der Autor hat selbst gelegentlich anisokore Pupillen, vor allem, wenn er müde ist.

An der **unteren Extremität** kommt es gelegentlich bei Psoas-Kompartment-Blockaden zu einer ungewollten epiduralen Ausbreitung (Schüpfer und Jöhr 2005). Zudem liegt der N. femoralis in der Leistenregion sehr oberflächlich und kann hier ungewollt bei Ilioinguinalisblockaden oder bei einer Wundinfiltration blockiert werden (➤ Kap. 5.9).

5.3.3 Zusammenfassung und Empfehlungen

Dieser Fall zeigt, wie wichtig es ist, bei Blockaden im Kopf- und Halsbereich darauf zu achten, dass es nicht zu einer ungewollten Ausbreitung bis hin zum N. facialis oder N. vagus kommt.

Das Horner-Syndrom ist ein relativ häufiges Phänomen, das aber gewöhnlich nur erkannt wird, wenn es einseitig auftritt. Alle Beteiligten müssen über die harmlose und vorübergehende Natur des Phänomens aufgeklärt werden.

LITERATUR

Aronson, L. A., Parker, G. C., Valley, R. et al. (2000). Acute Horner syndrome due to thoracic epidural analgesia in a paediatric patient. Paediatr Anaesth, 10, 89–91.

Courtman, S. P. & Carr, A. S. (2000). More Horner's than meets the eye. Paediatr Anaesth, 10, 455.

Hayek, G., Yazigi, A., Jebara, S. et al. (2003). Facial nerve paralysis during cervical plexus block for carotid artery endarterectomy. J Cardiothorac Vasc Anesth, 17, 782–783.

Jöhr, M. & Sossai, R. (1996). Facial nerve palsy after bat ear surgery. Anesth Analg, 83, 434.

Schiessler, R., Helmer, M., Kovarik, J. et al. (1989). Phrenic nerve block as a complication of local anesthetic. Infiltration for internal jugular vein catheterization. Anesthesiology, 71, 812–813.

Schüpfer, G. & Jöhr, M. (2005). Psoas compartment block in children: Part I: description of the technique. Paediatr Anaesth, 15, 461–464.

Silbert, J., Matta, N., Tian, J. et al. (2013). Pupil size and anisocoria in children measured by the plusoptiX photoscreener. J AAPOS, 17, 609–611.

Thermann, F., Ukkat, J., John, E. et al. (2007). Frequency of transient ipsilateral vocal cord paralysis in patients undergoing carotid endarterectomy under local anesthesia. J Vasc Surg, 46, 37–40.

Weksler, N., Nash, M., Rozentsveig, V. et al. (2001). Vocal cord paralysis as a consequence of peritonsillar infiltration with bupivacaine. Acta Anaesthesiol Scand, 45, 1.042–1.044.

5.4 Toxizität von Lokalanästhetika

5.4.1 Fallbericht

Vor vielen Jahren wurde ein zwei Jahre und drei Monate altes Mädchen (12 kg) nach einem Fenstersturz ins Kinderkrankenhaus gebracht. Es wimmerte und war unruhig, seine Atmung war unregelmäßig und der Oberschenkel offensichtlich verdreht. Nach der Gabe von 15 µg Fentanyl wurde in der Leiste unmittelbar lateral der pulsierenden Arterie eine Hautquaddel gesetzt. Dann wurde die isolierte 25 G Nadel eingeführt und der Nervenstimulator auf 1,0 mA bei einer Impulsbreite von 0,1 ms eingestellt. Es konnten zwar keine Zuckungen ausgelöst werden, aber nach einem klaren Widerstandverlust („Pop") glaubte man die Nadelspitze unter der Fascia iliaca liegend und injizierte nach sorgfältiger Aspiration 12 ml einer 1 : 1-Mischung von Levobupivacain 0,5 % und Prilocain 1 % (2,5 mg/kg Levobupivacain und 5 mg/kg Prilocain). Das Kind schien schon bald entspannter und wies die sich nähernde Pflegekraft mit einem dezidierten „Nein" zurück. Der Transport ins CT wurde gerade vorbereitet, als das Mädchen zwölf Minuten nach der Injektion plötzlich krampfte. Nach 20 mg Thiopental sistierten die klonischen Krämpfe; die Atmung musste kurzzeitig mit Beutel und Maske unterstützt werden. Das Kind atmete wieder spontan, war aber immer noch bewusstlos, als entschieden wurde, mit der Diagnostik fortzufahren. Noch auf dem Weg zum CT erlangte das Mädchen das Bewusstsein wieder. Zusätzlich zur Femurfraktur fanden sich Rippenfrakturen sowie ein kleiner intrazerebraler Kontusionsherd.

Die Femurfraktur wurde in Intubationsnarkose geschlossen reponiert und mit einer elastischen Markraumschienung versorgt. Das Team verzichtete trotz der Überdruckbeatmung bei vorliegenden Rippenfrakturen auf eine Thoraxdrainage, da die Brustregion während des ganzen Eingriffs der Beobachtung gut zugänglich war. Das Mädchen wurde auf dem Tisch extubiert und der weitere Verlauf war problemlos.

5.4.2 Diskussion

Die Krämpfe waren bei diesem Kind wahrscheinlich die Folge der **Toxizität der Lokalanästhetika.** Die zeitliche Verzögerung von zwölf Minuten und die funktionierende Analgesie sprechen dafür, dass eine rasche Absorption und nicht eine direkte intravenöse Injektion die unerwünscht hohen Plasmaspiegel verursacht hatte, obwohl die verwendete Dosis von 2,5 mg/kg Levobupivacain in einem zwar hohen, aber noch akzeptablen Bereich lag. Prilocain trägt außer zur Methämoglobinbildung, dessen Spiegel hier nach 90 Minuten 3,6 % betrug, nicht wirklich zur Toxizität bei. Sonst ist die Toxizität von Mischungen von Lokalanästhetika eindeutig additiv. Dies wurde für die ZNS- und auch die Kardiotoxizität gezeigt. Da keine Zuckungen ausgelöst werden konnten, wurde die Injektion vermutlich erheblich lateral des N. femoralis gemacht, ähnlich wie bei einem Fascia-iliaca-Kompartment-Block, bei dem unter die Fascia iliaca und vermutlich immer z. T. auch intramuskulär injiziert wird. Bei dieser Blockade wurde bei Kindern mit Ropivacain eine rasche Absorption mit Spitzenspiegeln schon nach zehn Minuten beschrieben (Paut et al. 2004). Wie immer muss diese Diagnose hinterfragt werden, da auch der kleine intrazerebrale Kontusionsherd oder eine Epilepsie als Ursache für die Krämpfe in Frage kommen könnten.

Die toxischen Effekte der Lokalanästhetika äußern sich in einer zerebralen Toxizität mit Krämpfen und bei höheren Dosen in der schwerwiegenderen kardialen Toxizität. Die **Therapie der ZNS-Toxizität** beruht auf der Sicherstellung der Oxygenierung und der Gabe von Antikonvulsiva, z. B. Benzodiazepinen, Thiopental oder Propofol. Es ist hervorzuheben, dass kleine Dosen Thiopental meist ausreichen, um die Krämpfe zu unterdrücken. Es wird nicht gleich eine Dosis wie zur Anästhesieeinleitung mit nachfolgender Intubation benötigt. Bei einer schweren **kardialen Toxizität** mit Hypotension, Reizleitungsstörungen und ventrikulären Arrhythmien gelten die allgemeinen Richtlinien des „Advanced Pediatric Life Support". Vor allem die Gabe kleiner Dosen Adrenalin ist unabdingbar. Zusätzlich wird 20%-ige Lipidlösung im Sinne des sog. Lipid Rescue eingesetzt, 1,5 ml/kg gefolgt von 15 ml/kg/h (Neal et al. 2021). Der Stellenwert der Lipid-Rescue-Therapie wurde kürzlich hinterfragt (Rosenberg 2016), Tierversuche und klinische Fallberichte sprechen aber für ihre Wirksamkeit (Weinberg 2017). Obgleich der genaue Wirkmechanismus immer noch unbekannt ist, scheint das Lipid-Rescue-Konzept eine relevante Rolle bei der Behandlung der Toxizität von Lokalanästhetika und anderen Substanzen zu spielen (Fettiplace und Weinberg 2018).

Krämpfe können nach der Gabe von Lokalanästhetika vorkommen; in den meisten Fällen wird aber die begleitende Allgemeinanästhesie die Zeichen der ZNS-Toxizität unterdrücken. In der berühmten ersten französischen ADARPEF-Studie mit 24.409 Regionalanästhesien haben zwei Kinder gekrampft (Giaufré et al. 1996). In der zweiten ADARPEF-Studie mit 31.132 Regionalanästhesien zeigten 15 Kinder Zeichen einer kardialen Toxizität und ein Kind krampfte in der Gruppe der 1.262 Kinder mit reiner Regionalanästhesie (Ecoffey et al. 2010). Der Autor war während seines Berufslebens für drei Fälle, den beschriebenen eingeschlossen, verantwortlich: Ein Schulkind krampfte während der Injektion von 1 ml/kg Chlorprocain 0,5 % bei einer intravenösen Regionalanästhesie, die wegen eines partiell ungenügenden distalen Ischiadikusblocks notwendig war. Das Tourniquet am Unterschenkel war offensichtlich ungenügend aufgeblasen. Und vor sehr langer Zeit hatte der Autor bei einem Adoleszenten mit einem schweren Mittelgesichtstrauma beidseits einen axillären Plexusblock zur Reposition der frakturierten Vorderarme vorgesehen. Plastikkanülen wurden blind in die Gefäßnervenscheide eingelegt und dann schrittweise Bupivacain 0,5 % verabreicht. Weil sich die Blockaden nicht zufriedenstellend entwickelten, waren am Schluss 80 ml verabreicht worden, dann krampfte der Patient. Dieser Fall ereignete sich ganz zu Beginn des klinischen Gebrauchs von Bupivacain, als man noch glaubte, dass Dosen bis 6–8 mg/kg sicher seien.

Die **Femurfraktur** ist ein typisches Verletzungsmuster für ein Vorschulkind. Die Inzidenz ist mit zwei Jahren am höchsten und bei Jungen dreimal höher als bei Mädchen (Bridgman und Wilson 2004). Die kindliche Femurfraktur ist etwas völlig anderes als die des Erwachsenen: Ein minimales Trauma, z. B. ein einfacher Sturz, reicht aus, und der Blutverlust ist vernachlässigbar (Lynch et al. 1996). Das Primäre ist daher die Analgesie, eine Flüssigkeitsgabe ist meist nicht erforderlich. Am Unfallort ist Fentanyl nasal, z. B. 1,5 µg/kg, eine gute Option, so bald wie möglich gefolgt von einem **Femoralisblock.** Der Femoralisblock ist die einzige große Leitungsblockade, die auch außerhalb der Klinik in der Notfallmedizin ihre Indikationen hat (Ronchi et al. 1989). Während mehr als zweier Jahrzehnte war es am Kinderspital Luzern Standardpraxis, dass bei jedem Kind mit Verdacht auf Femurfraktur zuerst der Anästhesist gerufen wurde, um einen Femoralisblock anzulegen, bevor die Kleider ausgezogen oder ein Röntgenbild gemacht wurde. Leider hat wegen neuer Organisationsstrukturen der Enthusiasmus, zuerst den Anästhesisten zu rufen, etwas abgenommen.

5.4.3 Zusammenfassung und Empfehlungen

Dieser Fall zeigt, dass auch bei korrekter Technik das Risiko einer Lokalanästhetika-Intoxikation immer besteht, wenn hochvolumige Blockaden gemacht werden; die entsprechenden Vorsichtsmaßnahmen sind daher wichtig.

Bei der Behandlung einer ZNS-Toxizität genügen die Aufrechterhaltung der Oxygenierung und kleine Dosen Thiopental oder Propofol, um die Krämpfe zu unterbrechen.

Bei kardialer Toxizität werden kleine Dosen Adrenalin (z. B. 1 µg/kg) gefolgt von Lipid Rescue (1,5 ml/kg Lipid 20 %) empfohlen, um den Kreislauf zu stützen.

LITERATUR

Bridgman, S. & Wilson, R. (2004). Epidemiology of femoral fractures in children in the West Midlands region of England 1991 to 2001. J Bone Joint Surg Br, 86, 1.152–1.157.

Ecoffey, C., Lacroix, F., Giaufré, E. et al. (2010). Epidemiology and morbidity of regional anesthesia in children: a follow-up one-year prospective survey of the French-Language Society of Paediatric Anaesthesiologists (ADARPEF). Paediatr Anaesth, 20, 1.061–1.069.

Fettiplace, M. R. & Weinberg, G. (2018). The mechanism underlying lipid resuscitation therapy. Reg Anesth Pain Med, 43, 138–149.

Giaufré, E., Dalens, B. & Gombert, A. (1996). Epidemiology and morbidity of regional anesthesia in children: a one-year prospective survey of the French-Language Society of Pediatric Anesthesiologists. Anesth Analg, 83, 904–912.

Lynch, J. M., Gardner, M. J. & Gains, B. (1996). Hemodynamic significance of pediatric femur fractures. J Pediatr Surg, 31, 1.358–1.361.
Neal, J. M., Neal, E. J. & Weinberg, G. L. (2021). American Society of Regional Anesthesia and Pain Medicine local anesthetic systemic toxicity checklist: 2021 version. Reg Anesth Pain Med, 46, 81–82.
Paut, O., Schreiber, E., Lacroix, F. et al. (2004). High plasma ropivacaine concentrations after fascia iliaca compartment block in children. Br J Anaesth, 92, 416–418.
Ronchi, L., Rosenbaum, D., Athouel, A. et al. (1989). Femoral nerve blockade in children using bupivacaine. Anesthesiology, 70, 622–624.
Rosenberg, P. H. (2016). Current evidence is not in support of lipid rescue therapy in local anaesthetic systemic toxicity. Acta Anaesthesiol Scand, 60, 1.029–1.032.
Weinberg, G. (2017). Current evidence supports use of lipid rescue therapy in local anaesthetic systemic toxicity. Acta Anaesthesiol Scand, 61, 365–368.

5.5 Methämoglobinämie

5.5.1 Fallbericht

Ein elfmonatiges Mädchen (8 kg) versuchte aufzustehen und wollte sich am Wandspiegel festhalten, der sich löste und auf seinen Fuß fiel. Die Großzehe war schwer lädiert und schien subtotal amputiert. Das Kind wurde in die Kinderklinik gebracht und die chirurgische Revision geplant.

Die Strategie war, das Mädchen intravenös zu sedieren und eine periphere Nervenblockade anzulegen. Nach rektaler Prämedikation mit 1 mg/kg Midazolam wurde ein venöser Zugang gelegt und unter fraktionierter Gabe von 3 mg/kg S-Ketamin mit dem Nervenstimulator ein poplitealer Ischiadikusblock angelegt. Ein Volumen von 0,9 ml/kg einer 1 : 1-Mischung von Prilocain 1 % und Levobupivacain 0,5 % wurde injiziert. Die Blockade war offensichtlich erfolgreich, es war keine weitere Sedierung mehr erforderlich und das Mädchen schlief friedlich; Kopfhörer schirmten es vom Umgebungslärm ab. Der Eingriff dauerte 70 Minuten. Mittendrin, ungefähr eine Stunde nach dem Anlegen der Blockade, bemerkte der Anästhesist plötzlich, dass die Sättigung langsam am Absinken war und schließlich trotz nasaler Sauerstoffgabe 89 % erreichte.

Weil keine anderen Symptome vorlagen und das Kind ruhig atmete, war die wahrscheinlichste Diagnose eine Methämoglobinämie, besonders nach der Gabe von 4,5 mg/kg Prilocain, die dafür verantwortlich sein konnte. Um das Mädchen nicht aufzuwecken, wurde auf eine Blutentnahme verzichtet, sondern einfach 10 mg (1,1 mg/kg) Methylenblau als Kurzinfusion verabreicht. Für einen kurzen Moment sank die Sättigung auf 72 %, wie es typisch ist, und stieg dann ohne zusätzliche Sauerstoffgabe über die nächsten 15 Minuten auf 97 % an (> Abb. 5.3).

Die Eltern wurden informiert, dass das Ereignis als harmlose Beeinflussung der Sättigungsanzeige und nicht als echte Komplikation zu betrachten sei und vor allem, dass eine blaue, an den Windeln leicht erkennbare Verfärbung aller Körperflüssigkeiten zu erwarten sei.

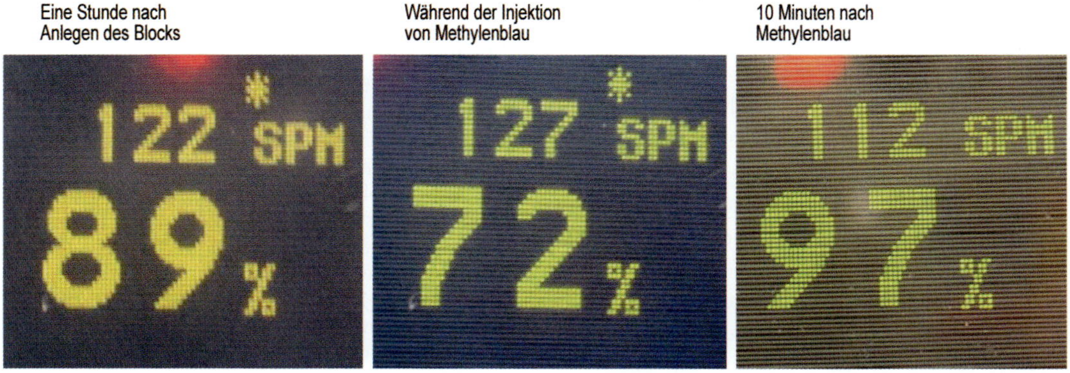

Abb. 5.3 Die Anzeige des Pulsoxymeters vor, während und zehn Minuten nach der Injektion von Methylenblau. [T517]

5.5.2 Diskussion

Dieser Fall zeigt, dass eine tiefe Sättigung nicht immer durch pulmonale Probleme verursacht wird, sondern dass eine breitere Differenzialdiagnose erforderlich ist, die auch erhöhte Konzentrationen von **Methämoglobin (Met-Hb)** umfasst. Das klinische Bild einer Methämoglobinämie ist ein normal atmendes Kind, ohne Hinweise auf ein zyanotisches Herzvitium, aber mit einem katastrophalen gräulich-blauen Aussehen und einer Sättigung von ungefähr 85 %. Met-Hb ist ein Derivat des normalen Hämoglobins, das durch Oxidation von Fe^{2+} zu Fe^{3+} zustande kommt und nicht am Sauerstofftransport teilnimmt. Normalerweise ist die Konzentration von Met-Hb niedrig, weniger als 1 % des gesamten Hämoglobins. Es wird kontinuierlich gebildet, aber sofort durch zwei Enzyme wieder zu Hämoglobin reduziert. Ab 10 % Met-Hb wird üblicherweise eine Zyanose sichtbar, ab 20 % treten klinische Symptome auf und bei Konzentrationen über 50–70 % kann der Verlauf sehr schnell fatal sein. Met-Hb beeinflusst die Messwerte des Pulsoxymeters, da es bei beiden heute verwendeten Wellenlängen, 660 nm und 940 nm, sehr stark absorbiert. Bei moderaten Mengen an Met-Hb senken 2 % Met-Hb die Sättigungsanzeige um 1 %, bei großen Mengen Met-Hb erreicht die Anzeige ein Plateau bei 85 %, unabhängig von der aktuellen Met-Hb-Konzentration (Barker et al. 1989). In der Anwesenheit von Met-Hb ist die reale Sättigung immer niedriger als der angezeigte Wert. Die Met-Hb-Konzentration muss daher gemessen werden, sobald die Sättigungsanzeige unter 90 % sinkt. Im geschilderten Fall entschied man sich direkt zur Behandlung, um den ruhigen klinischen Verlauf nicht zu gefährden. Ein Multi-Wellenlängen-Pulsoxymeter stand noch nicht zur Verfügung (Barker et al. 2006).

Im klinischen Umfeld wird eine **Methämoglobinämie** meist durch Medikamente ausgelöst, die den oxydativen Stress für das Hämoglobin erhöhen. Für den Anästhesisten stehen die Lokalanästhetika im Zentrum: das topische Anästhetikum Benzocain und vor allem Prilocain, das zu Methylanilin (Ortho-Toluidin) umgewandelt wird (Guay 2009). Allerdings hat auch Lidocain in hohen Dosen das Potenzial zur Methämoglobinbildung (Neuhaeuser et al. 2008). Weil das Enzym Met-Hb-Reduktase vor dem dritten Lebensmonat noch nicht die volle Aktivität des Erwachsenen hat, können schon moderate Mengen Prilocain zu relevanten Konzentrationen Met-Hb führen (Frey und Kehrer 1999). Es wurde über zahlreiche Fälle bei Früh- und Neugeborenen berichtet. Wenn allerdings die Dosierungslimits eingehalten wurden, gab es keinen Fall mit relevant erhöhten Met-Hb-Konzentrationen (Guay 2009). Dies heißt, die Anwendung von EMLA auf 1 g (ein Patch) auf 10 cm^2 in der Altersklasse 0–2 Monate und auf 2 g in der Altersklasse 3–12 Monate zu beschränken. Der Autor hatte mit sonst gutem Erfolg die Menge Prilocain für Leitungsblockaden im Säuglingsalter auf 5 mg/kg beschränkt. Dieser Fall zeigt, dass einzelne Patienten besonders vulnerabel sein können. Außerhalb der Anästhesie werden am häufigsten antimikrobielle Substanzen, Vasodilatatoren und NO angeschuldigt. Gelegentlich können Nitrat bzw. Nitrit in der Nahrung zu schweren Methämoglobinämien führen (Zeman et al. 2002). Als sehr seltene Besonderheit gibt es kongenitale Formen mit einer verminderten Enzymaktivität oder instabilen Hämoglobinvarianten.

Moderat erhöhte Met-Hb-Konzentrationen, z. B. bis in den Bereich von 15–20 %, sind für einen gesunden Säugling lediglich ein „kosmetisches Problem“. Die Sicherheitsmarge beim Sauerstofftransport ist allerdings reduziert, was bei Kindern mit pulmonaler oder kardialer Komorbidität relevant werden kann. Höhere Met-Hb-Konzentrationen bedürfen einer Behandlung, vor allem da Met-Hb zusätzlich zu einer Linksverschiebung der Sauerstoffbindungskurve führt (wegen der erhöhten Sauerstoffaffinität der verbleibenden Häm-Einheiten mit zweiwertigem Eisen im gleichen Hämoglobin-Tetramer). Es war die Praxis des Autors, den seltenen Patienten mit sichtbarer Zyanose Methylenblau zu verabreichen, da Pflegekräfte und Eltern schwer davon zu überzeugen sind, dass diese Art von Zyanose gutartig ist und keinen Schaden anstellt.

Die **Therapie** der Wahl ist Methylenblau, 1 mg/kg langsam über fünf Minuten injiziert. Methylenblau dient der NADPH-Met-Hb-Reduktase als Elektronen-Carrier. Ihre normalerweise unbedeutende Aktivität nimmt erheblich zu und Met-Hb wird schnell reduziert. Methylenblau ist bei Kindern mit Glukose-6-Phosphat-Dehydrogenase-Mangel kontraindiziert, da es bei mangelnder NADPH-Regeneration zu einer hämolytischen Anämie führt. Die rasche intravenöse Gabe von Methylenblau führt, wie im geschilderten Fall, zu einer vorübergehend verfälschten Anzeige des Pulsoxymeters (➤ Abb. 5.3), solange sich ein Großteil der Substanz noch im pulsierenden arteriellen Kompartiment des Kreislaufs befindet (Trillo und Aukburg 1992). Sobald Methylenblau aber gleichmäßig im Körper verteilt ist, werden wieder die Ausgangswerte angezeigt.

5.5.3 Zusammenfassung und Empfehlungen

Dieser Fall zeigt, dass an eine Methämoglobinämie gedacht werden muss, wenn auch nur geringe Mengen einer potenziell dafür verantwortlichen Substanz wie Prilocain verwendet worden sind.

Auch bei einer Methämoglobinämie bekannter Ursache ist es klug, Met-Hb zu messen, sobald sich die Sättigungsanzeige 90 % nähert. Die Behandlung der Wahl ist 1 mg/kg Methylenblau, was während der Injektion zu einer falsch tiefen Sättigungsanzeige führt.

Diese Geschichte zeigt auch, dass die Entscheidung zur Therapie, hier zur Gabe von Methylenblau, nicht nur auf objektiven Zahlen beruhen, sondern auch die Gefühle der Eltern berücksichtigen soll. Es könnte für sie nicht akzeptabel sein, ein massiv zyanotisches Kind nach Hause zu nehmen.

LITERATUR

Barker, S. J., Curry, J., Redford, D. et al. (2006). Measurement of carboxyhemoglobin and methemoglobin by pulse oximetry: a human volunteer study. Anesthesiology, 105, 892–897.

Barker, S. J., Tremper, K. K. & Hyatt, J. (1989). Effects of methemoglobinemia on pulse oximetry and mixed venous oximetry. Anesthesiology, 70, 112–117.

Frey, B. & Kehrer, B. (1999). Toxic methaemoglobin concentrations in premature infants after application of a prilocaine-containing cream and peridural prilocaine. Eur J Pediatr, 158, 785–788.

Guay, J. (2009). Methemoglobinemia related to local anesthetics: a summary of 242 episodes. Anesth Analg, 108, 837–845.

Neuhaeuser, C., Weigand, N., Schaaf, H. et al. (2008). Postoperative methemoglobinemia following infiltrative lidocaine administration for combined anesthesia in pediatric craniofacial surgery. Paediatr Anaesth, 18, 125–131.

Trillo, R. A. Jr. & Aukburg, S. (1992). Dapsone-induced methemoglobinemia and pulse oximetry. Anesthesiology, 77, 594–596.

Zeman, C. L., Kross, B. & Vlad, M. (2002). A nested case-control study of methemoglobinemia risk factors in children of Transylvania, Romania. Environ Health Perspect, 110, 817–822.

5.6 Totale Spinalanästhesie

5.6.1 Fallbericht

Vor vielen Jahren kam ein vierjähriger Junge (15 kg) zur beidseitigen Orchidopexie. Nach der inhalativen Einleitung und Sicherung des Atemwegs mit einer klassischen 2,5er Larynxmaske atmete das Kind spontan eine Mischung von Luft, Sauerstoff und Halothan. Der Assistent legte unter direkter Aufsicht des leitenden Kinderanästhesisten mit einer 25 G Butterfly-Nadel einen Kaudalblock an. Die Testdosis von 3 ml (0,2 ml/kg) wurde gefolgt von 17 ml (1,1 ml/kg) Bupivacain 0,125 % mit Adrenalin 5 µg/ml unter repetierter Aspiration injiziert, wie es an der Klinik der institutionelle Standard war. Dann wurde der Patient vom Einleitungsraum in den Saal transferiert.

Ungefähr 30 Minuten später machte der leitende Kinderanästhesist, der drei Säle beaufsichtigte, routinemäßig seine Runde. Der Assistent war völlig entspannt, er beatmete das Kind von Hand mit 0,25 % Halothan und berichtete, dass der Kaudalblock perfekt funktioniere und alles stabil sei. Es war allerdings Standardpraxis, die Kinder die ganze Zeit spontan atmen zu lassen. Auf Nachfrage berichtete der Assistent, dass er vor ungefähr 15 Minuten begonnen habe, die Atmung zu assistieren, die zunehmend oberflächlicher geworden sei. Da das doch ein unerwarteter Befund war bei einem Kind, das – ohne Opioide erhalten zu haben – ⅓ MAC des Inhalationsanästhetikums atmete, kam der Verdacht auf eine hohe Spinalanästhesie auf. Die Pupillen waren mittelgroß und reagierten nicht auf Licht. Eine transkutane Elektrostimulation an der oberen Extremität mit einem 60 mA Tetanus führte zwar durch die direkte Muskelstimulation zu massiven Kontraktionen, aber nicht zum geringsten Anstieg der Herzfrequenz.

Während auf der zweiten Seite operiert wurde, ungefähr 90 Minuten nach der kaudalen Injektion, konnten erste Zwerchfellbewegungen beobachtet werden. Die Spontanatmung kehrte zurück und die Larynxmaske wurde am Ende des Eingriffs entfernt. Die Beine waren immer noch völlig schlaff und das Kind war schmerzfrei. Mit den Armen zeigte es nur unkontrollierte, fahrige Bewegungen.

5.6.2 Diskussion

Dieser Fall einer **totalen Spinalanästhesie** nach akzidenteller intrathekaler Injektion während einer Kaudalanästhesie weist mehrere didaktische Schwerpunkte auf.

Erstens, die **Inzidenz** einer akzidentellen totalen Spinalanästhesie bei einer versuchten kaudalen epiduralen Blockade ist sehr gering. Deshalb wird sie vom Kliniker nicht erwartet und der geringgradige Rückfluss von Liquor durch die dünne Nadel mit einer Verlängerung mag nicht vorhanden sein oder wird übersehen. Kaudalanästhesien werden an der Klinik des Autors seit 1984 durchgeführt. Zu Beginn waren es über 600 Kaudalanästhesien jährlich, später dann, wegen zunehmender peripherer Blockaden, noch 400 pro Jahr. Im Rückblick, mit mehr als drei Jahrzehnten Erfahrung, war die Inzidenz einer totalen Spinalanästhesie ungefähr 1 : 1.500 Kaudalanästhesien. Mit einer einzigen Ausnahme manifestierten sich alle, wie bei diesem Fall, auf eine nicht dramatische Art und waren z. T. sogar schwierig zu erkennen. Nur ein 3 kg schweres Neugeborenes wurde eindrücklich schnell apnoisch und hypotensiv. Paradoxerweise wurde diese Blockade in einer Unterrichtssituation unter sonografischer Kontrolle durchgeführt. Eine typische epidurale Ausbreitung war nicht zu sehen, aber ein besonderes Aussehen des Subarachnoidalraums, „als ob sich Bläschen bilden würden", wurde bemerkt, aber nicht korrekt interpretiert. Totale Spinalanästhesien, die erkannt und über die dann in der Literatur berichtet wird, sind selten. In einer retrospektiven Serie von 236 Kaudalanästhesien bei Säuglingen gab es eine totale Spinalanästhesie (Hoelzle et al. 2010). Eine Duraperforation wurde bei einer von 1.415 (Ecoffey et al. 2010) bzw. bei einer von 1.250 (Suresh et al. 2015) Kaudalblockaden berichtet.

Zweitens, beim anästhesierten Kind mit einem gesicherten Atemweg und kontrollierter Beatmung sind die **klinischen Zeichen** oft sehr subtil. Beim spontan atmenden Kind ist die zunehmend oberflächlicher werdende Atmung ein typisches Zeichen. Alle anderen Symptome aber müssen aktiv gesucht werden: die fehlende Reaktion auf Schmerz in der oberen Körperregion und die nicht auf Licht reagierenden Pupillen. Weil die sympathische und die parasympathische Versorgung blockiert sind, sind die Pupillen oft mittelgroß und nicht maximal dilatiert. Die transkutane tetanische Elektrostimulation mit einem Nervenstimulator, wie er sonst für das neuromuskuläre Monitoring verwendet wird, ermöglicht, eine Reaktion auf Schmerz zuverlässig zu erkennen, da Inhalationsanästhetika in klinisch üblicher Dosierung die kardiovaskuläre Antwort auf Schmerz nicht völlig unterdrücken (Zbinden et al. 1994). Die **Geschwindigkeit,** mit der sie eintritt, und auch die Dauer einer totalen Spinalanästhesie werden oft überschätzt. Die isobare Spinalanästhesie mit Bupivacain hat beim Erwachsenen einen eher langsamen Wirkeintritt und die maximale Ausbreitung der Blockade wird erst nach 30–60 Minuten erreicht (Tuominen 1991). Auch bei Kindern im Alter von zwei bis fünf Jahren wurde die maximale Ausbreitung der Blockade erst 45 Minuten nach der intrathekalen Injektion von 0,5 mg/kg isobarem Bupivacain erreicht (Kokki et al. 1992). Die Dauer der Analgesie war aber kurz und betrug nur 75 Minuten. Im beschriebenen Fall betrug die verwendete Dosis 25 mg (1,66 mg/kg) Bupivacain, weit mehr als die maximal in der Literatur beschriebene Dosis von 0,7 mg/kg für eine Spinalanästhesie in dieser Altersgruppe. Trotzdem kann beim anästhesierten Kind das langsame Eintreten einer totalen Spinalanästhesie leicht übersehen werden und am Ende eines längeren Falls hat die spontane Atmung bereits wieder eingesetzt.

Drittens, auch bei einem hohen spinalen Block bleibt die **hämodynamische Stabilität** weitgehend erhalten. Im Gegensatz zur klassischen Annahme, dass es eine Hypotension bei neuraxialen Blockaden im Vorschulalter nicht gibt, zeigt die Realität, dass sie sehr wohl vorkommt, vor allem, wenn Blockaden in Allgemeinanästhesie angelegt werden (Jöhr und Berger 2012). Besonders Neugeborene und kleine Säuglinge werden regelmäßig hypotensiv, wenn die

Blockaden zusätzlich zu einer Allgemeinanästhesie angelegt werden (McCann et al. 2017). Ein Kreislaufzusammenbruch, der zum Herzstillstand führt, was die Hauptgefahr einer totalen Spinalanästhesie bei geriatrischen Patienten ist, kommt bei Kindern aber nie vor.

Auch eine **geplante Spinalanästhesie** unter Verwendung der empfohlenen Dosen kann zu einer totalen Spinalanästhesie führen. In einer Serie von 339 Spinalanästhesien bei Säuglingen kam es zu acht hohen Blockaden (Hoelzle et al. 2010). Vor allem bei der hyperbaren Spinalanästhesie muss jeder Lagewechsel nach der Injektion sehr sorgfältig erfolgen. Der Autor hat von 1987 bis 2003 die Spinalanästhesie mit hyperbarem Tetracain und Adrenalin sehr viel für Leistenhernienoperationen bei ehemaligen Frühgeborenen verwendet. Wenige Male musste er die Atmung kurzzeitig assistieren. Es kam aber nie zu einer totalen Spinalanästhesie. Eine intrathekale Injektion kann auch bei einem **Psoas-Kompartment-Block** vorkommen und das Kind muss daher engmaschig überwacht werden (Schüpfer und Jöhr 2005).

Die **Prävention** einer akzidentellen totalen Spinalanästhesie beruht auf einer sorgfältigen Technik. Bei sehr kleinen Kindern oder bei Verdacht auf eine Anomalie ist es immer lohnend, sonografisch zu beurteilen, wo der Duralsack endet. Die Nadel soll zudem nie tief in den Sakralkanal eingeführt werden (Adewale et al. 2000): Wenige Millimeter jenseits des Ligamentum sacrococcygeum reichen aus und eine Durapunktion wird vermieden.

LITERATUR

Adewale, L., Dearlove, O., Wilson, B. et al. (2000). The caudal canal in children: a study using magnetic resonance imaging. Paediatr Anaesth, 10, 137–141.

Ecoffey, C., Lacroix, F., Giaufré, E. et al. (2010). Epidemiology and morbidity of regional anesthesia in children: a follow-up one-year prospective survey of the French-Language Society of Paediatric Anaesthesiologists (ADARPEF). Paediatr Anaesth, 20, 1.061–1.069.

Hoelzle, M., Weiss, M., Dillier, C. et al. (2010). Comparison of awake spinal with awake caudal anesthesia in preterm and ex-preterm infants for herniotomy. Paediatr Anaesth, 20, 620–624.

Jöhr, M. & Berger, T. M. (2012). Caudal blocks. Paediatr Anaesth, 22, 44–50.

Kokki, H., Hendolin, H., Vainio, J. et al. (1992). Operationen im Vorschulalter: Vergleich von Spinalanästhesie und Allgemeinanästhesie. Anaesthesist, 41, 765–768.

McCann, M. E., Withington, D. E., Arnup, S. J. et al. (2017). Differences in blood pressure in infants after general anesthesia compared to awake regional anesthesia (GAS study: a prospective randomized trial). Anesth Analg, 125, 837–845.

Schüpfer, G. & Jöhr, M. (2005). Psoas compartment block in children: Part I: description of the technique. Paediatr Anaesth, 15, 461–464.

Suresh, S., Long, J., Birmingham, P.K. et al. (2015). Are caudal blocks for pain control safe in children? An analysis of 18'650 caudal blocks from the Pediatric Regional Anesthesia Network (PRAN) database. Anesth Analg, 120, 151–156.

Tuominen, M. (1991). Bupivacaine spinal anaesthesia. Acta Anaesthesiol Scand, 35, 1–10.

Zbinden, A. M., Petersen-Felix, S. & Thomson, D. A. (1994). Anesthetic depth defined using multiple noxious stimuli during isoflurane/oxygen anesthesia. II. Hemodynamic responses. Anesthesiology, 80, 261–267.

5.6.3 Zusammenfassung und Empfehlungen

Dieser Fall zeigt, dass es beim Versuch einer Kaudalanästhesie akzidentell zu einer hohen Spinalanästhesie kommen kann.

Da eine totale Spinalanästhesie recht langsam eintreten kann, muss das Kind für mindestens 30 Minuten engmaschig überwacht werden.

Eine sorgfältige Technik hilft, eine akzidentelle Durapunktion zu vermeiden. Die Erfahrung zeigt, dass leider auch die Verwendung des Ultraschalls keine absolute Sicherheit gibt, dass es nie dazu kommt.

5.7 Kompartment-Syndrom

5.7.1 Fallbericht

Vor vielen Jahren kam ein zwölfjähriges Mädchen (36 kg) zu beidseitigen Osteotomien sowohl des distalen Femurs als auch der distalen Tibia. Nach inhalativer Einleitung und Sicherung des Atemwegs mit einer 3er Larynxmaske Supreme atmete das Kind spontan, während beidseits Blockaden des N. femoralis und des N. ischiadicus (über einen proximalen dorsalen Zugang) angelegt wurden. Es wurden insgesamt 46 ml Bupivacain 0,25 % mit 1,5 µg/ml Clonidin injiziert. Dann wurde das Kind mit einer Dauerinfusion Mivacurium relaxiert und beatmet. Es war während des mehr als fünfstündigen Eingriffs hämodynamisch stabil mit einem Mitteldruck um 50 mmHg. Die Blutung war moderat und neben Ringer-Laktat wurden 500 ml einer Stärkelösung verabreicht.

Nach dem Hautverschluss, am Nachmittag, wachte das Mädchen sanft und völlig schmerzfrei auf. Es wurde direkt auf die Station zu den dort wartenden Eltern verlegt. Ungefähr eine Stunde später machte der Anästhesist vor dem Verlassen der Klinik seine postoperative Schmerzvisite. Wegen marginal tiefer Blutdruckwerte waren 500 ml Ringer-Laktat verabreicht worden. Das Mädchen war blass, aber komfortabel und es gab keine sichtbare Blutung. Allerdings war ein Bein offensichtlich viel kälter als das andere und weder der tibiale noch der Puls auf dem Fußrücken konnte hier getastet werden.

Der Anästhesist informierte den verantwortlichen orthopädischen Chirurgen von Angesicht zu Angesicht über das potenziell schwerwiegende Durchblutungsproblem. Beim Revisionseingriff wurde eine scharfe Durchtrennung der proximalen A. poplitea auf Höhe der Femurosteotomie gefunden. Die Kontinuität der A. poplitea wurde wiederhergestellt und das vordere tibiale Kompartiment mit einer Fasziotomie entlastet. Im weiteren Verlauf waren multiple Eingriffe für Fasziotomien, Debridements und Gefäßrevisionen erforderlich. Das schwere Kompartment-Syndrom mit CK-Konzentrationen von über 29.000 E/l, das komplett gestörte Gerinnungssystem, generalisierte Ödeme und ein schweres Schmerzproblem erforderten einen mehrwöchigen Aufenthalt auf der Intensivstation.

Obwohl es der Anästhesist war, der die zeitnahe Diagnose ermöglicht hatte, initiierte dieser Fall in der Klinik eine intensive Diskussion über den Stellenwert der Regionalanästhesie in der orthopädischen Chirurgie.

5.7.2 Diskussion

Dieser Fall eines schwerwiegenden **Kompartment-Syndroms** nach Korrekturosteotomie, das zu einem partiellen Funktionsverlust des Unterschenkels führte, illustriert die Bedeutung einer guten postoperativen Überwachung. Ein direkter chirurgischer Schaden an der Arterie führte hier zu Ischämie, Schwellung und Rhabdomyolyse. Es gibt eine sehr intensive und emotional geführte Diskussion in der Literatur über die Gefahr, mit einer langwirkenden Regionalanästhesie das Auftreten eines Kompartment-Syndroms zu maskieren (Ivani et al. 2015). Die Schlussfolgerungen sind mehrschichtig. Mit neuraxialen Blockaden, vor allem mit der epiduralen Analgesie, ist ein Kompartment-Syndrom an den Durchbruchschmerzen immer noch erkennbar (Mar et al. 2009), während das mit kontinuierlichen peripheren Blockaden schwierig sein kann (Munk-Andersen und Laustrup 2013; Walker et al. 2012) und mit einem dichten peripheren Block sicher nicht mehr der Fall ist. Dabei werden die frühen Warnzeichen wie Parästhesien und Schmerzen, vor allem beim passiven Bewegen, Sensibilitätsverlust und Lähmungserscheinungen verschleiert. Nur noch die sehr späten Zeichen bleiben: der fehlende Puls und die erhöhte Festigkeit der Muskulatur. Verdachtsmomenten muss nachgegangen werden und im Zweifelsfall ist der Kompartmentdruck zu messen (Staudt et al. 2008). Dies kann bei einem immer noch gut sitzenden peripheren Block einfach und schmerzfrei erfolgen. Sonst ist eine tiefe Sedierung oder eine Allgemeinanästhesie erforderlich. Die Normalwerte sind bei Kindern etwas höher als bei Erwachsenen, Werte über 30 mmHg erfordern aber trotzdem eine Intervention.

Nach Ansicht des Autors haben regionale Blockaden das Potenzial, ein Kompartment-Syndrom zu verschleiern. Aber die Tatsache, dass diese Patienten durch ein zusätzliches Team, den anästhesiologischen Schmerzdienst, engmaschig überwacht werden, kann diese negativen Aspekte ausgleichen. So war es auch in diesem Fall der Anästhesist, der die zeitnahe Diagnose ermöglichte.

Für die **Prävention** ist es zentral, für jedes einzelne Kind die Technik, das Medikament und die Konzentration sehr sorgfältig zu wählen. Für die geschlossene Reposition einer Tibiafraktur z. B. ist eine Kaudalanästhesie mit Ropivacain 0,2 % der Kombination von Femoralis- und Ischiadikusblockade vorzuziehen. Für die Kaudalanästhesie könnte auch eine Mischung von Prilocain 1 % und Ropivacain 0,2 % verwendet werden, um einen dichten Block von kurzer Dauer, aber dennoch eine gewisse an-

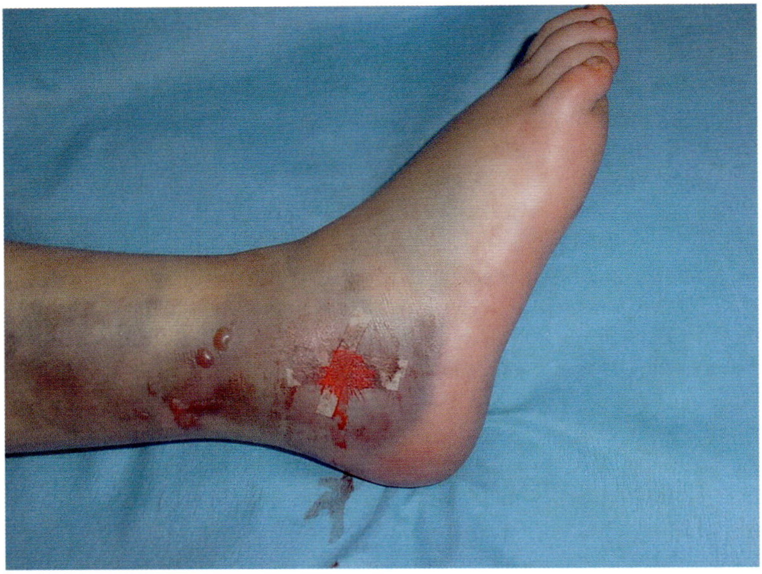

Abb. 5.4 Bei diesem Kind mit einer Knöchelfraktur und massiver Schwellung war eine Fasziotomie erforderlich. [T517]

dauernde Analgesie zu gewährleisten. Ein Femoralisblock allein maskiert nie ein Kompartment-Syndrom; deshalb kann man dafür eine hochkonzentrierte Lösung einer langwirkenden Substanz verwenden, während man für den begleitenden Ischiadikusblock oft besser eine weniger konzentrierte Lösung einer kürzer wirksamen Substanz verwendet.

Der Anästhesist muss die **typischen Risikosituationen** (➤ Abb. 5.4) kennen: Tibiafrakturen (Shore et al. 2013), Quetschtraumen des Vorfußes (Bibbo et al. 2000) sowie die geschlossene Reposition und interne Fixation von Vorderarmfrakturen (Martus et al. 2013).

5.7.3 Zusammenfassung und Empfehlungen

Nervenblockaden haben theoretisch das Potenzial, ein sich entwickelndes Kompartment-Syndrom zu maskieren. Schon die kleinsten Verdachtsmomente müssen aufmerksam verfolgt werden.

Beim geringsten Zweifel soll man den Kompartmentdruck messen und bei einem Wert über 30 mmHg eine weitere Abklärung und Therapie initiieren.

LITERATUR

Bibbo, C., Lin, S. S. & Cunningham, F. J. (2000). Acute traumatic compartment syndrome of the foot in children. Pediatr Emerg Care, 16, 244–248.

Ivani, G., Suresh, S., Ecoffey, C. et al. (2015). The European Society of Regional Anaesthesia and Pain Therapy and the American Society of Regional Anesthesia and Pain Medicine Joint Committee practice advisory on controversial topics in pediatric regional anesthesia. Reg Anesth Pain Med, 40, 526–532.

Mar, G. J., Barrington, M. J. & McGuirk, B. R. (2009). Acute compartment syndrome of the lower limb and the effect of postoperative analgesia on diagnosis. Br J Anaesth, 102, 3–11.

Martus, J. E., Preston, R. K., Schoenecker, J. G. et al. (2013). Complications and outcomes of diaphyseal forearm fracture intramedullary nailing: a comparison of pediatric and adolescent age groups. J Pediatr Orthop, 33, 598–607.

Munk-Andersen, H. & Laustrup, T. K. (2013). Compartment syndrome diagnosed in due time by breakthrough pain despite continuous peripheral nerve block. Acta Anaesthesiol Scand, 57, 1.328–1.330.

Shore, B. J., Glotzbecker, M. P., Zurakowski, D. et al. (2013). Acute compartment syndrome in children and teenagers with tibial shaft fractures: incidence and multivariable risk factors. J Orthop Trauma, 27, 616–621.

Staudt, J. M., Smeulders, M. J. & van der Horst, C. M. (2008). Normal compartment pressures of the lower leg in children. J Bone Joint Surg Br, 90, 215–219.

Walker, B. J., Noonan, K. J. & Bösenberg, A. T. (2012). Evolving compartment syndrome not masked by a continuous peripheral nerve block: evidence-based case management. Reg Anesth Pain Med, 37, 393–397.

5.8 Ischämie einer Extremität

5.8.1 Fallbericht

Vor vielen Jahren kam ein zwei Jahre und zehn Monate altes Mädchen (17 kg) mit einer dislozierten distalen Humerusfraktur in die Kinderklinik. Die Durchblutung war erhalten, das Mädchen berichtete allerdings über ein Kribbeln in den Fingern. Die Anästhesie wurde mit 125 mg (7 mg/kg) Thiopental, 35 µg (2 µg/kg) Fentanyl und 10 mg (0,6 mg/kg) Rocuronium eingeleitet. Dann wurde das Mädchen mit einem ungecufften 5er Tubus intubiert und die Anästhesie mit Sevofluran aufrechterhalten.

Nach einer zügigen geschlossenen Reposition und perkutanen Fixierung mit Spickdrähten wollte der Chirurg den Gips anlegen, als er realisierte, dass der Vorderarm kalt und der Radialispuls nicht tastbar war. Distal des Ellbogens konnte auch mit dem Dopplergerät kein Signal gefunden werden. Nach einer kurzen Diskussion entschloss man sich, die Idee des Anästhesisten aufzugreifen und zunächst die Auswirkungen einer Plexusanästhesie zur Vasodilatation abzuwarten und erst danach zu einer chirurgischen Revision zu schreiten.

Mithilfe des Nervenstimulators wurde eine axilläre Plexusanästhesie mit 14 ml Bupivacain 0,25 % angelegt. Fünf Minuten später konnten radial mittels Doppler Pulsationen nachgewiesen werden und nach weiteren 15 Minuten war ein kräftiger radialer und ulnarer Puls tastbar. Der weitere Verlauf war unauffällig.

5.8.2 Diskussion

Dieser Fall zeigt, dass ein **Verzicht auf eine Regionalanästhesie** aus Angst, einen durch das Trauma oder den Eingriff ausgelösten Nervenschaden zu verschleiern oder später in Diskussionen über die Ursache einer Schädigung involviert zu werden, nicht unbedingt im besten Interesse des Patienten ist. Es war das Standardvorgehen in der Kinderklinik, bei allen Kindern mit einem solchen Trauma eine Regionalanästhesie mit dem Ziel einer guten postoperativen Analgesie anzulegen. Bei diesem Mädchen aber hatte das Anästhesieteam wegen des anamnestischen Kribbelns in den Fingern darauf verzichtet. Wenn man die Situation allerdings realistisch betrachtet, dann wäre auch bei einem persistierenden Kribbeln nach der geschlossenen Reposition der Fraktur eine chirurgische Revision der Nn. medianus und ulnaris nie eine Option gewesen. Die einzigen Maßnahmen wären der Ausschluss eines Kompartment-Syndroms (➤ Kap. 5.7) sowie einer Gefäßläsion gewesen.

Die Aussage, bei einem **vorbestehenden neurologischen Defizit** sei auf eine Regionalanästhesie zu verzichten, wird nur ganz marginal durch das theoretische Risiko gestützt, dass eine zweite Schädigung („double crush") der Nervenfaser das funktionelle Resultat verschlechtern könnte. Es gibt allerdings keine klinischen Daten, die diese Theorie unterstützen. Die Entstehung eines Nervenschadens nach einer Regionalanästhesie ist oft multifaktoriell begründet: direktes Nadeltrauma, Kompression und Ischämie, Neurotoxizität und Inflammation (Brull et al. 2015). Bei einem vorbestehenden Nervenschaden kommt vermutlich keiner dieser Faktoren gehäuft vor. Nach Ellbogenchirurgie ist ein Nervenschaden relativ häufig (Kopp et al. 2015), aber eine Plexusanästhesie erhöht das Risiko einer Ulnarisneuropathie nach Ulnarisverlagerung wegen eines vorbestehenden neurologischen Problems nicht (Hebl et al. 2001). Aus dieser Sicht wäre es durchaus eine Option gewesen, a priori eine Plexusblockade zur postoperativen Analgesie anzulegen.

Eine **Durchblutungsstörung** nach Ellbogenfraktur (➤ Abb. 5.5) kann verschiedene Ursachen haben: einen Vasospasmus, eine Thrombose nach Intimaläsion oder eine komplette Unterbrechung der Arterie. Für die erste Ursache ist die Vasodilatation eine therapeutische Option, für die beiden andern bleibt nur die chirurgische Revision. Periphere und zentrale Blockaden bewirken eine Vasodilatation durch die Blockade der sympathischen Fasern. Ihre Wirksamkeit, einen Vasospasmus rückgängig zu machen, wurde in der Handchirurgie (Audenaert et al. 1991), bei Gefäßkanülierungen (Breschan et al. 2004), nach chemischer Irritation (Kessell und Barker 1996) und nach Nervenblockaden (Kaplanian et al. 2007) gezeigt. Beim Erwachsenen erhöht eine Plexusblockade den Blutfluss in der A. brachialis um 400 % (Mouquet et al. 1989), was die Erfolgsrate und das zuverlässige Funktionieren von arteriovenösen

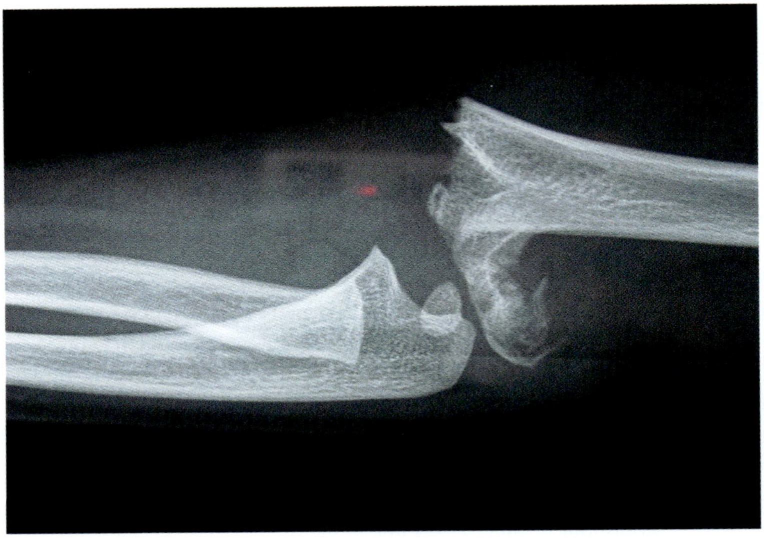

Abb. 5.5 Eine dislozierte suprakondyläre Humerusfraktur, die zu einer extremen Dehnung der Gefäße und Nerven führte. [T517]

Shunts erhöht. Derselbe Mechanismus liegt dem Wiederauftreten des Pulsoxymetersignals nach einem Fingerblock zugrunde (Bourke und Grayson 1991). Der Autor erinnert sich an einen Säugling, der nach misslungenen Venenpunktionen in der Leiste und möglicher Punktion der Arterie ein weißes und pulsloses Bein entwickelte. Nach einem Kaudalblock war das Bein wieder gut durchblutet und rosig (➤ Kap. 4.6).

Im geschilderten Fall erschien der Puls erst wieder, nachdem die Fraktur reponiert und die sympathischen Fasern, die die Vasokonstriktion begünstigten, blockiert worden waren. Wenn der Radialispuls weiterhin fehlt, ist eine chirurgische Intervention üblicherweise indiziert, auch wenn die Hand rosig bleibt.

5.8.3 Zusammenfassung und Empfehlungen

Dieser Fall zeigt, dass die Regionalanästhesie nicht nur Schmerzlinderung verschafft, sondern auch vor ischämischen Komplikationen schützen kann, solange nur ein Vasospasmus und nicht die Unterbrechung des Gefäßes zugrunde liegt.

Es ist möglicherweise nicht im besten Interesse des Patienten, wenn ihm aus sog. medikolegalen Gründen eine Regionalanästhesie vorenthalten wird.

Bei Verdacht auf Vasospasmus ist eine Regionalanästhesie zur Vasodilatation einen Versuch wert.

LITERATUR

Audenaert, S. M., Vickers, H. & Burgess, R. C. (1991). Axillary block for vascular insufficiency after repair of radial club hands in an infant. Anesthesiology, 74, 368–370.

Bourke, D. L. & Grayson, R. F. (1991). Digital nerve blocks can restore pulse oximeter signal detection. Anesth Analg, 73, 815–817.

Breschan, C., Kraschl, R., Jost, R. et al. (2004). Axillary brachial plexus block for treatment of severe forearm ischemia after arterial cannulation in an extremely low birthweight infant. Paediatr Anaesth, 14, 681–684.

Brull, R., Hadzic, A., Reina, M. A. et al. (2015). Pathophysiology and etiology of nerve injury following peripheral nerve blockade. Reg Anesth Pain Med, 40, 479–490.

Hebl, J. R., Horlocker, T. T., Sorenson, E. J. et al. (2001). Regional anesthesia does not increase the risk of postoperative neuropathy in patients undergoing ulnar nerve transposition. Anesth Analg, 93, 1.606–1.611.

Kaplanian, S., Chambers, N. A. & Forsyth, I. (2007). Caudal anaesthesia as a treatment for penile ischaemia following circumcision. Anaesthesia, 62, 741–743.

Kessell, G. & Barker, I. (1996). Leg ischaemia in an infant following accidental intra-arterial administration of atracurium treated with caudal anaesthesia. Anaesthesia, 51, 1.154–1.156.

Kopp, S. L., Jacob, A. K. & Hebl, J. R. (2015). Regional anesthesia in patients with preexisting neurologic disease. Reg Anesth Pain Med, 40, 467–478.

Mouquet, C., Bitker, M. O., Bailliart, O. et al. (1989). Anesthesia for creation of a forearm fistula in patients with endstage renal failure. Anesthesiology, 70, 909–914.

5.9 Verletzung durch die Nadel

5.9.1 Fallbericht

Vor Jahrzehnten kam ein 14-jähriger Junge (40 kg) zur Ligatur der V. spermatica. Nach intravenöser Einleitung mit Propofol und Sicherung des Atemwegs mit einer 3er Larynxmaske atmete das Kind spontan eine Mischung von Sauerstoff, Lachgas und Sevofluran. Mit einer gewöhnlichen, 30 mm langen 22 G Subkutannadel wurde eine Ilioinguinalisblockade durchgeführt. Die Einstichstelle lag auf einer Linie zwischen Nabel und Spina iliaca anterior superior, 2 cm medial der Spina. Man glaubte, beim Vorschieben der Nadel einen Widerstandsverlust („Pop") zu spüren und injizierte nach sorgfältiger Aspiration 30 ml einer 1 : 1-Mischung von Bupivacain 0,25 % und Prilocain 1 %, einen Teil unter die Faszie gefolgt von einer ausgedehnten subkutanen Infiltration.

Als der Operateur die V. spermatica über eine hohe inguinale Inzision darstellte, schimmerte eine dunkle, bläuliche Struktur durch den Peritonealsack. Der Operateur eröffnete das Peritoneum, fand eine kleine Lazeration am Kolon und ein subseröses Hämatom. Die anscheinend nichtperforierende Stichstelle wurde mit einer Z-Naht gesichert und das Peritoneum wieder verschlossen. Der weitere Verlauf war unauffällig. Am fünften postoperativen Tag meldete sich der Junge wegen einer sezernierenden Wunde. Diese wurde konservativ behandelt. Sechs Wochen später wurde die immer noch schmerzende Wunde (➤ Abb. 5.6) chirurgisch revidiert; das subkutane Gewebe schien chronisch entzündlich verändert und in der Kultur fand sich *Staphylococcus aureus*. Drei Tage später wurde wegen akut entzündlicher Symptome ein drittes Mal operiert. Es fand sich aber weder ein Abszess noch eine Fistel. Mit einer Wunddrainage und Antibiotika erholte sich der Junge zwar langsam, aber vollständig.

5.9.2 Diskussion

Dieser Fall einer **Kolonpunktion bei einer Ilioinguinalisblockade** wurde z. T. schon publiziert (Jöhr und Sossai 1999). Er verdeutlicht, dass blinde Bauchwandblockaden das Risiko einer **Perforation der Abdominalwand** in sich tragen. Zur Punktion viszeraler Organe kam es bei der Ilioinguinalisblockade (Amory et al. 2003; Frigon et al. 2006) und auch beim Transversus-Abdominis-Plane-Block (TAP-Block) (Long et al. 2014). Es besteht kein Zweifel, dass auch beim Rektusscheidenblock dasselbe Risiko besteht. Zudem ist auch eine **ungewollte Ausbreitung** der Blockade möglich. Bei der rein landmarkenbasierten Technik war die Nadel nur in 14 % der Fälle an der korrekten Stelle zu sehen (Weintraud et al. 2008) und es kann auch zu einer Ausbreitung in die Tiefe zum N. femoralis kommen (Rosario et al. 1997). Mit der blinden Technik wurde

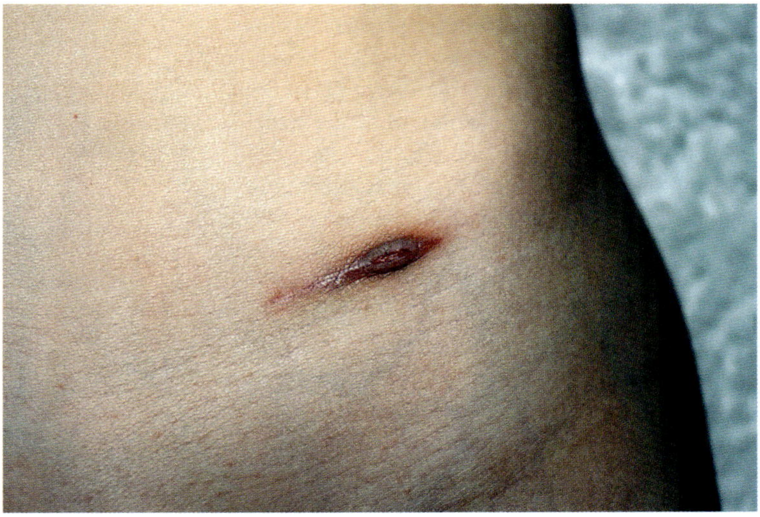

Abb. 5.6 Verzögerte Heilung und chronische Infektion nach einer inguinalen Inzision. [T517]

das bei Erwachsenen (Ghani et al. 2002) und bei Kindern (Lipp et al. 2004) in über 5 % der Fälle gefunden. Sogar die Wundinfiltration durch den Chirurgen bei Leistenhernienoperationen kann zu ungewollten Femoralisblockaden und postoperativen Stürzen führen. Daher sollen aus heutiger Sicht Bauchwandblockaden nur noch unter sonografischer Kontrolle durchgeführt werden.

Existiert ein **kausaler Zusammenhang** zwischen der Blockade und der infektiösen Komplikation? Der Autor hat selbst in zwei weiteren Fällen bei Ilioinguinalisblockaden viszerale Strukturen punktiert. Bei beiden konnte eine grünliche Flüssigkeit mit Flocken aspiriert werden, ohne dass es zu Komplikationen kam. Eine Punktion des Dünndarms hat vermutlich nur ein minimales Risiko einer infektiösen Komplikation und führt nur zu Problemen, wenn direkt in die Darmwand injiziert wird (Amory et al. 2003). Sogar im geschilderten Fall, wo es zu einer rein oberflächlichen Infektion mit *Staphylococcus aureus* kam, konnte nicht sicher ein kausaler Zusammenhang zwischen der anscheinend nicht perforierenden Serosalazeration und der gestörten Wundheilung hergestellt werden. Allerdings schuf das Wissen darum Unsicherheit und löste vielleicht auch eine ausgedehntere chirurgische Revision aus.

Der verwendete **Nadeltyp** kann hinterfragt werden: Hier wurde eine scharfe, dünne Nadel verwendet, die einfacher durch die Gewebe gleitet. Sie gewinnt heute mit dem Ultraschall zunehmend mehr Befürworter. Mit einer nichtschneidenden Nadel mit kurzem Schliff (vom Plexufix-Typ) sind die Widerstände der Faszienstrukturen einfacher zu spüren. Theoretisch scheint es auch schwieriger, bewegliche neurale oder viszerale Strukturen zu punktieren. Anderseits muss beim Vorschieben der Nadel mehr Gewalt angewendet werden, was potenziell traumatischer ist. In mindestens zwei Fällen von Dünndarmhämatomen wurden solche Nadeln verwendet (Amory et al. 2003; Frigon et al. 2006).

Die **Wahl der optimalen Analgesietechnik** bei Unterbauchinzisionen gibt Anlass zu Diskussionen (Aveline et al. 2011; Fredrickson et al. 2010). Die Ilioinguinalisblockade wird viel für die inguinale Hernienplastik und die Orchidopexie verwendet. Der TAP-Block deckt die Segmente T10–T12 zuverlässig und komplikationsarm analgetisch ab (Long et al. 2014). Aus heutiger Sicht ist ein sonografisch gesteuerter TAP-Block das bevorzugte Analgesieverfahren nach einer offenen Appendektomie oder einer Spermatikaligatur. Nach Ansicht des Autors ist er das auch bei der inguinalen Hernienplastik, denn der TAP-Block ist wirksam und die Strukturen sind sonografisch immer klar darstellbar.

5.9.3 Zusammenfassung und Empfehlungen

Dieser Fall zeigt, dass Bauchwandblockaden das Risiko bergen, die Abdominalwand zu perforieren und den Darm zu verletzen. Sie sollen deshalb heute nur noch unter sonografischer Kontrolle durchgeführt werden.

Bei sonografisch gesteuerten Injektionen in der Leistengegend ist sorgfältig darauf zu achten, dass sich das Lokalanästhetikum nicht in die Tiefe zum N. femoralis hin ausbreiten kann.

Dieser Fall zeigt auch, dass ein ungewolltes Ereignis, das vermutlich nicht kausal für eine Komplikation verantwortlich ist, trotzdem einen negativen Einfluss haben und die weitere Behandlung beeinflussen kann.

LITERATUR

Amory, C., Mariscal, A., Guyot, E. et al. (2003). Is ilioinguinal/iliohypogastric nerve block always totally safe in children? Paediatr Anaesth, 13, 164–166.

Aveline, C., Le Hetet, H., Le Roux, A. et al. (2011). Comparison between ultrasound-guided transversus abdominis plane and conventional ilioinguinal/iliohypogastric nerve blocks for day-case open inguinal hernia repair. Br J Anaesth, 106, 380–386.

Fredrickson, M. J., Paine, C. & Hamill, J. (2010). Improved analgesia with the ilioinguinal block compared to the transversus abdominis plane block after pediatric inguinal surgery: a prospective randomized trial. Paediatr Anaesth, 20, 1.022–1.027.

Frigon, C., Mai, R., Valois-Gomez, T. et al. (2006). Bowel hematoma following an iliohypogastric-ilioinguinal nerve block. Paediatr Anaesth, 16, 993–996.

Ghani, K. R., McMillan, R. & Paterson-Brown, S. (2002). Transient femoral nerve palsy following ilio-inguinal nerve blockade for day case inguinal hernia repair. J R Coll Surg Edinb, 47, 626–629.

Jöhr, M. & Sossai, R. (1999). Colonic puncture during ilioinguinal nerve block in a child. Anesth Analg, 88, 1.051–1.052.

Lipp, A. K., Woodcock, J., Hensman, B. et al. (2004). Leg weakness is a complication of ilio-inguinal nerve block in children. Br J Anaesth, 92, 273–274.

Long, J. B., Birmingham, P. K., De Oliveira, G. S. J. et al. (2014). Transversus abdominis plane block in children: a multicenter safety analysis of 1994 cases from the PRAN (Pediatric Regional Anesthesia Network) database. Anesth Analg, 119, 395–399.

Rosario, D. J., Jacob, S., Luntley, J. et al. (1997). Mechanism of femoral nerve palsy complicating percutaneous ilioinguinal field block. Br J Anaesth, 78, 314–316.

Weintraud, M., Marhofer, P., Bösenberg, A. et al. (2008). Ilioinguinal/iliohypogastric blocks in children: where do we administer the local anesthetic without direct visualization? Anesth Analg, 106, 89–93.

5.10 Komplikationen der Kaudalanästhesie

5.10.1 Fallbericht

Vor vielen Jahren kam ein zwei Jahre und acht Monate alter Junge (14 kg) zur Orchidopexie. Nach der inhalativen Einleitung wurde der Atemweg mit einer 2er Larynxmaske Supreme gesichert und das Kind atmete spontan eine Mischung aus Luft, Sauerstoff und Sevofluran. Dem institutionellen Standard entsprechend wurde das Kind für die Kaudalanästhesie auf die linke Seite gelagert, die oben liegende Hüfte 90° flektiert, die untere 45°. Die Palpation der anatomischen Landmarken, vor allem der Cornua sacralia, war etwas verwirrend. Es war aber möglich, die korrekte Punktionsstelle zu erahnen. Der beaufsichtigende leitende Kinderanästhesist war für einen kurzen Moment abgelenkt, als er plötzlich sah, dass der in seiner Ausbildung schon fortgeschrittene Assistent die 30 mm lange 25 G Nadel mit einem 32° Crawford-Schliff (Epican Paed) bis zum Ansatz eingeführt hatte. Der Assistent sagte dazu, dass er die Nadel in Erwartung des Widerstandsverlusts („Pop") bei der Perforation des Lig. sacrococcygeum einfach immer weiter eingeführt habe.

Es war sofort klar, dass die Nadel, die beinahe senkrecht zur Haut stand, viel zu tief eingeführt worden war. Die Abdecktücher wurden entfernt und bei der sorgfältigen rektalen Untersuchung konnte man die Nadel mit dem Finger tasten, wie sie mindestens 1 cm aus der Vorderseite des Sakrums ragend die anscheinend intakte Schleimhaut wie ein Zelt aufspannte.

Die Nadel wurde sorgfältig herausgezogen und 50 mg/kg Cefuroxim wurde einmalig als Prophylaxe verabreicht. Von der Kaudalanästhesie wurde abgesehen und zur postoperativen Analgesie eine Ilioinguinalisblockade gemacht. Der weitere Verlauf war problemlos und es gab auch keine Zeichen einer lokalen oder systemischen Infektion.

5.10.2 Diskussion

Dieser Fall einer **Rektumpunktion** beim Versuch einer **Kaudalanästhesie** zeigt, dass selbst undenkbare Dinge möglich sind, wenn das dreidimensionale Vorstellungsvermögen des Arztes überfordert und die Orientierung bei kaum tastbaren Landmarken schwierig wird; wie z. B. bei einem adipösen Kind. In der Studie der ADARPEF (l'Association des Anesthésistes Pédiatriques d'Expression Française) mit 12.111 Kaudalanästhesien wurden eine (Giaufré et al. 1996) und in der großen retrospektiven Serie mit 158.229 Kaudalanästhesien zwei Rektumpunktionen beschrieben (Gunter 1991). Zusätzlich gibt es mehrere Fallberichte zu diesem Thema (Sathianathan und Dobby 2015; Varghese et al. 2016). Die **Diagnose** wurde in unserem Fall dank des räumlichen Vorstellungsvermögens durch die rektale Untersuchung gestellt; in anderen Fällen erfolgte sie durch Flüssigkeit, die während der Injektion aus dem Anus tropfte, oder durch Flüssigkeit mit Stuhlpartikeln, die bei wiederholten Versuchen (nie beim ersten) aspiriert werden konnte (Sathianathan und Dobby 2015; Varghese et al. 2016). Im vorliegenden Fall war trotz des eindrücklichen Tastbefunds die Barriere der Rektalschleimhaut nicht sicher verletzt, daher wurde nur eine Single-Shot-Antibiotikagabe verabreicht. In den publizierten Fällen wurde die mit Stuhl kontaminierte Nadel zurückgezogen, die so potenziell Keime in den Knochen oder den Epiduralraum verschleppte. Daher war jeweils eine länger dauernde **Therapie** mit einem Antibiotikum angezeigt.

Global gesehen ist die Single-Shot-Kaudalanästhesie eine **extrem sichere Technik** (Jöhr und Berger 2012). Komplikationen sind natürlich immer möglich, aber nach dem Wissen des Autors gibt es in der Literatur keinen einzigen Fall eines bleibenden **neurologischen Schadens** durch ein epidurales Hä-

5

matom oder eine epidurale Infektion (Ecoffey et al. 2010; Giaufré et al. 1996; Gunter 1991; Suresh et al. 2015), obwohl Millionen von Kaudalanästhesien durchgeführt worden sind.

Infektionen sind eine theoretisch immer drohende Gefahr. Bei Single-Shot-Techniken sollten sie allerdings extrem selten sein. Im einzigen publizierten Fall einer Osteomyelitis des Sakrums nach Kaudalanästhesie wurde ein fragwürdiges Desinfektionsmittel verwendet, eine wässerige Lösung von Octenidin (Wittum et al. 2003). Alle anderen infektiösen oder technischen Komplikationen ereigneten sich im Kontext von Katheterverfahren. Trotzdem ist ein hoher Hygienestandard unabdingbar. Bevor man die Landmarken erstmals palpiert, wird die Region mit einer 70%-igen Alkohollösung in kraniokaudaler Richtung abgewischt, um eine erste Keimreduktion zu erreichen. Die nachfolgende ausgiebige Hautdesinfektion mit einer alkoholischen Lösung, eine sterile Abdeckung und sterile Handschuhe sollten zum Standard bei jeder neuraxialen Blockade gehören.

Eine **Intoxikation mit Lokalanästhetikum** vermeidet man am besten durch den Gebrauch einer adrenalinhaltigen Testdosis sowie mit einer sorgfältigen und langsamen Injektionstechnik. Mit der wiederholten Aspiration allein lässt sich eine intravaskuläre Injektion nicht sicher vermeiden; bei sechs von 1.100 Kaudalanästhesien wurde die intravaskuläre Injektion nur an der vom Adrenalinzusatz ausgelösten Tachykardie erkannt (Veyckemans et al. 1992). Schwere Toxizität ist ebenfalls möglich, wenn versehentlich eine zu hohe Konzentration verwendet wird, z. B. Ropivacain 0,75 % statt 0,2 % (Ecoffey et al. 2010).

Eine nicht wunschgemäße **Ausbreitung der Blockade** ist möglich, z. B. eine ungenügende oder einseitige Blockade. Intraoperativ werden einseitige Blockaden nur erkannt, wenn sie die Seite des Eingriffs betreffen. Postoperativ zeigt sich beim hustenden oder schreienden Kind eine Asymmetrie des Abdomens. Die geblockte, schlaffe Abdominalwand wölbt sich vor und die Gegenseite nicht (➤ Abb. 5.7). Eine akzidentelle intrathekale Injektion kann zu einer totalen Spinalanästhesie führen (vgl. Fall 5.6).

Eine seltene Nebenwirkung sind **selbstlimitierende Rückenschmerzen;** in einer Studie, die sich spezifisch mit diesem Problem beschäftigte, fand sich eine Inzidenz von 4,7 % (Valois et al. 2010). In der Institution des Autors allerdings, wo alle Patienten am Tag nach dem Eingriff telefonisch kontaktiert werden, wurden Rückenschmerzen auch bei Tausenden von Kaudalanästhesien nie spontan erwähnt. Möglicherweise reicht die routinemäßige Verabreichung eines NSAR an weitgehend alle unsere Patienten aus, um diese lokale Irritation zu unterdrücken.

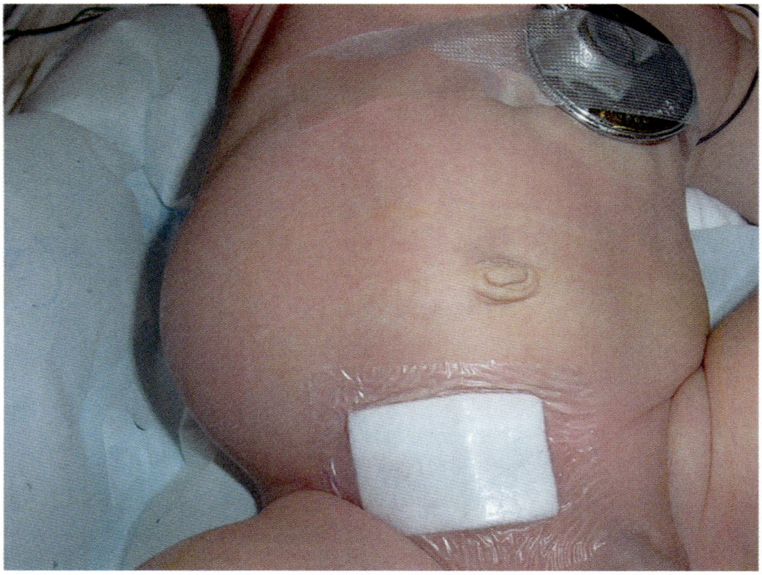

Abb. 5.7 Die einseitige Blockade ist postoperativ durch eine schlaffe Bauchwand auf der blockierten und eine straffe auf der nichtblockierten Seite klar erkennbar. [T517]

5.10.3 Zusammenfassung und Empfehlungen

Dieser Fall einer Rektumpunktion beim Versuch einer Kaudalanästhesie zeigt, dass jedes Einführen einer Nadel in den Körper eine Körperverletzung und gefährlich ist. Die Blockade muss geplant und perfekt auf eine gut kontrollierte Art durchgeführt werden.

Die korrekt durchgeführte Kaudalanästhesie ist aber eine sehr sichere Technik.

Diese Geschichte zeigt aber auch, dass das Beaufsichtigen eines Auszubildenden während der ganzen Prozedur eine 100-prozentige Aufmerksamkeit erfordert. Nur die Präsenz eines uneingeschränkt aufmerksamen Lehrers vermittelt dem Schüler die notwendige Sicherheit und schützt ihn vor Komplikationen.

LITERATUR

Ecoffey, C., Lacroix, F., Giaufré, E. et al. (2010). Epidemiology and morbidity of regional anesthesia in children: a follow-up one-year prospective survey of the French-Language Society of Paediatric Anaesthesiologists (ADARPEF). Paediatr Anaesth, 20, 1.061–1.069.

Giaufré, E., Dalens, B. & Gombert, A. (1996). Epidemiology and morbidity of regional anesthesia in children: a one-year prospective survey of the French-Language Society of Pediatric Anesthesiologists. Anesth Analg, 83, 904–912.

Gunter, J. (1991). Caudal anesthesia in children: a survey. Anesthesiology, 75, A936.

Jöhr, M. & Berger, T. M. (2012). Caudal blocks. Paediatr Anaesth, 22, 44–50.

Sathianathan, V. & Dobby, N. (2015). Rectal puncture complicating caudal blockade in a child with severe rectal distension. Paediatr Anaesth, 25, 1.063–1.065.

Suresh, S., Long, J., Birmingham, P. K. et al. (2015). Are caudal blocks for pain control safe in children? An analysis of 18'650 caudal blocks from the Pediatric Regional Anesthesia Network (PRAN) database. Anesth Analg, 120, 151–156.

Valois, T., Otis, A., Ranger, M. et al. (2010). Incidence of self-limiting back pain in children following caudal blockade: an exploratory study. Paediatr Anaesth, 20, 844–850.

Varghese, N., Joseph, N. & Kandavar, S. (2016). Rectal puncture during caudal anaesthesia. Indian J Anaesth, 60, 371–372.

Veyckemans, F., Van Obbergh, L. J. & Gouverneur, J. M. (1992). Lessons from 1100 pediatric caudal blocks in a teaching hospital. Reg Anesth, 17, 119–125.

Wittum, S., Hofer, C. K., Rolli, U. et al. (2003). Sacral osteomyelitis after single-shot epidural anesthesia via the caudal approach in a child. Anesthesiology, 99, 503–505.

KAPITEL

6 Medikation

6.1 Medikamentenfehler

6.1.1 Fallbericht

Vor langer Zeit kam ein zwei Jahre und acht Monate altes Mädchen (14 kg) mit Verdacht auf Osteomyelitis bei rezidivierendem Fieber zu einer Ganzkörperszintigrafie. Der Plan war, mit 15 mg (1 mg/kg) Propofol und 10 mg (0,7 mg/kg) Ketamin eine Sedierung einzuleiten. Der Anästhesist injizierte 1,5 ml einer milchigen Lösung, die Propofol enthielt, und 1 ml aus einer Spritze mit einem grünen Etikett, was damals typisch für razemisches Ketamin war.

Kurz nach Injektion kam es zu einer gurgelnden Atmung und zur Obstruktion der oberen Atemwege, gefolgt von einer Apnoe. Die Maskenbeatmung war für den erfahrenen Anästhesisten einfach und problemlos, aber bald wurde eine Rötung der Haut sichtbar. Weil die ganze Episode für das Team nicht erklärbar blieb, wurde der Autor informiert. Apnoe und Hautrötung sind typische Zeichen einer raschen Injektion von Atracurium und weil das dem Autor mindestens zweimal selbst passiert war, stellte er schon am Telefon die Diagnose einer Verwechslung von Ketamin mit Atracurium; beide hatten damals grüne Etiketten.

Der Atemweg wurde mit einer 2er Larynxmaske gesichert und das Kind mit einer Mischung von Lachgas und Sauerstoff beatmet; zwei zusätzliche Dosen Propofol wurden zur weiteren Sedierung verabreicht. Als die Untersuchung zu Ende war, wurde die residuelle neuromuskuläre Blockade mit 50 µg/kg Neostigmin kombiniert mit 10 µg/kg Glykopyrrolat antagonisiert. Das Mädchen erholte sich problemlos und die Eltern wurden über das Ereignis informiert.

6.1.2 Diskussion

Dieser Fall zeigt einen klassischen **Medikamentenfehler;** zwei Medikamente mit einem Etikett von ähnlicher Farbe („look-alikes“) werden verwechselt. Viele der erkannten Medikamentenverwechslungen betreffen Muskelrelaxanzien, da die unerwartet auftretende Apnoe sofort zeigt, dass etwas falsch gelaufen ist. Andere Verwechslungen hingegen werden initial oft übersehen; die tiefe Sedierung wegen der falschen Konzentration des Hypnotikums (S-Ketamin 25 mg/ml anstatt 5 mg/ml), die Tachykardie wegen Ephedrin anstatt Thiopental 10 mg/ml (beide in Luzern in 5 ml-Spritzen) oder die erhöhte Diurese, weil Furosemid anstatt Metamizol („look-alike“ Ampullen) verabreicht wurde. Der Autor hat im Laufe seines Berufslebens viele Medikamentenfehler gesehen oder selbst gemacht.

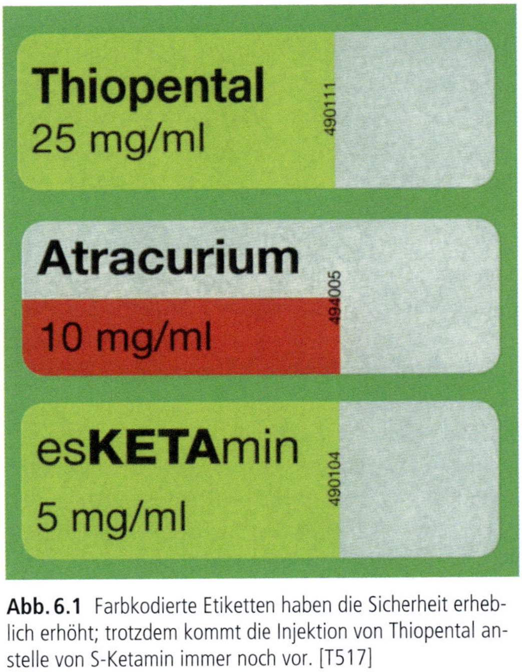

Abb. 6.1 Farbkodierte Etiketten haben die Sicherheit erheblich erhöht; trotzdem kommt die Injektion von Thiopental anstelle von S-Ketamin immer noch vor. [T517]

Die Einführung **farbkodierter Etiketten** in vielen, aber leider nicht in allen Ländern, ist ein großer Schritt vorwärts (Balzer et al. 2012). Muskelrelaxanzien haben jetzt ein rotes Etikett (> Abb. 6.1) und die Verwechslung von zwei Muskelrelaxanzien hat nicht die gleichen Auswirkungen wie die Gabe eines Muskelrelaxans anstelle eines Hypnotikums, wie es im geschilderten Fall geschehen war.

Fehler werden sich immer ereignen und die Institution soll daher **widerstandsfähig (resilient) gegen Fehler** sein. Die katastrophalste Medikamentenverwechslung ist das Spülen eines Infusionszugangs mit Kaliumchlorid- statt mit Kochsalzlösung. Die Verwendung der falschen Konzentration eines Lokalanästhetikums, z. B. Ropivacain 0,75 % statt 0,2 %, für den Kaudalblock kann eine Intoxikation bewirken (Hübler et al. 2010). In der Onkologie ist die tödliche intrathekale Injektion von Vincristin anstelle von Methotrexat, die beide oft zum selben Zeitpunkt verabreicht werden, eine ständige Gefahr (Liu et al. 2017). Spezielle Vorsichtsmaßnahmen sind erforderlich, um solche Desaster zu vermeiden und das Arbeitsumfeld so zu gestalten, dass es widerstandsfähig gegen die Fehler des Einzelnen ist. Im Kinderspital Luzern z. B. gibt es im Operationssaal keine Kaliumampullen auf Lager. Falls Kalium benötigt wird, muss es von der Station bestellt werden. Im Kinderspital ist nur Ropivacain 0,2 % vorhanden und für dichtere Blockaden steht Levobupivacain 0,5 % zur Verfügung. Der Autor ist überzeugt, dass in der Kinderanästhesie immer ein Muskelrelaxans in einer Spritze injektionsbereit vorhanden sein muss. Das bedeutet, dass es auf dem Anästhesiewagen einen bestimmten, immer gleichen Platz haben muss (Jöhr 2021), damit es nicht zu Verwechslungen kommt (Martin et al. 2017). Für die neuraxiale Anästhesie und die intrathekale Chemotherapie werden zunehmend Nicht-Luer-Konnektoren eingeführt, um die intrathekale Injektion von Substanzen zu vermeiden, die nur intravenös verwendet werden dürfen (Lawton et al. 2009).

Besondere Aufmerksamkeit ist erforderlich, wenn mündliche Verordnungen gemacht werden und der Mitarbeiter nicht mit den Medikamenten vertraut ist, die er injizieren soll. Die Kultur einer **„Closed-Loop"-Kommunikation** muss instruiert und auch ständig praktiziert werden (Davis et al. 2017).

Dosierungsfehler sind typisch für die Pädiatrie. Das Körpergewicht unterscheidet sich um das Hundertfache vom Frühgeborenen bis zum Adoleszenten und somit gibt es keine typischen Dosierungen, an die sich der Kliniker erinnern kann. Beim Erwachsenen ist eine halbe bis eine ganze Ampulle oft korrekt, aber in der Pädiatrie muss die Dosis für jedes Kind individuell berechnet werden. **Elektronische Verordnungssysteme** haben das Potenzial, auf der Station und der Intensivpflegestation solche Fehler zu verhindern (Jani et al. 2010); sie sind aber wahrscheinlich für die hektische Umgebung des Operationssaals nicht geeignet. Ein elektronisches Verordnungssystem ist am Kinderspital Luzern außerhalb der Anästhesie seit über einem Jahrzehnt erfolgreich im Einsatz. **Dosierungsfehler um den Faktor zehn** kommen v. a. in der Kindermedizin vor; in einer großen pädiatrischen Institution ereignete sich ein solcher Fehler einmal pro Woche (Doherty und McDonnell 2012). Der Autor hat zweimal gesehen, dass 10 mg statt 1 mg Nalbuphin verabreicht wurden; Nalbuphin hat glücklicherweise eine große therapeutische Breite und auch hohe Dosen werden von kleinen Säuglingen gut ertragen (Schultz-Machata et al. 2014).

6.1.3 Zusammenfassung und Empfehlungen

Dieser Fall zeigt einen typischen Medikamentenfehler: die Verwechslung eines Hypnotikums mit einem Muskelrelaxans wegen der ähnlichen Etikettenfarben.

Die Einführung farbkodierter Etiketten vermindert die Auswirkungen einer Verwechslung, da zumindest ein Medikament aus der gleichen Substanzklasse verabreicht wird. Trotzdem bleiben die ständige Sorgfalt und eine klare Kommunikation die Eckpfeiler einer sicheren Praxis.

Der Arbeitsplatz des Anästhesisten soll möglichst wenig Spielraum für Fehler zulassen. Verwechslungen mit immediat tödlichem Ausgang, z. B. das Spülen mit Kalium- anstatt mit Kochsalzlösung, verhindert man am besten, indem man die gefährliche Substanz aus dem hektischen Operationsbereich entfernt.

LITERATUR

Balzer, F., Wickboldt, N., Spies, C. et al. (2012). Standardised drug labelling in intensive care: results of an international survey among ESICM members. Intensive Care Med, 38, 1.298–1.305.

Davis, W. A., Jones, S., Crowell-Kuhnberg, A. M. et al. (2017). Operative team communication during simulated emergencies: Too busy to respond? Surgery, 161, 1.348–1.356.

Doherty, C. & McDonnell, C. (2012). Tenfold medication errors: 5 years' experience at a university-affiliated pediatric hospital. Pediatrics, 129, 916–924.

Hübler, M., Gäbler, R., Ehm, B. et al. (2010). Successful resuscitation following ropivacaine-induced systemic toxicity in a neonate. Anaesthesia, 65, 1.137–1.140.

Jani, Y. H., Barber, N. & Wong, I. C. (2010). Paediatric dosing errors before and after electronic prescribing. Qual Saf Health Care, 19, 337–340.

Jöhr, M. (2021). Die häufigsten Fehler in der Kinderanästhesie. Anästh Intensivmed, 62, 70–81.

Lawton, R., Gardner, P., Green, B. et al. (2009). An engineered solution to the maladministration of spinal injections. Qual Saf Health Care, 18, 492–495.

Liu, H., Tariq, R., Liu, G. L. et al. (2017). Inadvertent intrathecal injections and best practice management. Acta Anaesthesiol Scand, 61, 11–22.

Martin, L. D., Grigg, E. B., Verma, S. et al. (2017). Outcomes of a failure mode and effects analysis for medication errors in pediatric anesthesia. Paediatr Anaesth, 27, 571–580.

Schultz-Machata, A. M., Becke, K. & Weiss, M. (2014). Nalbuphin in der Kinderanästhesie. Anaesthesist, 63, 135–143.

6.2 Überdosierung von Medikamenten

6.2.1 Fallbericht

Ein siebenmonatiges Mädchen (8 kg) kam zur chirurgischen Therapie eines Tethered-Cord-Syndroms. Der spezialisierte Kinderanästhesist begab sich auf die Neurochirurgie, um sich um den Säugling zu kümmern. Die Anästhesie wurde inhalativ eingeleitet und nach dem Legen eines Venenzugangs wurde der Säugling nasotracheal intubiert. Zusätzlich wurden ein weiterer Venenzugang sowie ein Arterien- und ein Blasenkatheter gelegt. Während dieser Vorbereitungsphase und auch während des Platzierens der Elektroden zur Ableitung der evozierten motorischen und sensorischen Potenziale blieb der Säugling sehr kreislaufstabil.

Um die Ableitung der evozierten Potenziale zu erleichtern, wurde von einer inhalativen zu einer TIVA-Technik gewechselt. Der Anästhesist ordnete an, den Perfusor mit 80 mg/h (10 mg/kg/h) zu starten und das Sevofluran abzustellen. Zusätzlich wurde der Remifentanilperfusor mit 0,1 µg/kg/min gestartet. Wenige Minuten später war der arterielle Mitteldruck auf Werte um 30 mmHg gefallen und das Roh-EEG des BIS-Monitors zeigte eine flache Kurve. Nur noch die Spikes des QRS-Komplexes waren sichtbar (➤ Abb. 6.2). Jetzt erst wurde bemerkt, dass der Propofolperfusor mit 80 ml/h anstatt mit

6

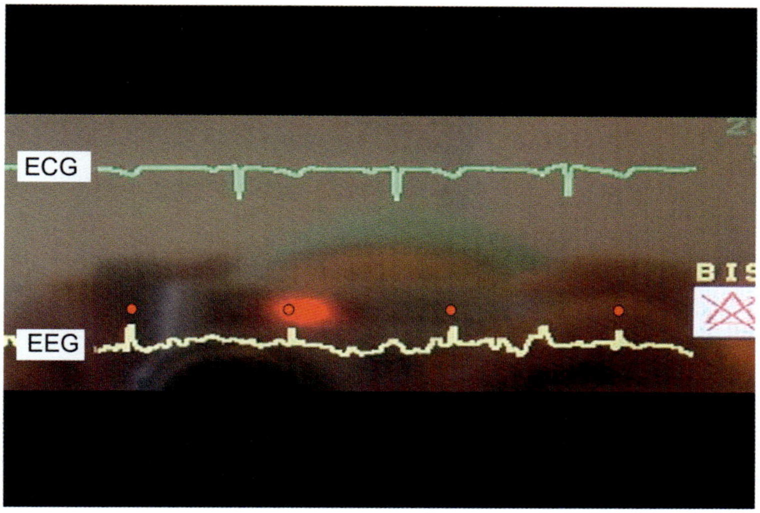

Abb. 6.2 Diese EEG-Ableitung zeigt ein isoelektrisches EEG. Dies mag auf den ersten Blick nicht offensichtlich sein, ist aber meistens der Fall, wenn in der EEG-Ableitung das EKG-Signal sichtbar ist. [T517]

8 ml/h, wie es den gewünschten 80 mg/h (10 mg/kg/h) entsprochen hätte, lief. Die Propofolzufuhr wurde sofort für mehr als 20 Minuten unterbrochen, bis sich das isoelektrische EEG wieder in reguläre EEG-Aktivität gewandelt hatte. Der weitere Verlauf war unauffällig.

6.2.2 Diskussion

Dies ist ein typischer **Kommunikationsfehler,** der bei der Dosierung von Propofol zu einem Fehler um den Faktor zehn geführt hat (Doherty und McDonnell 2012). Es ist Teil einer guten Sicherheitskultur, die Dosis immer in mg oder µg und nicht in ml zu bemessen. Noch besser wäre es gewesen, „80 mg pro Stunde, dies entspricht 8 ml pro Stunde" zu sagen. Zudem wird eine „Closed-Loop"-Kommunikation empfohlen, d. h., der Empfänger der Botschaft wiederholt die Botschaft und dies wird wiederum als korrekt bestätigt. Medikamentenfehler und vor allem Dosierungsfehler sind viel häufiger im pädiatrischen Umfeld als bei Erwachsenen, denn es gibt bei Kindern, die zwischen 500 g und 130 kg wiegen können, keine „übliche Dosis" (Kaufmann et al. 2017). Beim Erwachsenen richten eine halbe bis eine Ampulle in der Regel keinen schweren Schaden an, es sei denn es handle sich um einen Infusionszusatz. Bei Kindern stimmt das definitiv nicht. Eine zusätzliche Sicherheit und Stabilität der Abläufe lässt sich erreichen, wenn nur eine Konzentration einer Substanz vorgehalten wird; z. B. nur 1 % Propofol statt 0,5 %, 1 % und 2 %. Ähnliches gilt, wo immer möglich, auch für die Lokalanästhetika (➤ Kap. 6.1).

Dieser neurochirurgische Eingriff fand **außerhalb der Kinderklinik** statt, d. h., der Kinderanästhesist arbeitete in einer **fremden Umgebung** und mit Personal, das nicht mit Kindern vertraut war. Eine gute Team-Performance war daher nicht garantiert und die „Closed-Loop-Kommunikation", bei der das Gehörte wiederholt und rückbestätigt wird, wäre noch wichtiger gewesen als in der Kinderklinik, wo alle mit den pädiatrischen Dosierungen vertraut sind und niemand einem Kind 100 mg/kg/h Propofol verabreichen würde. Dasselbe Problem kann auch vorkommen, wenn neue, noch nicht vertraute Medikamente zum Einsatz kommen. Der Autor erinnert sich an ein ganz ähnliches Ereignis, als eine Überdosis Dexmedetomidin rasch intravenös verabreicht wurde, nämlich 20 ml statt 20 µg, was zu einer profunden Bradykardie und Hypertension bei einem schwer kranken Kind führte.

Dosierungsfehler sind vermutlich häufiger bei einer **TIVA-Technik** (total intravenöse Anästhesie) als bei der inhalativen Anästhesie, v. a., wenn für Propofol gewöhnliche Perfusoren verwendet werden (Pandit et al. 2014). Die Pumpe wird z. B. für den Transfer ausgeschaltet und dann im Saal irrtümlicherweise nicht mehr eingeschaltet, was zu einer intraoperativen Awareness führen kann; oder es kommt, wie in diesem Fall, zu einer Fehldosierung um den Faktor zehn. Es ist äußerst wahrscheinlich, dass bei der Verwendung von **TCI** (Target-Controlled Infusion) dieses Ereignis vermieden worden wäre. Das Paedfusor-System kann auch bei Säuglingen erfolgreich eingesetzt werden, obgleich es offiziell erst bei Kindern ab einem Jahr empfohlen wird. Nach Ansicht des Autors ist es auch in dieser Altersgruppe vorteilhaft, denn die Verwendung einer TCI-Pumpe ist immer sicherer als die manuelle Steuerung einer Propofolinfusion. TCI erhöht die Sicherheit, da viele typische Fehler a priori eliminiert werden (Schnider et al. 2016). Mithilfe der TCI wird eine konstante Plasmakonzentration aufrechterhalten, indem Propofol als Bolus gefolgt von einer abnehmenden Infusion verabreicht wird. Die TCI-Modelle sind nicht sehr präzis in der Vorhersage der exakten Höhe der Plasmakonzentration und sie sagen uns gar nichts darüber aus, ob diese Plasmakonzentration auch dem klinischen Bedarf des individuellen Patienten entspricht. Eine manuell gesteuerte Pumpe ist aber trotzdem nie besser als eine TCI-Pumpe. In den Augen des Autors ist das Schnider-Modell (Schnider et al. 1998) für Kinder ab fünf Jahren gut geeignet (Rigouzzo et al. 2010); für jüngere Kinder müssen pädiatrische Varianten wie das Paedfusor- (Marsh et al. 1991) oder das Kataria-Modell (Kataria et al. 1994) verwendet werden. In Zukunft wird in der Kinderanästhesie vermutlich das über alle Altersklassen hinweg anwendbare Eleveld-Modell von Vorteil sein.

Bei einer TIVA soll wenn immer möglich ein **EEG-basiertes Monitoring,** z. B. BIS (Bispektralindex) oder Narcotrend, verwendet werden, um ein gewisses pharmakodynamisches Feedback zu haben (Louvet et al. 2016). Das primäre Ziel ist aber nicht das Vermeiden der Awareness, sondern die Wahl der optimalen Dosierung. Im geschilderten Fall war es das flache EEG, das beim Anästhesisten den ersten Verdacht weckte. Auch bei Kindern unter einem Jahr kann man mithilfe solcher Geräte eine massive Überdosierung mit flachem EEG oder eine unterbrochene Zufuhr bei paravenöser Infusion oder Defekt der Pumpe erkennen. Allerdings ermöglichen die Geräte in dieser Altersgruppe keine zuverlässige Steuerung der Hypnose (Hayashi et al. 2012).

6.2.3 Zusammenfassung und Empfehlungen

Dieser Fall einer Propofolüberdosierung um den Faktor zehn zeigt die Bedeutung einer klaren Kommunikation.

TCI erhöht die Sicherheit, da typische Fehlerquellen a priori eliminiert werden.

Während einer TIVA hilft das EEG-basierte Monitoring, eine Überdosierung oder eine irrtümlicherweise fehlende Medikamentenzufuhr zu erkennen.

Es gehört zu einer guten Sicherheitskultur, die Dosis eines Medikamentes immer in der Gewichtseinheit (µg, mg oder g) und zusätzlich als Volumen (ml) zu nennen.

LITERATUR

Doherty, C. & McDonnell, C. (2012). Tenfold medication errors: 5 years' experience at a university-affiliated pediatric hospital. Pediatrics, 129, 916–924.

Hayashi, K., Shigemi, K. & Sawa, T. (2012). Neonatal electroencephalography shows low sensitivity to anesthesia. Neurosci Lett, 517, 87–91.

Kataria, B.K., Ved, S.A., Nicodemus, H.F. et al. (1994). The pharmacokinetics of propofol in children using three different data analysis approaches. Anesthesiology, 80, 104–122.

Kaufmann, J., Wolf, A.R., Becke, K. et al. (2017). Drug safety in paediatric anaesthesia. Br J Anaesth, 118, 670–679.

Louvet, N., Rigouzzo, A., Sabourdin, N. et al. (2016). Bispectral index under propofol anesthesia in children: a comparative randomized study between TIVA and TCI. Paediatr Anaesth. 26, 899–908.

Marsh, B., White, M., Morton, N. et al. (1991). Pharmacokinetic model driven infusion of propofol in children. Br J Anaesth, 67, 41–48.

Pandit, J.J., Andrade, J., Bogod, D.G. et al. (2014). 5th National Audit Project (NAP5) on accidental awareness during general anaesthesia: summary of main findings and risk factors. Br J Anaesth, 113, 549–559.

Rigouzzo, A., Servin, F. & Constant, I. (2010). Pharmacokinetic-pharmacodynamic modeling of propofol in children. Anesthesiology, 113, 343–352.

Schnider, T.W., Minto, C.F., Gambus, P.L. et al. (1998). The influence of method of administration and covariates on the pharmacokinetics of propofol in adult volunteers. Anesthesiology, 88, 1.170–1.182.

Schnider, T.W., Minto, C.F., Struys, M.M. et al. (2016). The safety of target-controlled infusions. Anesth Analg, 122, 79–85.

6.3 Versehentliche Medikamentengabe

6.3.1 Fallbericht

Eine Schulklasse besichtigte, wie das einmal pro Monat geschah, die Kinderklinik, um in Kontakt mit der Medizin und der Krankenhausatmosphäre zu kommen. Die Schüler im Alter von sieben bis neun Jahren durften sich die chirurgischen Instrumente anschauen; sie sahen, wie bei einem von ihnen ein Gips angelegt wurde, und zum Schluss zeigte man ihnen den Einleitungsraum der Anästhesie. Ein Anästhesist und eine Anästhesiepflegekraft zeigten das Anästhesiegerät und die Überwachungsmethoden. Das abenteuerlustigste Mädchen legte sich auf den Operationstisch, damit das Monitoring demonstriert werden konnte: Die Blutdruckmanschette sowie EKG und Pulsoxymeter wurden angelegt. Schon jetzt schien das Mädchen sehr nervös zu sein. Zur Demonstration der Kapnografiekurve wurde ihm eine duftende Maske über Mund und Nase gelegt. Es wurde noch nervöser und begann tief zu atmen. Dann zeigte es ausfahrende Bewegungen und wurde schließlich bewusstlos. Der Anästhesist versuchte, es zu beruhigen, in der Überzeugung, eine Hyperventilationsepisode bei einem jungen Mädchen zu sehen. Er legte es in Seitenlage auf eine Liege und erklärte das Geschehene der aufgebrachten Klasse und dem verängstigten Lehrer. Das Mädchen erholte sich innerhalb von zehn Minuten, ohne über Nausea zu klagen und ohne zu erbrechen. Die Schulklasse verließ die Kinderklinik wieder, das Mädchen mögli-

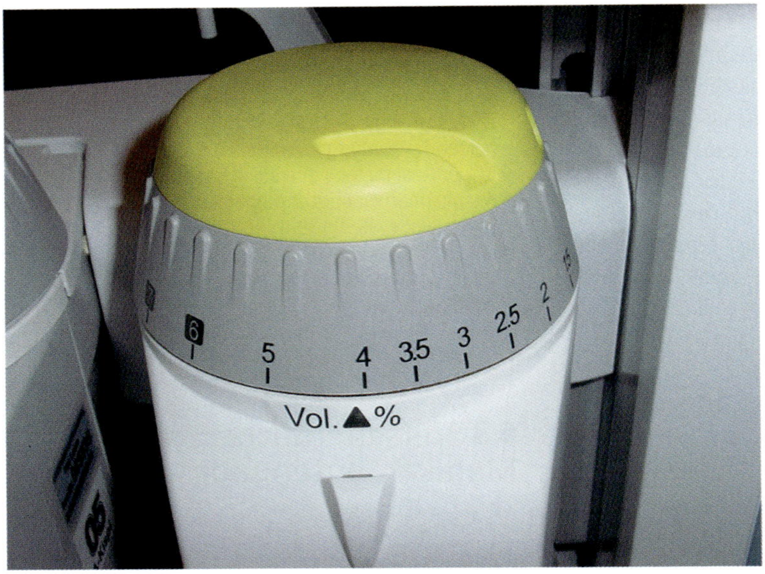

Abb. 6.3 Dieser Verdampfer wurde versehentlich offengelassen und das Kind atmete statt reinem Sauerstoff zusätzlich 4 % Sevofluran. [T517]

cherweise mit dem Stigma versehen, etwas speziell zu sein.

Später am Nachmittag sah man, dass der Sevofluranverdampfer auf 4 Vol.-% eingestellt gewesen war. (➤ Abb. 6.3). Das Mädchen hatte einfach ungewollt eine Sevofluorananästhesie erhalten.

6.3.2 Diskussion

Dieser Fall einer **versehentlichen Medikamentengabe** ist nur das spektakuläre Beispiel eines sehr häufigen Phänomens: Das Frischgas wird abgedreht und am Verdampfer bleibt eine hohe Konzentration des Inhalationsanästhetikums eingestellt. Der nächste Anwender stellt das Frischgas an und platziert die Maske, z. B. zum Präoxygenieren, auf dem Gesicht des Patienten. Der Autor erinnert sich an zahllose Fälle, wo genau dies beim Einleiten geschah. Das Kind weist dann typischerweise beim Geruch des Inhalationsanästhetikums die Maske weit von sich. Ähnliches passiert auch mit Lachgas, das gelegentlich ungewollt verabreicht wird. Bei manchen Geräten entscheidet ein Schalter, ob Lachgas oder Luft verabreicht wird, und die Gase werden nicht mehr mit Rotametern dosiert. Der Autor wurde wiederholt gerufen, weil Patienten nicht aufwachten, und der einfache Grund war die ungewollt fortdauernde Zufuhr von Lachgas. Der Autor wundert sich, dass die Industrie noch keine Lösung dafür entwickelt hat, dass das Frischgas nur bei geschlossenem Verdampfer abgestellt werden kann. Auch manche modernste Anästhesiearbeitsplätze können mit einem offenen Verdampfer ganz heruntergefahren werden.

Ein ähnlicher Fehler ist es, nach Ende der Anästhesie die Frischgaszufuhr, meistens Sauerstoff, offenzulassen. Das Spülen des Kreissystems über viele Stunden, typischerweise über ein Wochenende, führt zu einem vollständig **ausgetrockneten Absorberkalk,** der mit den Inhalationsanästhetika reagiert. Diese werden in einer **exothermen Reaktion** in CO und andere Abbauprodukte aufgespalten (Wissing et al. 2001). Während bei Desfluran hauptsächlich die CO-Produktion im Fokus des Interesses steht, entstehen bei Sevofluran atemwegsreizende Substanzen sowie im Absorber Temperaturen von mehreren hundert Grad (Wissing et al. 1997). Der Autor erinnert sich an ein dreijähriges Mädchen, das an einem Montagmorgen als erster Fall mit Sevofluran und Lachgas eingeleitet wurde. Nach dem Einschlafen wurde das Lachgas abgestellt. Eine Minute später begann das Mädchen zu husten, setzte sich auf, stieß die Maske von sich und war völlig wach, immer noch mit Husten und den Zeichen einer Atemwegsreizung. Der Absorber war extrem heiß.

Offensichtlich war zu Beginn noch Sevofluran bei der Patientin angekommen. Dann aber wurde es mit der ansteigenden Temperatur schon im Absorber zersetzt, bevor es zur Patientin kam. Das Phänomen war dem Anästhesisten von der Literatur her bekannt und die Diagnose wurde sofort gestellt. Es konnte rekonstruiert werden, dass beim Gerätecheck der Sauerstoff aufgedreht vorgefunden worden war. Dieser Vorfall initiierte in den späten 1990er Jahren, dass die Gaszufuhr der Anästhesiegeräte über das Wochenende immer von den Wandanschlüssen dekonnektiert wurde. Glücklicherweise kann diese Komplikation heute nicht mehr vorkommen, da bei den modernen Geräten mit dem Ausschalten die Sauerstoffzufuhr automatisch unterbrochen wird.

Die **Akkumulation von CO,** die auch mit korrekt hydriertem Absorberkalk bei reduziertem Frischgasfluss vorkommen kann, gab in der Vergangenheit zu Diskussionen Anlass. Erhöhte Konzentrationen von CO-Hb haben drei mögliche Quellen: die Degradation von Sevofluran, eine Rauchexposition (rauchende Eltern oder, seltener bei Kindern, rauchende Patienten) und der physiologische Hämoglobinabbau.

Es ist eine heikle Angelegenheit, wenn aus Versehen ein gesundes Schulkind, das mit seiner Klasse die Kinderklinik besucht, anästhesiert wird. Eine sorgfältige und zeitnahe **Kommunikation** ist sehr zu empfehlen. Es ist klug und korrekt, den begleitenden Lehrer und auch die Eltern darüber aufzuklären, was genau passiert ist, dass es einem leid tut und vor allem, dass keine Langzeitfolgen zu erwarten sind. Bei diesem geschilderten Fall allerdings hatte auch der Anästhesist nicht realisiert, was vorgefallen war, und der offen gebliebene Verdampfer wurde erst im Nachhinein entdeckt. Bei einem unerwarteten oder versehentlichen Ereignis (z. B. bei einem massiven Paravasat) war es immer die Praxis des Autors, die Eltern hinunter in den Operationsbereich zu rufen, damit sie es als Allererste erfuhren und nicht später auf der Station über die Pflege davon hörten. Eltern klagen meistens nicht, weil sich eine Komplikation ereignet hat, sondern weil sie nicht zeitnah und vollständig darüber informiert wurden.

6.3.3 Zusammenfassung und Empfehlungen

Bevor man die Maske auf das Gesicht des Patienten legt, ist zu überprüfen, dass wirklich die erwünschten Gase verabreicht werden. Nachlässigkeit ist hier nicht zu entschuldigen.

Langdauernde Durchströmung mit trockenen Gasen führt zu ausgetrocknetem Absorberkalk. Dieser begünstigt die Zersetzung der halogenierten Anästhetika und muss ersetzt werden.

Bei einem unbeabsichtigten Ereignis ist die zeitnahe und persönliche Information der Eltern – von Angesicht zu Angesicht – von zentraler Bedeutung, um das Vertrauen zu erhalten.

LITERATUR

Wissing, H., Kuhn, I. & Dudziak, R. (1997). Zur Temperaturentwicklung von Inhalationsanästhetika auf trockenem Atemkalk. Anaesthesist, 46, 1.064–1.070.
Wissing, H., Kuhn, I., Warnken, U. et al. (2001). Carbon monoxide production from desflurane, enflurane, halothane, isoflurane, and sevoflurane with dry soda lime. Anesthesiology, 95, 1.205–1.212.

6.4 Technische Probleme bei der total intravenösen Anästhesie (TIVA)

6.4.1 Fallbericht

Vor vielen Jahren kam ein zwei Wochen altes Mädchen (640 g), das mit 23 3/7 Wochen geboren worden war, mit einer Darmperforation zur notfallmäßigen Laparotomie. Der Eingriff wurde, wie es das übliche Vorgehen der Klinik war, auf der Neugeborenenintensivstation durchgeführt und das Mädchen wurde mit dem Intensivrespirator beatmet. Zur Anästhesie wurde ein Hochdosis-Opioid-Regime gewählt und das Kind erhielt während der dreistündigen Operation 120 µg/kg Fentanyl und 0,2 mg/kg Pancuronium. Während des Eingriffs (Broviac-Katheter, Dünndarmresektion und Ileostomie) wurden zusätzlich zu den Kristalloiden 20 ml/

kg Erythrozytenkonzentrat und 10 ml/kg FFP verabreicht. Das Kind blieb bemerkenswert kreislaufstabil und als einziger Vasopressor wurde Dopamin bis maximal 5 µg/kg/min verabreicht.

47 h später war die Ligatur des Ductus Botalli indiziert. Der Plan war, dafür wiederum Pancuronium und Fentanyl zu verabreichen. Bei Ankunft des Anästhesisten auf der Intensivstation war der arterielle Mitteldruck 55 mmHg. Nach Gabe von Pancuronium und Fentanyl wurde das Dopamin abgestellt und das Kind für den Eingriff gelagert. Der Hautschnitt wurde reaktionslos toleriert und der Eingriff ging vonstatten wie geplant. Aber als am Ende die Tücher entfernt wurden, durchfuhr es den Anästhesisten und er wurde schweißnass vor Schreck, als er es sah: Der Dreiwegehahn war so gestellt, dass gar kein Fentanyl zum Kind hatte **fließen** können (➤ Abb. 6.4a).

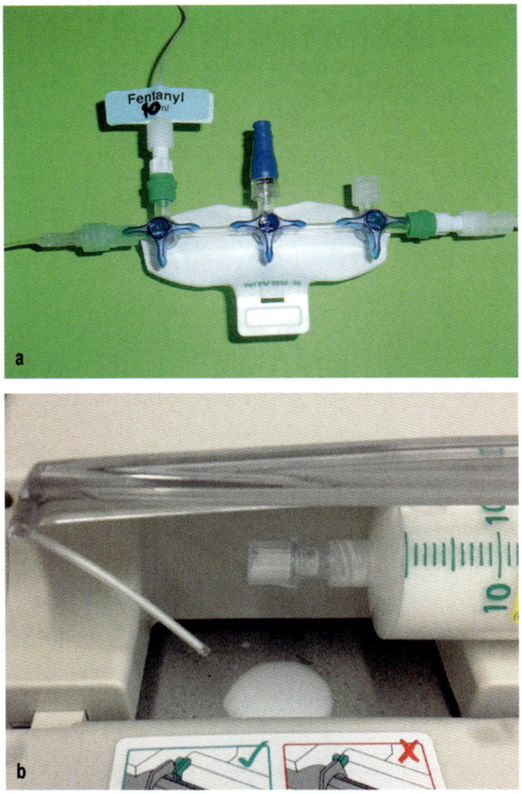

Abb. 6.4 a) Ein Dreiwegehahn in der falschen Position verhinderte die Verabreichung von Fentanyl bei dieser Patientin. b) Unterbrochene Propofolzufuhr wegen einer defekten Verlängerung bei einem andern Patienten. [T517]

6.4.2 Diskussion

Dieser Fall zeigt, dass eine plötzlich **unterbrochene Medikamentenzufuhr** ein inhärentes Risiko jeder TIVA-Technik ist. In diesem Fall war der Dreiwegehahn in die falsche Richtung gedreht. Andere Pannen können eine paravenöse Infusion, dekonnektierte Verlängerungen, undichte Spritzen, defekte Pumpen und vor allem eine Fehlhandlung des Anästhesisten sein. Der Autor hat all diese Situationen leider schon selbst erlebt. Deshalb soll man diese potenziellen Fehlerquellen möglichst ausschließen, bevor man die Anästhesie beginnt, und auch während der Anästhesie müssen alle kritischen Stellen wiederholt überprüft werden. In der Neugeborenenchirurgie ist der Zugang zum Patienten allerdings sehr eingeschränkt. Eine Fehlhandlung bei der Verabreichung von Propofol, der Perfusor wird z. B. ab-, aber nicht mehr angestellt, ist eine häufige Ursache von Awareness (Pandit et al. 2014). Zudem ist irgendeine Form des pharmakodynamischen Feedbacks, z. B. ein EEG-basiertes Monitoring, zu empfehlen (Constant und Sabourdin 2012). Das EEG kann allerdings erst bei Kindern ab einem Jahr zuverlässig zur Überwachung der Hypnosetiefe beitragen.

Bei diesem 640-g-Kind kam beim ersten Eingriff ein **Hochdosis-Opioidregime** zum Einsatz. Es gibt keinen Konsens, welches die optimale Anästhesietechnik für diese Art von Patienten ist. Sie sind oft von einer Beatmung mit dem Intensivrespirator abhängig, mit dem aber keine Möglichkeit besteht, Inhalationsanästhetika zu verabreichen, und eine intravenöse Technik ist die einzige Möglichkeit. Zwei Fragen stellen sich an dieser Stelle: Was ist die notwendige Dosis für eine ausreichende Analgesie und wird auch ein Hypnotikum benötigt?

Erstens, es gibt keine Daten zur **notwendigen Dosis** für diese extrem frühgeborenen Patienten. Einige Kliniker verwenden moderate Dosen Morphin, z. B. 250 µg/kg. Möglicherweise wird aber damit eine ausreichende Analgesie nur durch die hypotensiven Nebenwirkungen von Morphin vorgetäuscht, die einen Blutdruckanstieg auf Hautschnitt verhindern. Gewisse Experten empfehlen 25 µg/kg Fentanyl für die Duktusligatur (Wolf 2012). In einer Studie zur Pharmakokinetik resultierte nach 30 µg/kg Fentanyl zwar eine gute hämodynamische Stabilität bei Hautschnitt, aber später beim Wundverschluss nicht mehr (Collins et al. 1985). Kinder unter 4 Jahren blieben nach 25–50 µg/kg Fentanyl in der Prä-Bypass-Phase während der Sternotomie hämodynamisch stabil (Duncan et al. 2000). Remifentanil wird in diesem Kontext selten verwendet. 1 µg/kg/min unterdrückt die hämodynamische und die hormonelle Stressantwort (Weale et al. 2004). Der Autor verwendete traditionsgemäß mindestens 50 µg/kg Fentanyl als Kurzinfusion über fünf bis zehn Minuten. Das Muskelrelaxans wurde immer vorweg verabreicht, um Rigor mit der Unmöglichkeit, den Patienten zu beatmen zu vermeiden (Fahnenstich et al. 2000). Beim zweiten Eingriff erhielt das Frühgeborene irrtümlicherweise überhaupt kein Fentanyl, da der Dreiwegehahn falsch gedreht war. Es blieb aber trotzdem während des ganzen Eingriffs hämodynamisch stabil. Wie ist das zu erklären? Bei Frühgeborenen mit einem Gestationsalter von 23 bis 38 Wochen wurde eine sehr lange Halbwertszeit von sechs bis 32 Stunden für Fentanyl gefunden (Collins et al. 1985). Deshalb könnten 47 Stunden nach der extrem hohen Dosis von 120 µg/kg durchaus noch genügend hohe Spiegel vorhanden gewesen sein, um die hämodynamische Stressantwort zu unterdrücken.

Zweitens, es gibt immer noch Anlass zu Diskussionen, ob in dieser Altersgruppe **Amnesie und Hypnose** wirklich unabdingbare Bestandteile der Anästhesietechnik sein müssen. Eine profunde Analgesie und das Fehlen von Dyspnoe sind zweifelsfrei essenziell. Solange aber keine Ängste über die Zukunft existieren, mindestens bis zum Alter, wo die Kinder zu fremdeln beginnen, sind Schlaf und Amnesie möglicherweise nicht zwingend notwendig und ein reines Opioidregime ist vertretbar. Bei einer Regionalanästhesie beim wachen Säugling wird die völlige Schmerzfreiheit ja auch als ausreichend betrachtet und niemand würde hier Schlaf und Amnesie fordern. In die gleiche Richtung gehen die Erfahrungen bei der Awareness, die im frühen Schulalter eine recht häufige Komplikation ist (Davidson et al. 2011), bei der aber das ungewollte Wachsein während des Eingriffs meist nicht mit Angst verbunden ist und auch ganz anders als beim Erwachsenen keine Langzeitfolgen hat (Phelan et al. 2009). Solange Kinder in ihrer eigenen „magischen Welt“ leben und unerklärliche Wahrnehmungen zum normalen Leben gehören, sind sie auch gegen die negativen Folgen des unerwünschten Wachseins geschützt. Ein Hypnotikum ist daher nicht zwingend Bestandteil einer Neugeborenenanästhesie. Es ist allerdings anzumerken, dass schon eine Spur Sevofluran die hämodynamische Stabilität bei Hautschnitt erhöht.

Beim **kleinen Patienten** mit **großer Chirurgie** kommt auch die Frage auf, ob zentralvenöse und arterielle Katheter erforderlich sind. Ein zuverlässiger Venenzugang ist unabdingbar. Die Frage wird aber immer sein, was bei einem 640-g-Kind mit vertretbarem Risiko zu erreichen ist. Das Ziel des Autors war es immer, mindestens einen rückläufigen Gefäßzugang zur Verfügung zu haben. In diesem Fall war das der Broviac-Katheter, der vor der Laparotomie chirurgisch eingelegt worden war. Aufgrund eigener schlechter Erfahrungen ist dringend zu empfehlen, dies in zwei Schritten zu tun: Zuerst wird der Broviac-Katheter eingelegt, dann werden die Abdecktücher entfernt, der Infusionsschlauch mit dem Broviac-Katheter verbunden und erst dann das Kind für die Laparotomie vorbereitet und gelagert.

6.4.3 Zusammenfassung und Empfehlungen

Die plötzlich fehlende Zufuhr der Medikamente ist das inhärente Risiko jeder TIVA-Technik. Größte Sorgfalt ist erforderlich, um alle technischen Fallstricke zu umgehen.

Ein pharmakodynamisches Feedbacksystem, z. B. ein EEG-basiertes Monitoring, sollte eigentlich bei allen Kindern ab einem Jahr der Standard sein.

Dieser Fall weist auch auf die noch ungelöste Frage nach dem optimalen Anästhesieregime für diese extrem kleinen Kinder hin. Für die Duktusligatur wird z. B. oft ein Hochdosis-Opioid-Regime verwendet.

Für große Chirurgie bei kleinen Kindern ist ein rückläufiger Gefäßzugang, der Blutentnahmen ermöglicht, sehr zu empfehlen.

LITERATUR

Collins, C., Koren, G., Crean, P. et al. (1985). Fentanyl pharmacokinetics and hemodynamic effects in preterm infants during ligation of patent ductus arteriosus. Anesth Analg, 64, 1.078–1.080.

Constant, I. & Sabourdin, N. (2012). The EEG signal: a window on the cortical brain activity. Paediatr Anaesth, 22, 539–552.

Davidson, A. J., Smith, K. R., Blussé van Oud-Alblas H. J. et al. (2011). Awareness in children: a secondary analysis of five cohort studies. Anaesthesia, 66, 446–454.
Duncan, H. P., Cloote, A., Weir, P. M. et al. (2000). Reducing stress responses in the pre-bypass phase of open heart surgery in infants and young children: a comparison of different fentanyl doses. Br J Anaesth, 84, 556–564.
Fahnenstich, H., Steffan, J., Kau, N. et al. (2000). Fentanyl-induced chest wall rigidity and laryngospasm in preterm and term infants. Crit Care Med, 28, 836–839.
Pandit, J. J., Andrade, J., Bogod, D. G. et al. (2014). 5th National Audit Project (NAP5) on accidental awareness during general anaesthesia: summary of main findings and risk factors. Br J Anaesth, 113, 549–559.
Phelan, L., Stargatt, R. & Davidson, A. J. (2009). Long-term posttraumatic effects of intraoperative awareness in children. Paediatr Anaesth, 19, 1.152–1.156.
Weale, N. K., Rogers, C. A., Cooper, R. et al. (2004). Effect of remifentanil infusion rate on stress response to the pre-bypass phase of paediatric cardiac surgery. Br J Anaesth, 92, 187–194.
Wolf, A. R. (2012). Ductal ligation in the very low-birth weight infant: simple anesthesia or extreme art? Paediatr Anaesth, 22, 558–563.

6.5 Propofol-Infusions-Syndrom

6.5.1 Fallbericht

Vor vielen Jahren war bei einem fünfjährigen Jungen (17 kg) eine okzipitale Kraniotomie in Bauchlage für die Resektion eines Medulloblastoms vorgesehen. Einige Tage vorher war problemlos ein MRT in Propofolsedierung durchgeführt worden. Nach inhalativer Einleitung mit Sevofluran wurde eine TIVA-Technik mit Propofol und Remifentanil gewählt, um die zuverlässige Überwachung evozierter Potenziale zu ermöglichen. Traditionsgemäß war an dieser Klinik der spezialisierte Neuroanästhesist dafür zuständig. Neben dem peripheren Venenzugang und einem nasal eingeführten, gecufften 5er Tubus umfasste die Instrumentierung einen radialen Arterienkatheter, einen über die rechte V. jugularis interna eingelegten ZVK, das BIS-Monitoring und einen Blasenkatheter. Eine gute hämodynamische Stabilität ohne den Gebrauch von Vasoaktiva zeichnete den achtstündigen Anästhesieverlauf aus. Die Körpertemperatur betrug am Ende des Falls 36,5 °C und die regelmäßigen Blutgasanalysen waren immer unauffällig. Kurz nach Ankunft auf der pädiatrischen Intensivstation aber fand sich eine metabolische Azidose mit einer Laktatkonzentration von 4,8 mmol/l, die wenig später noch bis auf 7 mmol/l anstieg, begleitet von einem mit 480 E/l erhöhten CK-Wert. Diese Werte normalisierten sich langsam über die nächsten Stunden. Die Verdachtsdiagnose eines Propofol-Infusions-Syndroms wurde gestellt, denn es waren 10 mg/kg/h Propofol während sechs Stunden infundiert worden.

Einige Wochen später begann die Radiotherapie mit ihren täglichen Sitzungen während mehrerer Wochen. Jetzt stellte sich die Frage, wie sicher es bei dieser Vorgeschichte war, täglich Propofol zu verabreichen.

6.5.2 Diskussion

Dieser Fall zeigt, dass ein **Propofol-Infusions-Syndrom (PRIS)** immer drohen kann, wenn Propofol über längere Zeit verabreicht wird. Das PRIS wurde in den frühen 1990er Jahren nach der prolongierten Verabreichung von Propofol an Kinder auf der Intensivstation erstmals beschrieben und war mit einer hohen Mortalität verbunden (Parke et al. 1992). Allerdings kann sich auch im Rahmen einer Anästhesie ein PRIS entwickeln (Kill et al. 2003; Mehta et al. 1999), und zwar schon nach nur 150 Minuten (Kill et al. 2003).

Die **Pathophysiologie** ist nur teilweise bekannt. Der Fokus liegt klar auf einer toxischen Wirkung auf die Mitochondrien (Krajocova et al. 2015). Bereits zu Beginn des 21. Jahrhunderts wurde basierend auf einem Fallbericht (Wolf et al. 2001) eine gestörte Oxidation von Fettsäuren als Ursache vermutet (Vasile et al. 2003). Der oxidative Mechanismus in den Mitochondrien ist blockiert, Propofol stört den Elektronenfluss in der Atmungskette und interagiert mit Koenzym Q (Vanlander et al. 2015). Propofol mimt einen „pseudohypoxischen Zustand“. Dieser Energiemangel auf der zellulären Ebene führt zu Rhabdomyolyse, Hyperkaliämie und einem kardialen Pumpversagen mit Bradykardie und Brugada-Typ-ähnlichem EKG. Zusätzlich verstärken die hohen Konzentrationen an freien Fettsäuren die kardiale Toxizität. Der Körper muss auf den anaeroben Stoffwechsel zurückgreifen. Daher sind eine metabolische Azidose und ansteigende Laktatspiegel die frühen Zeichen eines PRIS (Koch et al. 2004). Im frühen Stadium sind diese Veränderungen reversibel, wenn die Propofolzufuhr gestoppt oder reduziert wird (Koch et al. 2004). In einem fortgeschrittenen Stadium aber enden sie häufig letal. Eine große Anzahl von Fällen ist bei Erwachsenen und bei Kindern publiziert worden, und zwar aus der Intensivmedizin und auch aus der Anästhesie. Ein PRIS kann bereits bei einer Dosierung von 4 mg/kg/h auftreten (Krajcova et al. 2015).

Aus verschiedenen Gründen ist das PRIS vorwiegend bei **Kindern** ein offensichtliches Problem. Erstens, für eine ausreichende Tiefe der Sedierung oder Anästhesie benötigen Kinder aus pharmakokinetischen Gründen sehr hohe Dosen von Propofol. Zweitens, der sehr aktive Metabolismus kombiniert mit den begrenzten Glykogenreserven bewirkt, dass schon bald auf die Oxidation von Fettsäuren zurückgegriffen werden muss. Drittens, Kinder sind sonst meist gesund und Todesfälle aus kardialen Gründen sind bei einem Kind, das wegen einer respiratorischen Affektion sediert und beatmet werden muss, kaum zu erwarten. So sind die Symptome des PRIS beim Kind etwas Außergewöhnliches, was die Diagnose einfach macht. Ein älterer, multimorbider Patient hingegen bietet viele andere Ursachen für das Kreislaufversagen und den kardial bedingten Tod. Das PRIS wird daher vermutlich bei diesen Patienten oft übersehen.

Das PRIS ist aber auch bei **Erwachsenen** ein klar etabliertes Krankheitsbild. Von sonst gesunden Patienten mit Schädelhirntrauma (Cremer et al. 2001) oder therapierefraktärem Status epilepticus (Iyer et al. 2009) verstarben rund 10 % wegen Propofol. Mit hohen Dosen Propofol zeigten 35 % der Patienten Zeichen eines PRIS (Iyer et al. 2009). Das PRIS ist daher nicht nur ein seltenes idiosynkratisches Ereignis, sondern vielmehr ein dosisabhängiges Phänomen, das vermutlich die Mehrheit unserer Patienten treffen kann. Einige Individuen dürften aber besonders empfindlich sein.

In einigen Fällen wurde auch berichtet, dass sich ein PRIS kurz nach der **Re-Exposition** entwickelte, nachdem mehrere Stunden vorher die Propofolinfusion gestoppt und dann in einer niedrigen Rate wieder angestellt worden war. Im geschilderten Fall wurde daher die Sicherheit einer täglichen Propofolgabe zur Strahlentherapie hinterfragt. Da es in der Literatur keine wissenschaftlich begründete Antwort auf diese Frage gibt, wurde pragmatisch vorgegangen: Propofol wurde für die täglichen kurzen Anästhesien eingesetzt und am Ende der ersten Woche wurden eine Blutgasanalyse und eine Laktatbestimmung gemacht, die beruhigenderweise normal ausfielen.

Propofol wird in der Kinderanästhesie **klinisch breit eingesetzt.** Die typischen Komplikationen, die häufig vorkommen, sind Injektionsschmerz, Hypotension und Bradykardie. Das PRIS ist ein viel selteneres Ereignis. Allerdings hat der Autor im Laufe seines Berufslebens insgesamt drei Fälle gesehen. Zudem sind mehrfach Gerüchte über schwer oder

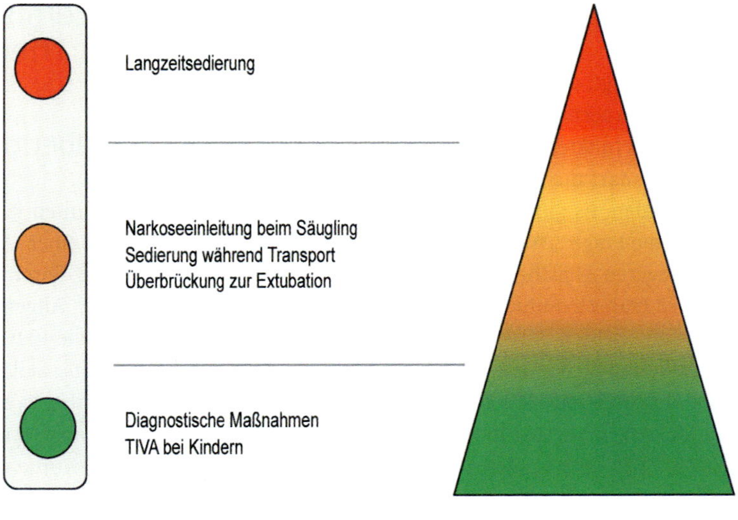

Abb. 6.5 Der klinische Einsatz von Propofol bei Kindern. Die Empfehlungen an der Institution des Autors unter Verwendung der Ampelanalogie (rot = unklug, gelb = fraglich, grün = weitgehend akzeptiert). [T517]

gar letal verlaufene Fälle zu ihm gelangt. Eine weitere seltene Nebenwirkung von Propofol ist die grasgrüne Verfärbung des Urins. Dies scheint aber ein gutartiges Phänomen zu sein und bedeutet kein erhöhtes Risiko für diese Patienten, ein PRIS zu entwickeln. Die Empfehlungen des Autors zum Einsatz von Propofol in der Kinderanästhesie fasst ➤ Abb. 6.5 zusammen.

Weitgehend alle Anästhetika, nicht nur Propofol, haben einen hemmenden Einfluss auf die Energieproduktion in den Mitochondrien. Manche Experten empfehlen aber, bei **Mitochondriopathien** Propofol zu vermeiden und Inhalationsanästhetika einzusetzen. Es handelt sich hier um eine Gruppe seltener, vererbter, neurometabolischer Erkrankungen, die sich oft mit einer Myopathie und/oder Enzephalopathie manifestieren. Eine mangelnde Energiegewinnung, ähnlich wie beim PRIS, scheint ursächlich verantwortlich zu sein und Propofol sei daher zu vermeiden. Es gibt allerdings keine Beweise, dass diese Überlegungen zutreffen und man könnte genauso gut argumentieren, dass etwas, das ohnehin schon fehlt, gar nicht mehr durch Propofol blockiert werden kann. Trotzdem sprechen die Präzision bei der Dosierung und die Geschwindigkeit des Abklingens für den Einsatz einer inhalativen Anästhesie. Es gibt aber heute einen gewissen Konsens, dass die einmalige Gabe von Propofol vermutlich nicht von großem Nachteil ist.

6.5.3 Zusammenfassung und Empfehlungen

Dieser Fall zeigt, dass bei Kindern und Erwachsenen bei länger dauernder Verabreichung von Propofol das PRIS ein inhärentes Risiko ist.

Propofol darf nicht über eine längere Zeit verabreicht werden. Es gibt aber keine zuverlässige Antwort auf die Frage: „Wie lange ist zu lange?"

Bei längeren Anästhesien, z. B. mehr als drei Stunden, wird man vermutlich mit regelmäßigen Laktatkontrollen ein sich entwickelndes PRIS zeitnah erkennen können.

Die Geschichte des PRIS zeigt auch, dass es fast zwei Jahrzehnte dauern kann, bis die Mehrheit der Kliniker sich einer potenziell lebensbedrohlichen iatrogenen Komplikation bewusst wird.

LITERATUR

Cremer, O. L., Moons, K. G., Bouman, E. A. et al. (2001). Long-term propofol infusion and cardiac failure in adult head-injured patients. Lancet, 357, 117–118.

Iyer, V. N., Hoel, R. & Rabinstein, A. A. (2009). Propofol infusion syndrome in patients with refractory status epilepticus: an 11-year clinical experience. Crit Care Med, 37, 3.024–3.030.

Kill, C., Leonhardt, A. & Wulf, H. (2003). Lacticacidosis after short-term infusion of propofol for anaesthesia in a child with osteogenesis imperfecta. Paediatr Anaesth, 13, 823–826.

Koch, M., De Backer, D. & Vincent, J. L. (2004). Lactic acidosis: an early marker of propofol infusion syndrome? Intensive Care Med, 30, 522.

Krajcova, A., Waldauf, P., Andel, M. et al. (2015). Propofol infusion syndrome: a structured review of experimental studies and 153 published case reports. Crit Care, 19, 398.

Mehta, N., DeMunter, C., Habibi, P. et al. (1999). Short-term propofol infusions in children. Lancet, 354, 866–867.

Parke, T. J., Stevens, J. E., Rice, A. S. et al. (1992). Metabolic acidosis and fatal myocardial failure after propofol infusion in children: five case reports. BMJ, 305, 613–616.

Vanlander, A. V., Okun, J. G., de Jaeger, A. et al. (2015). Possible pathogenic mechanism of propofol infusion syndrome involves coenzyme Q. Anesthesiology, 122, 343–352.

Vasile, B., Rasulo, F., Candiani, A. et al. (2003). The pathophysiology of propofol infusion syndrome: a simple name for a complex syndrome. Intensive Care Med., 29, 1.417–1.425.

Wolf, A., Weir, P., Segar, P. et al. (2001). Impaired fatty acid oxidation in propofol infusion syndrome. Lancet, 357, 606–607.

6.6 Systemische Effekte einer lokalen Therapie

6.6.1 Fallbericht

Vor Jahrzehnten kam ein dreimonatiges Mädchen (5,3 kg) zu einer Augenuntersuchung gefolgt von einer Trabekulotomie. Die Anamnese umfasste drei problemlose Allgemeinanästhesien einige Wochen vorher für die Extraktion einer kongenitalen Katarakt beidseits. Seit zehn Tagen musste die Mutter dem Kind wegen erhöhten Augendrucks zweimal täglich Timolol-Augentropfen verabreichen. Die Anästhesie wurde mit Lachgas und Halothan (in schrittweise bis auf 2 Vol.-% steigender Konzentration) eingeleitet und nach der Gabe von 1,5 mg Atracurium wurde das Kind intubiert. Zu diesem Zeitpunkt fiel die Herzfrequenz rasch von 80 auf 60 und das Kind sah bei einem Blutdruck von 45/20 mmHg jetzt grau aus.

Der Anästhesist war alarmiert und reduzierte sofort die Halothanzufuhr auf 0,2 Vol.-%. Nach der Gabe von 0,1 mg Atropin und 40 ml (8 ml/kg) Ringer-Laktat stieg die Herzfrequenz auf 170 und der Blutdruck normalisierte sich schrittweise. Der weitere Verlauf war problemlos.

6.6.2 Diskussion

Dieser Fall zeigt, dass eine lokale Therapie mit **Augentropfen,** hier mit dem Betablocker Timolol, relevante **systemische Effekte** haben kann. Trotz der sorgfältig titrierten Einleitung mit Halothan kam es zu eindrücklichen Nebenwirkungen mit profunder Bradykardie und Hypotension. Dies ist vor allem ein Problem bei kleinen Kindern, denen ähnliche Substanzmengen wie Erwachsenen verabreicht werden müssen, um die notwendigen intraokulären Zielkonzentrationen zu erzielen. Es wird angenommen, dass beim Neugeborenen ungefähr die Hälfte und beim sechsjährigen Kind etwa 90 % der Erwachsenendosis erforderlich sind. Die Absorption erfolgt aber über ähnlich große Oberflächen und die resorbierte Menge findet sich zudem in einem viel kleineren Verteilungsvolumen (Farkouh et al. 2016). Nach der Gabe von Timolol-Augentropfen sind die Plasmaspiegel bei einem kleinen Säugling mehr als zehnmal so hoch wie beim Erwachsenen (Passo et al. 1984). Die systemische Absorption erfolgt besonders effektiv, wenn die Substanz in Kontakt mit der Nasenschleimhaut kommt. Während einer Allgemeinanästhesie wird die Absorption zwar durch die verminderte Tränenproduktion und das Fehlen des Lidschlags reduziert, anderseits wird aber das autonome Nervensystem in seiner Reaktionsfähigkeit, die kardiovaskuläre Stabilität zu garantieren, beeinträchtigt.

Timolol kann als Betablocker auch bei lokaler Anwendung zu Bradykardie und Hypotension führen (Mäenpää und Pelkonen 2016). Es wird zudem mittels CYP2D6 abgebaut und die Metabolismusrate unterliegt daher einem genetischen Polymorphismus. Die Konzentrationen sind bei einem langsamen Metabolisierer besonders hoch. Aus der Erwachsenenanästhesie wurde über Bradykardie und Hypotension berichtet (Mishra et al. 1983) und dieser Fall zeigt, dass dies auch bei Kindern vorkommt.

Phenylephrin wird in der Augen- und HNO-Chirurgie viel verwendet, um Mydriasis und ein blutarmes Operationsfeld zu garantieren. Bei systemischer Absorption sind Vasokonstriktion, Hypertension, Reflexbradykardie bis hin zum Herzversagen die Folge (Baldwin und Morley 2002; Sbaraglia et al. 2014). Die 10%-ige Lösung ist gefährlich und war in der Kindermedizin nie populär (Abdelhalim et al. 2012). Allerdings kann auch schon die 2,5%-ige Lösung schwere Nebenwirkungen haben (Ahmed et al. 2009; Baldwin und Morley 2002). Viele Kliniker verwenden daher für Augenuntersuchungen bei Frühgeborenen noch stärker verdünnte Lösungen von Phenylephrin kombiniert mit dem Anticholinergikum Tropicamid. Nach der nasalen Gabe von 0,1 ml/kg einer 0,25%-igen oder 0,5%-igen Phenylephrinlösung wurde bei Kindern die maximale Plasmakonzentration nach 14 Minuten erreicht und der Blutdruckanstieg war moderat (Christensen et al. 2017).

Eine besondere Situation besteht bei Patienten mit **unerklärter Mydriasis** oder **Anisokorie** nach ungewolltem Kontakt des Auges mit einem Medikament, das für einen anderen Zweck vorgesehen war. Im Kontext von Anästhesie und Trauma vermutet der Anästhesist sofort eine intrakranielle Pathologie (➤ Kap. 5.3). Aber auch der versehentliche Spritzer einer alpha-1-adrenergen oder vagolytischen Substanz kann zu einer profunden Mydriasis führen (Schmidt et al. 2006). Der Autor erinnert sich an ein Kind, bei dem ein Spritzer der Nasentropfen zur Schleimhautabschwellung versehentlich ins Auge gelangte und so zu einem notfallmäßigen Schädel-CT führte. Ein anderes Mal kam es zu einer Mydriasis bei einer Anästhesiepflegekraft, die sich die Augen rieb, nachdem sie vorher Atropin aufgezogen hatte. Oft braucht es in solchen Fällen kriminalistische Fähigkeiten, um die Ursache zu finden.

6.6.3 Zusammenfassung und Empfehlungen

Dieser Fall zeigt, dass topisch verabreichte Medikamente absorbiert werden und schwere Nebenwirkungen verursachen können.

Potente Medikamente erfordern eine sorgfältige Dosierung. Es ist wichtig, die empfohlenen Dosisintervalle auch bei Augentropfen einzuhalten und einige Minuten zu warten, bis sich eine ausreichende Mydriasis eingestellt hat.

Es ist gut, sich daran zu erinnern, dass auch der versehentliche Spritzer einer alpha-1-adrenergen oder vagolytischen Substanz eine Mydriasis erklären kann.

LITERATUR

Abdelhalim, A. A., Mostafa, M., Abdulmomen, A. et al. (2012). Severe hypertension and pulmonary edema associated with systemic absorption of topical phenylephrine in a child during retinal surgery. Saudi J Anaesth, 6, 285–288.

Ahmed, N., Riad, W., Altorpaq, A. et al. (2009). Ocular phenylephrine 2.5 % continues to be dangerous. BMJ Case Rep, 2009, pii: bcr08.2008.0795

Baldwin, F. J. & Morley, A. P. (2002). Intraoperative pulmonary oedema in a child following systemic absorption of phenylephrine eyedrops. Br J Anaesth, 88, 440–442.

Christensen, L. K., Armstead, V. E., Bilyeu, D. P. et al. (2017). Hemodynamic responses and plasma phenylephrine concentrations associated with intranasal phenylephrine in children. Paediatr Anaesth, 27, 768–773.

Farkouh, A., Frigo, P. & Czejka, M. (2016). Systemic side effects of eye drops: a pharmacokinetic perspective. Clin Ophthalmol, 10, 2.433–2.441.

Mäenpää J. & Pelkonen, O. (2016). Cardiac safety of ophthalmic timolol. Expert Opin Drug Saf, 15, 1.549–1.561.

Mishra, P., Calvey, T. N., Williams, N. E. et al. (1983). Intraoperative bradycardia and hypotension associated with timolol and pilocarpine eye drops. Br J Anaesth, 55, 897–899.

Passo, M. S., Palmer, E. A. & Van Buskirk, E. M. (1984). Plasma timolol in glaucoma patients. Ophthalmology, 91, 1.361–1.363.

Sbaraglia, F., Mores, N., Garra, R. et al. (2014). Phenylephrine eye drops in pediatric patients undergoing ophthalmic surgery: incidence, presentation, and management of complications during general anesthesia. Paediatr Anaesth, 24, 400–405.

Schmidt, J., Irouschek, A. & Hemmerling, T. M. (2006). Unilateral mydriasis after anesthesia from nasal atropine administration. Paediatr Anaesth, 16, 362–363.

6.7 Hyponatriämie

6.7.1 Fallbericht

Vor mehreren Jahrzehnten wurde ein zweieinhalbjähriges Mädchen (12 kg) wegen einer Appendicitis perforata operiert. Intraoperativ wurde dem Erhaltungsbedarf entsprechend eine „Kinderlösung" mit 5 % Glukose und 50 mmol/l Natrium infundiert. Zusätzlich wurde Ringer-Laktat verabreicht, um die gastrointestinalen Verluste zu ersetzen und die hämodynamische Stabilität zu garantieren. Vor dem Einleiten hatte das Mädchen entweder geweint oder flehend nach der Mutter gerufen. Spät am Abend wurde die Anästhesie ausgeleitet, das Kind extubiert und auf die Abteilung verlegt, wo man sein Bettchen in den Korridor stellte. Wegen wiederholten Erbrechens wurde die Infusionsrate der Erhaltungslösung höher gestellt. Nach Mitternacht wurde es im Erbrochenen liegend, nicht weckbar und ungenügend atmend von der Pflege vorgefunden. Man vermutete, das Hauptproblem sei eine Aspiration, und brachte das offensichtlich zyanotische Kind so schnell wie möglich auf die lokale Intensivstation (dieses Ereignis fand lange vor der Einführung der Pulsoxymetrie statt). Dort wurde es vom Anästhesisten intubiert und die Zyanose bildete sich zurück.

Der Tubus wurde von oral auf nasal gewechselt und der Ambulanztransport in die Kinderklinik geplant. Während des Transports wurden ungleich große Pupillen bemerkt und bei der Ankunft waren beide Pupillen maximal weit und lichtstarr. Die Natriumkonzentration im Plasma war deutlich erniedrigt. Trotz maximaler Therapie kam es zum Hirntod. Bei der Autopsie fand sich ein massives Hirnödem und zudem ein kleinerer Tumor im Kleinhirnbereich.

6.7.2 Diskussion

Dieser Fall zeigt alle Aspekte einer **Hyponatriämie** mit einem katastrophalen Verlauf, der letal mit einem Hirnödem endet: ein kleines Kind, Fieber und Krankheit, Verabreichung einer hypotonen Infusionslösung, ungenügende Laborkontrollen und schließlich eine begleitende zerebrale Pathologie. Der

Kleinhirntumor war vor der akuten Erkrankung völlig asymptomatisch. Es ist daher sehr wahrscheinlich, dass die Hyponatriämie die treibende Kraft für die Entwicklung dieses massiven Hirnödems war.

Diese Geschichte ereignete sich vor langer Zeit und das Kind wurde nach dem damals **üblichen Standard** behandelt. Heute hätte man das Kind natürlich zur Behandlung in ein pädiatrisches Zentrum verlegt und entsprechend überwacht. Die Pulsoxymetrie wäre heute vorhanden und die Messung des Serumnatriums wäre ohne größeren Aufwand erhältlich. Vor allem aber hätte man in der perioperativen Phase keine hypotonen Infusionslösungen verwendet (Sümpelmann et al. 2017).

Als **Stressantwort** auf Trauma, Krankheit, Chirurgie und Anästhesie wird die Freisetzung von antidiuretischem Hormon getriggert, um dem Körper genügend Wasser zu erhalten. Wenn trotzdem durch Trinken oder als Infusion freies Wasser zugeführt wird, kommt es zu einer Hyponatriämie mit Hirnödem und schlimmstenfalls zum Tod. Eine Möglichkeit wäre, die Wasserzufuhr massiv zu beschränken. Dieses Vorgehen ist aber im Alltag schwierig zu steuern und führt zu einer massiv reduzierten Diurese. Ein zweckmäßigeres Vorgehen ist, eine Lösung mit hohem Natriumgehalt zuzuführen. Damit wird zwar eine gewisse Gewichtszunahme akzeptiert, aber gleichzeitig das Risiko einer lebensbedrohlichen Hyponatriämie vermindert. Historisch gesehen haben sich Holliday und Segar auf den täglichen Energiebedarf und die maximal erreichbare Konzentration des Urins gestützt, um die hypotonen „Kinderlösungen" und ihre Dosierungsschemen zu begründen (Steurer und Berger 2011). Die hypotonen Lösungen, die auf diesen theoretischen Annahmen basierten, wurden in der Kindermedizin breit eingesetzt und führten zu einer Epidemie von **iatrogenen Hyponatriämien** (Arieff et al. 1992; Moritz und Ayus 2003; Pfenninger 1992). In den Vereinigten Staaten starben in den 1980er Jahren bis zu 600 Kinder jährlich wegen einer inadäquaten Infusionstherapie (Arieff et al. 1992). Vor allem während der ersten Hälfte seiner beruflichen Karriere hat der Autor mehrere schwere Hyponatriämien wegen einer inadäquaten Infusionstherapie gesehen, zweimal mit Todesfolge. Beide Kinder wären wahrscheinlich nicht gestorben, wenn keine oder eine adäquate Infusionstherapie gemacht worden wäre.

Es ist wichtig zu wissen, dass eine fatale Hyponatriämie sehr rasch entstehen kann, in weniger als 24 Stunden, z. B. bei einem Kind mit Tonsillektomie, protrahiertem Erbrechen und der Infusion von freiem Wasser (Sicot und Laxenaire 2007).

Heute wird eindringlich empfohlen, isotone Lösungen mit einem hohen Natriumgehalt zu verwenden und **hypotone Lösungen aus der pädiatrischen Akutmedizin zu verbannen** (Moritz und Ayus 2003). In den Vereinigten Staaten wurde traditionell physiologische Kochsalzlösung verwendet (Moritz und Ayus 2003). Eine **balancierte Elektrolytlösung,** die metabolisierbare Anionen wie Laktat, Malat oder Azetat enthält, ist allerdings zu bevorzugen, da das Säure-Base-Gleichgewicht aufrechterhalten und eine hyperchloräme Azidose vermieden wird (➤ Tab. 6.1, ➤ Kap. 6.8). Die isotonen Lösungen sind auch außerhalb von Chirurgie und Anästhesie klar von Vorteil. Dies wurde in randomisierten Studien (Friedman et al. 2015) und auch in Metaanalysen (Wang et al. 2014) gezeigt.

Trotz der klaren Evidenz und der relevanten Mortalität in Zusammenhang mit den alten „Kinderlösungen" hat die Anästhesie diese gefährliche Praxis nur erstaunlich zögerlich verlassen. Sogar in der zweiten Dekade dieses Jahrhunderts verwendeten einige Kliniker immer noch hypotone Lösungen. Die wissenschaftlichen Erkenntnisse werden offensichtlich nicht umgesetzt, sie verbleiben **„lost in translation"**.

Die Gabe von **Desmopressin,** z. B. einmalig zur Unterstützung der Hämostase oder täglich gegen Enuresis nocturna, exponiert diese Patienten einem erhöhten Risiko einer Hyponatriämie und die Natriumkonzentration muss gemessen werden (Lucchini et al. 2013). Das **zerebrale Salz-Verlust-Syndrom**

Tab. 6.1 Anforderungen an eine sichere Infusionslösung für die Routineanwendung in der Kinderanästhesie

	Wichtige Komponenten	Kommentar
1.	Hohe Natriumkonzentration	Vermeiden einer Hyponatriämie
2.	Metabolisierbare Anionen	Vermeiden einer hyperchlorämen Azidose
3.	10 mg/ml (1 %) Glukose	Vermeiden einer Hypoglykämie

wird v. a. durch neurochirurgische Affektionen ausgelöst und ist durch Hyponatriämie, Dehydrierung und hohe Natriumverluste im Urin charakterisiert. Die Flüssigkeitsbilanz ist bei diesen Patienten negativ, während sie beim **SIADH,** dem Syndrom der inadäquaten ADH-Sekretion, ins Positive tendiert.

6.7.3 Zusammenfassung und Empfehlungen

Die iatrogene Hyponatriämie ist eine Gefahr für kranke Kinder. Perioperativ sollen nur isotone Lösungen mit einem hohen Natriumgehalt (> 120 mmol/l?) verwendet werden.

Das Serumnatrium muss bei jedem kranken Kind bestimmt werden. Die Natriumkonzentration ist neben den Infektionsparametern, z. B. CRP, der wichtigste Laborwert in der pädiatrischen Notfallmedizin und gibt oft Hinweise auf den Schweregrad der Erkrankung.

Das beharrliche Weiterführen einer offensichtlich inadäquaten Infusionstherapie in der Kinderanästhesie zeigt eindrücklich, dass es oft Jahrzehnte dauern kann, bis wissenschaftliche Erkenntnisse Einzug in die klinische Praxis halten. Sie sind oft „lost in translation".

LITERATUR

Arieff, A. I., Ayus, J. C. & Fraser, C. L. (1992). Hyponatraemia and death or permanent brain damage in healthy children. BMJ, 304, 1.218–1.222.

Friedman, J. N., Beck, C. E., DeGroot, J. et al. (2015). Comparison of isotonic and hypotonic intravenous maintenance fluids: a randomized clinical trial. JAMA Pediatr, 169, 445–451.

Lucchini, B., Simonetti, G. D., Ceschi, A. et al. (2013). Severe signs of hyponatremia secondary to desmopressin treatment for enuresis: a systematic review. J Pediatr Urol, 9, 1.049–1.053.

Moritz, M. L. & Ayus, J. C. (2003). Prevention of hospital-acquired hyponatremia: a case for using isotonic saline. Pediatrics, 111, 227–230.

Pfenninger, J. (1992). Peri-operative water intoxication: a dangerous and unnecessary complication. Paediatr Anaesth, 2, 85–87.

Sicot, C. & Laxenaire, M. C. (2007). Death of a child due to posttonsillectomy hyponatraemic encephalopathy (auf Französisch). Ann Fr Anesth Reanim, 26, 893–896.

Steurer, M. A. & Berger, T. M. (2011). Infusionstherapie bei Neugeborenen, Säuglingen und Kindern. Anaesthesist, 60, 10–22.

Sümpelmann, R., Becke, K., Brenner, S. et al. (2017). Perioperative intravenous fluid therapy in children: guidelines from the Association of the Scientific Medical Societies in Germany. Paediatr Anaesth, 27, 10–18.

Wang, J., Xu, E. & Xiao, Y. (2014). Isotonic versus hypotonic maintenance IV fluids in hospitalized children: a meta-analysis. Pediatrics, 133, 105–113.

6.8 Hyperchloräme Azidose

6.8.1 Fallbericht

Vor vielen Jahren kam ein sieben Jahre und drei Monate altes Mädchen (25 kg) zur Resektion einer zystischen Echinokokkose im linken Lungenunterlappen. Die Anästhesie wurde mit 5 mg/kg Thiopental, 1 µg/kg Fentanyl und 0,2 mg/kg Mivacurium eingeleitet, die Aufrechterhaltung erfolgte mit bis 8 Vol.-% Desfluran, 0,1–0,3 µg/kg/min Remifentanil und einer Mivacuriumdauerinfusion. Für die postoperative Analgesie wurden präoperativ 80 µg/kg Morphin kaudal injiziert und postoperativ Interkostalblockaden angelegt. Um eine allergische Reaktion abzumildern, wurden prophylaktisch 0,3 mg/kg Dexamethason, 1 mg/kg Ranitidin und 0,02 mg/kg Clemastin verabreicht.

Zur Atemwegssicherung wurde zuerst als Bronchusblocker ein 5 Fr Fogarty-Katheter über die Nase in die Trachea eingeführt, gefolgt von der oralen Intubation mit einem geblockten 5er Tubus. Jetzt wurde der Fogarty-Katheter unter fiberoptischer Kontrolle in den linken Hauptbronchus manipuliert, das für eine Blockade erforderliche Ballonvolumen überprüft und der Katheter mit Pflaster fixiert.

Die Resektion des linken Lungenunterlappens führte wegen multipler Adhäsionen zu einer diffusen Blutung. Zusätzlich zu Ringer-Laktat als Erhaltungsbedarf wurden daher 500 ml physiologische Kochsalzlösung sowie 500 ml einer Stärkelösung (Voluven 130/0,4) infundiert und das Mädchen blieb so kreislaufstabil. Schließlich aber triggerte eine metabolische Azidose mit einem Basenüberschuss von –7,6 mmol/l zusammen mit dem Hämoglobin von 69 g/l die Transfusion von 250 ml Erythrozytenkonzentrat. Das Kind wurde auf dem Tisch, unmittelbar nach dem Wundverschluss, extubiert. Diclofenac, Metamizol sowie minimale Mengen einer Morphin-Ketamin-Mischung als PCA (patientenkontrollierte Analgesie) verschafften ihm eine gute Schmerzlinderung.

Bei der Ankunft auf der pädiatrischen Intensivstation verwirrte zuerst eine unerklärte, anhaltende metabolische Azidose mit einem Basenüberschuss von −8,1 mmol/l kombiniert mit hohen Natrium- und Chloridspiegeln (146 mmol/l, respektive 121 mmol/l), bis realisiert wurde, dass die Resorption von Natriumchlorid über das Operationsfeld die Ursache der hyperchlorämen Azidose war. Die Operationsschwester hatte dem Chirurgen versehentlich hypertone Kochsalzlösung (20 %; 3,4 mmol/ml) für die Wundspülung gereicht, eine Lösung, die für eine evtl. nötige Zystenpunktion bereitgestanden hatte. Der Chirurg hatte das Missgeschick am weißlichen Film auf den Instrumenten bemerkt, es aber dem Anästhesieteam nicht mitgeteilt.

6.8.2 Diskussion

Dieser Fall einer unerwarteten metabolischen Azidose während einer Lungenresektion ist z. T. bereits publiziert worden (Jöhr et al. 2006) und weist auf mehrere Punkte hin:

Erstens, die **metabolische Azidose** ist keine einheitliche Entität. Sie zwingt uns immer zu weiteren diagnostischen Überlegungen. Während der Anästhesie wird das Auftreten einer Azidose oft mit Hypoperfusion und Laktatakkumulation gleichgesetzt und kann so eine Volumengabe oder gar, wie in diesem Fall, eine Transfusion triggern. Die vollständige diagnostische Aufarbeitung beinhaltet aber immer auch die Bestimmung der Laktat-, Natrium- und Chloridspiegel (Rehm et al. 2004) sowie die Berechnung der Anionenlücke. Dies sollte routinemäßig geschehen.

Zweitens, häufig entsteht die **hyperchloräme Azidose** leider immer noch iatrogen als Folge eines traditionellen Infusionsregimes mit physiologischer Kochsalzlösung. Die hohe Chloridkonzentration von 154 mmol/l führt unweigerlich zu einer hyperchlorämen Azidose (➤ Kap. 6.7). Damit Lösungen für die Infusionstherapie und den Volumenersatz geeignet sind, sollen sie daher metabolisierbare Anionen wie Laktat, Azetat oder Malat enthalten (Sümpelmann et al. 2017). Im geschilderten Fall hat die Verabreichung von je 20 ml/kg NaCl 0,9 % und einer Stärkelösung (damals noch in NaCl 0,9 % gelöst) relevant zur Entstehung der hyperchlorämen Azidose beigetragen. Es ist zu beachten, dass traditionsgemäß auch viele Medikamente, wie z. B. Remifentanil, Mivacurium oder Dopamin, mit NaCl 0,9 % verdünnt werden. Vor allem bei Neugeborenen können diese „medizinischen Flüssigkeiten" einen Großteil des während einer Anästhesie infundierten Volumens ausmachen und so für die hyperchloräme Azidose verantwortlich sein. Das Vorgehen des Autors war es daher, eine balancierte Elektrolytlösung für die Verdünnung von Medikamenten zu verwenden. Dabei kann aber möglicherweise die Stabilität der Lösungen durch die Pharmafirmen nicht garantiert sein. Die gleichen Überlegungen gelten auch für die Spüllösungen mit Heparin für Arterienkatheter. In der Neonatologie werden bei Nabelarterienkathetern hypotone Lösungen mit Natriumazetat verwendet. Die Absorption von Chlorid über die Wundoberfläche ist zwar ein seltenes Ereignis. Sie kann aber durchaus relevant werden. Die 20%-ige Kochsalzlösung enthält 20-mal mehr Chlorid als die physiologische Kochsalzlösung und die Austamponierung der Wunde oder die Instillation in eine Echinokokkus-Zyste können zu massiven Elektrolytverschiebungen führen (Albi et al. 2002; Rakic et al. 1994). Im geschilderten Fall hat das Ausspülen der Pleurahöhle mit 20%-iger Kochsalzlösung sicher zur hyperchlorämen Azidose beigetragen.

Drittens, ein Kind mit einer **Echinokokkose** ist für den Kinderanästhesisten, der in der westlichen Welt lebt, ein seltenes Ereignis. Große Raumforderungen können sich in der Lunge (Dave et al. 2004), in der Leber und in anderen vitalen Organen bilden (Panda et al. 2014). Eine anaphylaktische Reaktion nach Austritt von antigenem Material bei Ruptur der Zyste ist ein inhärentes Risiko (Marashi et al. 2014). Um eine weitere Ausbreitung der Krankheit zu verhindern, werden z. T. toxische Flüssigkeiten wie NaCl 20 %, Alkohol oder Formalin in die Zyste injiziert .

Viertens, bei einer pulmonalen Echinokokkose ist es wünschenswert, ein Verfahren zur **Lungenseparation** (Letal und Theam 2017; Templeton et al. 2021) zu verwenden, weil ein Austritt von Zysteninhalt in den gesamten Bronchialbaum katastrophale

6

Folgen haben kann. Der Goldstandard für die Lungenseparation ist der Doppellumentubus (Letal und Theam 2017). Er kann allerdings erst bei Kindern ab acht Jahren verwendet werden, da die kleinste Größe ein 26 Fr Tubus ist, was einem Außendurchmesser von 8,7 mm entspricht. Der Autor hatte jeweils in unklaren Situationen zuerst mit einem kostengünstigen, gut geschmierten gewöhnlichen Tubus mit dem gleichen Außendurchmesser geprüft, ob die subglottische Region damit passiert werden konnte, bevor der teure Doppellumentubus bereit gemacht wurde. Bei Kindern unter acht Jahren werden Bronchusblocker verwendet, z. B. der 5 Fr Arndt-Blocker von Cook. Sofern das Kind mit einem 4,5er Tubus intubiert werden kann, kann er koaxial eingelegt werden, d. h. ab vier Jahren bei einem geblockten und ab einem Jahr bei einem ungeblockten Tubus. Ein Innendurchmesser von mindestens 4,5 mm ist erforderlich, damit der 1,7 mm messende 5 Fr Bronchusblocker mit der 2,2 mm Fiberoptik gut geführt werden kann. Bei jüngeren Kindern wird der Bronchusblocker parallel, d. h. neben dem Tubus eingeführt. Der Arndt-Blocker funktioniert bei der koaxialen Technik sehr gut, da er dank dem Nylonfaden mit der terminalen Schlinge mit dem Bronchoskop einfach platziert werden kann. Wenn der Nylonfaden entfernt ist, kann das Lumen verwendet werden, um z. B. mit einer 50 ml Luer-Lock-Spritze die Lunge zu entleeren oder zu entfalten (➤ Abb. 6.6). Bei der parallelen Technik ist ein steiferer Blocker, bei dem die Spitze abgewinkelt werden kann, z. B. ein Fogarty-Katheter, oft von Vorteil. Eine weitere Option ist auch die endobronchiale Intubation. Heute wäre ein koaxial eingeführter 5 Fr Arndt-Blocker gut geeignet für einen Patienten wie im geschilderten Fall.

Schließlich zeigt dieser Fall auch die Bedeutung der **Kommunikation** zwischen allen Beteiligten. Wenn dem Anästhesieteam der irrtümliche Gebrauch von NaCl 20 % mitgeteilt worden wäre, hätte es mit diesem Wissen genauer nach den Gründen für die metabolische Azidose gesucht und vielleicht auf die Transfusion verzichtet. Vor allem bei seltenen Prozeduren ist ein sorgfältiges Briefing wichtig; z. B., dass NaCl 20 % für die Injektion in die Zyste bestimmt ist und nicht als Ersatz für die physiologische Kochsalzlösung dient.

6.8.3 Zusammenfassung und Empfehlungen

Dieser Fall zeigt, dass beim Vorliegen einer metabolischen Azidose zuerst weitere diagnostische Überlegungen gemacht und nicht reflexartig eine Volumengabe und Transfusion getriggert werden sollen.

Die iatrogene hyperchloräme Azidose ist immer noch die häufigste Säure-Base-Störung in der peri-

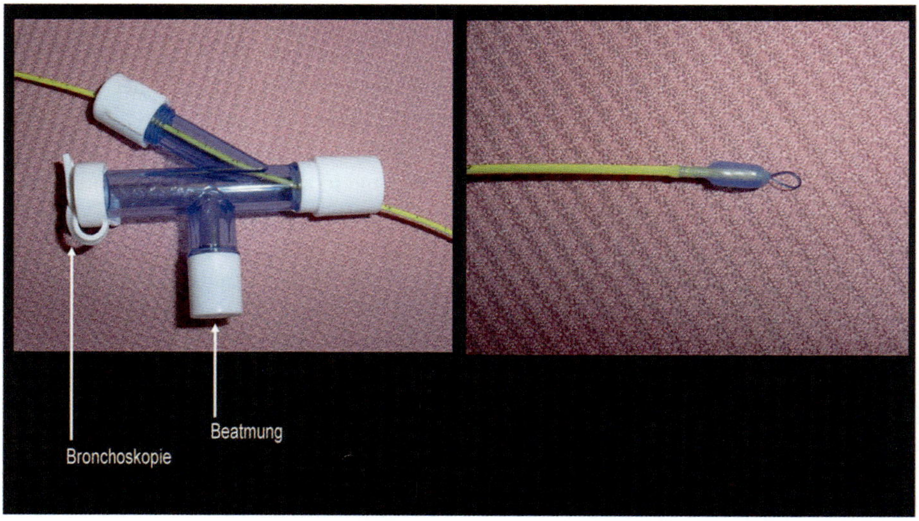

Abb. 6.6 Der Arndt-Blocker ist hilfreich für die Einlungenventilation bei Kindern. Im beschriebenen Fall wurde ein neben dem Tubus eingeführter Fogarty-Katheter verwendet. [T517]

operativen Medizin. Auf physiologische Kochsalzlösung soll verzichtet werden.

Bronchusblocker spielen bei Kindern für die Lungenseparation eine große Rolle. Der Anästhesist sollte mit den verschiedenen Optionen vertraut sein.

Dieser Fall zeigt auch die Wichtigkeit der Kommunikation und des ständigen Austauschs zwischen allen Beteiligten.

LITERATUR

Albi, A., Baudin, F., Matmar, M. et al. (2002). Severe hypernatremia after hypertonic saline irrigation of hydatid cysts. Anesth Analg, 95, 1.806–1.808.

Dave, N., Halbe, A. R., Kadam, P. P. et al. (2004). Bilateral pulmonary hydatid cysts in a child: anesthetic management. Paediatr Anaesth, 14, 889–890.

Jöhr, M., Berger, T. M. & Winiker, H. (2006). Unexpected hypernatremia during pulmonary resection in a 7-year-old child with hydatid disease. Paediatr Anaesth, 16, 697–698.

Letal, M. & Theam, M. (2017). Paediatric lung isolation. BJA Education, 17, 57–62.

Marashi, S., Hosseini, V. S., Saliminia, A. et al. (2014). Anaphylactic shock during pulmonary hydatid cyst surgery. Anesth Pain Med, 4, e16725.

Panda, N. B., Batra, Y., Mishra, A. et al. (2014). A giant intracranial hydatid cyst in a child: intraoperative anaesthetic concerns. Indian J Anaesth, 58, 477–479.

Rakic, M., Vegan, B., Sprung, J. et al. (1994). Acute hyperosmolar coma complicating anesthesia for hydatid disease surgery. Anesthesiology, 80, 1.175–1.178.

Rehm, M., Conzen, P. F., Peter, K. et al. (2004). Das Stewart-Modell: „Moderner" Ansatz zur Interpretation des Säure-Basen-Haushalts. Anaesthesist, 53, 347–357.

Sümpelmann, R., Becke, K., Brenner, S. et al. (2017). Perioperative intravenous fluid therapy in children: guidelines from the Association of the Scientific Medical Societies in Germany. Paediatr Anaesth, 27, 10–18.

Templeton, T. W., Piccioni, F., Chatterjee, D. (2021). An update on one-lung ventilation in children. Anesth Analg 132, 1.389–1.399.

6.9 Hyperkaliämie

6.9.1 Fallbericht

Vor mehreren Jahrzehnten meldete sich gegen Mitternacht ein 17-Jähriger mit Lufthunger und Unwohlsein in der Notaufnahme. Er atmete schnell und tief. Der Oberarzt stellte die Verdachtsdiagnose einer psychogenen Hyperventilation und wies die Pflegekraft an, eine Ampulle Kalzium zu injizieren. Sie gehörte zu den Teilzeitkräften und fragte korrekt zurück „Eine Ampulle Kalium?" und zeigte die Ampulle dem Arzt. Dieser sagte, in Eile und etwas unfreundlich „Ja, dieses, spritz es jetzt einfach".

Als die Pflegekraft zu injizieren begann, schrie der Patient vor Schmerzen auf und der zufälligerweise in der Nähe stehende Anästhesist rannte zu Hilfe. Er erkannte von Weitem die Etikettenfarbe der Ampulle, schrie „Stopp" und legte die Elektroden des EKG-Monitors an. Die T-Wellen auf dem Monitor waren so groß wie der QRS-Komplex und der Sinusrhythmus war verschwunden. Der Schmerz ließ nach, es wurde wie geplant Kalzium injiziert und das EKG normalisierte sich.

6.9.2 Diskussion

Dieser Fall einer **Hyperkaliämie** wegen eines Medikamentenfehlers zeigt, wie gefährlich hochkonzentrierte Kaliumlösungen sind. Eine Ampulle mit Kalium, z. B. 10 mmol in 10 ml, ist die einzige Substanz im Armamentarium des Anästhesisten, die sofort zum Herzstillstand führt, wenn sie direkt intravenös injiziert wird. Der Autor hat in den 40 Jahren seines Berufslebens drei weitere Fälle einer versehentlichen Kaliuminjektion mitbekommen; zwei davon führten zum Herzstillstand. Bei wachen Patienten ist die direkte Injektion in eine periphere Vene extrem schmerzhaft. Der Irrtum wurde daher sofort erkannt, was verhinderte, dass es im geschilderten Fall zum Herzstillstand kam. Wenn aber in einen ZVK oder unter Anästhesie injiziert wird, fehlt der Schmerz.

Präventive Maßnahmen sind wichtig: An der Institution des Autors wird keine Kinderkardiochirurgie durchgeführt. Es gibt daher keinen zwingenden Grund, im Operationssaal Kalium vorzuhalten. Der potenzielle Fehler kann gar nicht auftreten, wenn kein Kalium im Operationssaal vorhanden ist. Dieser Fall zeigt auch, dass die doppelte Überprüfung von Medikamenten nicht vor Fehlern schützt, wenn eine Partei nur pro forma mitmacht und nicht aus der Überzeugung, dass dieser Kommunikationsstandard nötig ist.

Neben einer iatrogenen Fehlleistung sind folgende **Ursachen einer Hyperkaliämie** zu beachten:

Erstens, eine **zu hohe Belastung mit Kalium.** Zu viel in zu kurzer Zeit kann zu einer Hyperkaliämie führen, z. B. eine schnelle Transfusion (Smith et al. 2008), eine Rhabdomyolyse, ein Tumor-Lyse-Syndrom (Osthaus et al. 2008) oder eine Transfusionsreaktion. Die schnelle Transfusion von Erythrozyten führt zu einer Kaliumbelastung, mit der der Körper akut nicht fertig wird, und so zur Hyperkaliämie. Sie ist einer der Hauptgründe eines perioperativen Herzstillstands bei Kindern (Bhananker et al. 2007). Gefährdet sind vor allem Neugeborene und Säuglinge, bei denen ein Blutvolumen oder mehr ersetzt wird (Lee et al. 2014). Eine schnelle Transfusion ist vor allem dann erforderlich, wenn der Blutverlust vorher unterschätzt wurde. Daher liegen oft zusätzlich auch eine Hypotension und eine Azidose vor. Weitere Risikofaktoren sind als wichtigster Faktor lang gelagerte Konserven, aber auch bestrahlte Konserven, v. a., wenn sie über dünne Infusionsleitungen und mit Druck transfundiert werden (Miller und Schlueter 2004). Wenn eine Massivtransfusion antizipiert wird, kann durch Waschen der Konserven (z. B. mittels Cell Saver) die Kaliummenge reduziert werden, die sonst mit den Erythrozyten verabreicht würde (Gruber et al. 2013). Der Autor erinnert sich an ein Kleinkind, das nach einem Sturz aus dem vierten Stock während der Massivtransfusion wegen einer Leberlazeration und multiplen Frakturen auf dem Operationstisch verstarb. Das Serumkalium war zwar nicht gemessen worden, aber retrospektiv war eine Hyperkaliämie die wahrscheinlichste Ursache des Herzstillstands.

Zweitens, eine Azidose führt zu einer raschen **Kaliumverschiebung** aus dem intra- in den extrazellulären Raum. Wenn der Kaliumspiegel schon hoch ist, kann eine **kleine zusätzliche Veränderung** zu lebensbedrohlichen Symptomen führen. Der Autor erinnert sich an ein 15-jähriges, unter Drogeneinfluss stehendes Mädchen, das aufgefunden wurde, nachdem es mehrere Stunden im Freien gelegen hatte. In der Klinik wurde Naloxon verabreicht und das Mädchen wurde sehr agitiert. Erst nach mehreren Dosen Diazepam kam es zur Ruhe und dann war es im Kreislaufstillstand. Die Reanimation blieb während mehr als 15 Minuten ohne Erfolg, trotz mehrerer Dosen Adrenalin und einem Versuch der Defibrillation. In äußerster Verzweiflung, als letzter Versuch, wurde eine Ampulle Kalzium injiziert und es stellte sich ein Sinusrhythmus ein. Erst jetzt wurde die hohe Kaliumkonzentration entdeckt und Stunden später wurden die Myonekrosen am Gesäß und an den Beinen manifest. Die durch Diazepam induzierte Hypoventilation mit konsekutiver respiratorischer Azidose genügte, um das Serumkalium etwas anzuheben und so zum Herzstillstand zu führen.

Drittens kann eine **ungenügende Ausscheidung** Folge einer Niereninsuffizienz sowie medikamentöser oder hormoneller Faktoren sein. Zu geringe Kortisolspiegel, z. B. wegen ungenügender Substitution bei einem Kind mit adrenogenitalem Syndrom, führen typischerweise zu einer Hyperkaliämie (Ruppen et al. 2003).

Für eine **frühe Diagnose** sind große Aufmerksamkeit und oft auch Spürsinn erforderlich. Bei schwer verletzten Patienten z. B. soll die Kaliumkonzentration gleich bei Aufnahme auf die Notfallstation bestimmt werden. Normal ist hier ein deutlich erniedrigter Wert, weil die hohen Katecholaminspiegel eine Verschiebung von Kalium in die Zellen bewirken. Wenn unter diesen Umständen der Kaliumspiegel normal ist, so lässt das an ein zusätzliches Leiden, z. B. eine beginnende Rhabdomyolyse oder eine vorbestehende Niereninsuffizienz denken.

Der Schlüssel zur erfolgreichen **Therapie** ist die frühe Diagnose (Masilamani und van der Voort 2012). Perioperativ soll schon beim ersten Zeichen, z. B. der T-Wellenerhöhung im EKG, und bevor der Laborbefund vorliegt, Kalzium injiziert werden. Man sollte nicht warten, bis es zum Herzstillstand kommt. Danach kann die weitere Therapie geplant werden (➤ Tab. 6.2). Insulin bewirkt gemeinsam mit Glukose eine Kaliumverschiebung vom extra- in den intrazellulären Raum. Die Grundregel lautet: 1 E Insulin + 3–5 g Glukose verschieben 1 mmol Kalium vom extra- in den intrazellulären Raum. Beim nichtdiabetischen Kind wird schon eine glukosehaltige Infusion allein das Absinken der Kaliumkonzentration initiieren. Wenn fixe Mischungen von Glukose und Insulin (z. B. 5 g und 1 E) verwendet werden, wird die rasche Verabreichung in der Regel zu einer Hyperglykämie, und die langsame zu absinkenden Glukosespiegeln führen. Der Glukosespiegel muss auf jeden Fall überwacht werden. Selbstverständlich muss jegliche weitere Kaliumzufuhr gestoppt werden.

Tab. 6.2 Grundlagen der Therapie einer Hyperkaliämie

Mechanismus	Substanz	Dosierung	Kommentar
Verminderte Toxizität	Kalzium	20 mg/kg $CaCl_2$ oder 60 mg/kg Ca-Glukonat	Sofortige Wirkung, wiederholt bei Bedarf
Verschiebung in die Zelle	Na-Bikarbonat	1–2 mmol/kg	Auch ohne Azidose wirksam
	Insulin + Glukose	0,1 E/kg Insulin + 0,5 g/kg Glukose über 30 min	Gefolgt von getrennten Infusionen von 0,5 g/kg/h (5–8 mg/kg/min) Glukose und 0,05 E/kg/h Insulin
	β-Agonisten, z. B. Salbutamol	Inhalativ oder 4 µg/kg über 5 min langsam i. v.	Schneller Wirkeintritt; bei Hypotension ist eine niedrig dosierte Infusion mit Adrenalin zu erwägen
Elimination	Diuretika und Flüssigkeit	Furosemid 0,5–1 mg/kg	
	• Resonium	1 g/kg oral oder rektal	Langsamer Wirkeintritt
	• Dialyse • Hämofiltration		Bei Niereninsuffizienz

6.9.3 Zusammenfassung und Empfehlungen

Strikte Disziplin in der Kommunikation ist wichtig in der Medizin, was dieser Fall einer iatrogenen Hyperkaliämie eindrücklich zeigt. Aber auch die Closed-Loop-Kommunikation funktioniert nur, wenn der andere wirklich zuhört.

Hyperkaliämie ist behandelbar und man soll unbedingt an sie denken. Bei jeder Reanimation, die nicht zum Erfolg führt, sollte man auf Kalzium zurückgreifen, vor allem, wenn die Ursache des Kreislaufstillstands unklar ist.

Die schnelle Verabreichung von Erythrozyten bei Neugeborenen und Säuglingen ist eine Hochrisikosituation. Schon der Verdacht auf einen Anstieg der T-Welle sollte eine Kalziumgabe triggern.

LITERATUR

Bhananker, S. M., Ramamoorthy, C., Geiduschek, J. M. et al. (2007). Anesthesia-related cardiac arrest in children: update from the Pediatric Perioperative Cardiac Arrest Registry. Anesth Analg, 105, 344–350.

Gruber, M., Breu, A., Frauendorf, M. et al. (2013). Washing of banked blood by three different blood salvage devices. Transfusion, 53, 1.001–1.009.

Lee, A. C., Reduque, L. L., Luban, N. L. et al. (2014). Transfusion-associated hyperkalemic cardiac arrest in pediatric patients receiving massive transfusion. Transfusion, 54, 244–254.

Masilamani, K. & van der Voort, J. (2012). The management of acute hyperkalaemia in neonates and children. Arch Dis Child, 97, 376–380.

Miller, M. A. & Schlueter, A. J. (2004). Transfusions via hand-held syringes and small-gauge needles as risk factors for hyperkalemia. Transfusion, 44, 373–381.

Osthaus, W. A., Linderkamp, C., Bunte, C. et al. (2008). Tumor lysis associated with dexamethasone use in a child with leukemia. Paediatr Anaesth, 18, 268–270.

Ruppen, W., Hagenbuch, N., Jöhr, M. et al. (2003). Cardiac arrest in an infant with congenital adrenal hyperplasia. Acta Anaesthesiol Scand, 47, 104–105.

Smith, H. M., Farrow, S. J., Ackerman, J. D. et al. (2008). Cardiac arrests associated with hyperkalemia during red blood cell transfusion: a case series. Anesth Analg, 106, 1.062–1.069.

6.10 Prolongierte neuromuskuläre Blockade

6.10.1 Fallbericht

Vor vielen Jahren wurde ein ein Jahr und drei Monate altes Mädchen (10 kg) als Notfall zur Versorgung einer großen Rissquetschwunde in den Operationssaal gebracht. Es hatte Midazolam rektal als Prämedikation erhalten und die Punktionsstelle war mit EMLA-Creme vorbereitet. Nach Etablierung des Venenzugangs und Einleitung mit 7,5 mg/kg Thiopental und 0,2 mg/kg Mivacurium wurde es bei optimalen Intubationsbedingungen mit einem geblockten 3,5er Tubus intubiert. Die Anästhesie wurde mit Sevofluran aufrechterhalten.

Am Ende des Eingriffs, 70 Minuten nach der Einleitung, war keine Muskelantwort bei der Train-of-Four-Stimulation tastbar und auch der Post-Tetanic-Count war null. Bei dieser Konstellation lag vermutlich eine atypische Cholinesterase vor. Gemeinsam mit dem anästhesiologischen und chirurgischen Team wurde beschlossen, das Kind in der Umbettzone des Operationsbereichs zu behalten und hier weiter zu überwachen. Es wurde in sein Bett transferiert, immer noch intubiert und weiter mit Sevofluran sediert. Jetzt wurden die Eltern dazu gerufen. Sie saßen neben ihrer friedlich schlafenden Tochter, während der Anästhesist ihnen erklärte, dass grundsätzlich alles in Ordnung sei und es auch nicht zu einer eigentlichen Komplikation gekommen sei. Lediglich führe eine unerwartet vorliegende, vererbte Besonderheit dazu, dass ihre Tochter mit einem während der Narkose verabreichten Medikament anders umgehe. Deutlich später, 2½ Stunden nach der Injektion von Mivacurium, war die erste Zuckung nach Post-Tetanic-Count-Stimulation spürbar und als drei Zuckungen vorhanden waren, wurden 50 µg/kg Neostigmin und 10 µg/kg Glykopyrrolat verabreicht. Schon bald war die erste Zuckung bei Train-of-Four-Stimulation tastbar. Die weitere Erholung erfolgte aber eher langsam. Erst 30 Minuten nach der Reversion, 3¼ Stunden nach der Gabe von Mivacurium, hatte sich die neuromuskuläre Funktion vollständig erholt und es bestand kein Fading mehr bei der Double-Burst-Stimulation (➤ Abb. 6.7). Das Mädchen wurde extubiert und auf die Abteilung verlegt. Den Eltern wurde ein Notfallausweis für das Kind mitgegeben mit dem Inhalt: „Verlängerte Wirkung (> drei Stunden) von Mivacurium".

6.10.2 Diskussion

Eine **prolongierte Blockade** kann grundsätzlich drei Ursachen haben: einen veränderten Metabolismus, die Gabe einer Überdosis oder eine veränderte Pharmakodynamik.

Dieser Fall illustriert den **veränderten Metabolismus;** eine Variante der **Butyrylcholinesterase** (BChE, früher auch Pseudocholinesterase genannt) führt zu einer prolongierten neuromuskulären Blockade nach der Gabe von Mivacurium (Lejus et al. 1998). Die BChE hydrolysiert Mivacurium und Succinylcholin. Patienten mit Mutationen am BChE-Gen hydrolysieren diese Substanzen in einem geringeren Ausmaß und sind so durch eine prolongierte

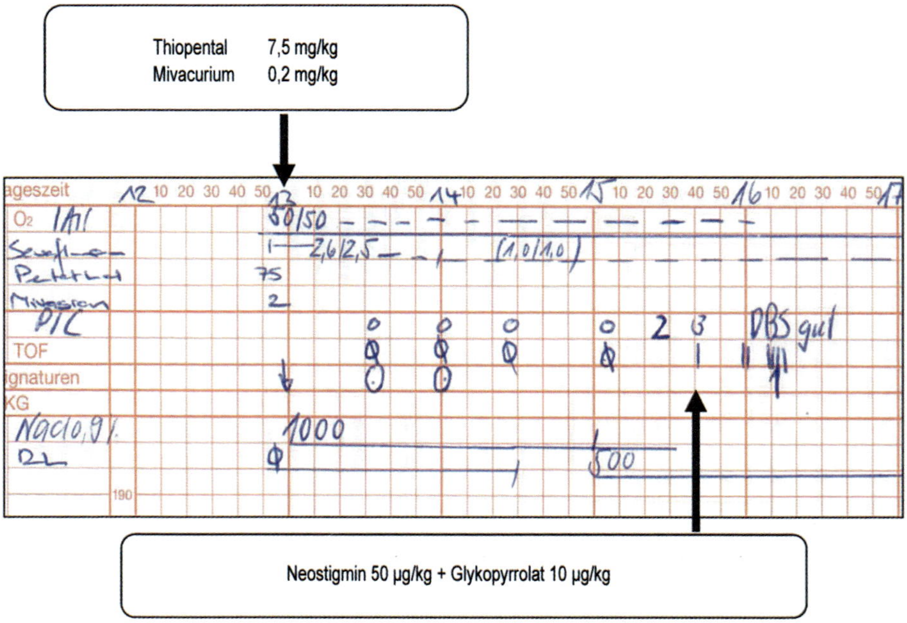

Abb. 6.7 Zeitlicher Verlauf der neuromuskulären Blockade bei diesem Kind. [T517]

neuromuskuläre Blockade gefährdet. Zu Beginn dieses Jahrhunderts wurde noch hauptsächlich zwischen dem Wildtyp und einer atypischen Variante unterschieden: Die Blockade war bei heterozygoten Patienten moderat, bei den homozygoten hingegen auf zwei bis zwölf Stunden verlängert (Cerf et al. 2002). Heute hingegen ist die Situation viel komplexer geworden, da eine zunehmende Anzahl von Mutationen am BChE-Gen beschrieben worden ist, die unterschiedliche klinische Auswirkungen haben (Wichmann et al. 2016). Im klinischen Alltag wird der einzelne Anästhesist nur selten (1:2.500) auf einen für die atypischen Varianten homozygoten Patienten treffen. Heterozygote Patienten hingegen mit einer gewissen Verlängerung der neuromuskulären Blockade können in bis zu 20 % vorkommen (Bretlau et al. 2013).

Die klinische **Diagnose** beruht auf dem neuromuskulären Monitoring, das zeitnah eine prolongierte Blockade erkennen lässt (Cassel et al. 2014). Es ist von großer Bedeutung, bei einem Patienten mit gestörtem Metabolismus keine Repetitionsdosis zu verabreichen oder gar eine Dauerinfusion anzustellen. Beim normalen Patienten wird schon ein relevanter Anteil von Mivacurium durch die BChE zerstört, bevor es die neuromuskuläre Endplatte erreicht hat. Beim Vorliegen einer atypischen Variante hingegen erreichen viel höhere Konzentrationen die neuromuskuläre Endplatte und das resultiert, ähnlich wie bei einer Überdosis, in einer sehr kurzen Anschlagszeit. Das Beobachten, wie schnell die Zuckungen beim Einleiten verschwinden, ermöglicht eine gewisse Prognose über die Wirkdauer beim individuellen Patienten. Biochemisch ist bei den Patienten mit Varianten meist auch die Aktivität der BChE etwas reduziert. Viel wichtiger sind aber die qualitativen Unterschiede und ihre unterschiedliche Reaktion auf Inhibitoren wie Fluorid und Dibucain. Die normale BChE wird durch Dibucain weitgehend gehemmt, die homozygot atypische hingegen nur zu weniger als 30 %. Aus wissenschaftlichem Interesse können die individuellen Mutationen auch gesucht und identifiziert werden. Im klinischen Alltag aber sind diese biochemischen Untersuchungen meist entbehrlich. Es ist aber wichtig, dass der Patient weiß, dass bei ihm die Wirkdauer von Mivacurium und Succinylcholin verlängert ist und eventuell auch seine Familie betroffen sein könnte.

Die **Behandlung** beruht auf zeitnaher Diagnose, Sedierung und Beatmung, bis eine gewisse Spontanerholung eintritt. Zu diesem Zeitpunkt kann dann die Reversion mit Neostigmin in Angriff genommen werden. Die Injektion von Cholinesterase beschleunigt den Abbau von Mivacurium. Diese ist aber nicht überall erhältlich und wird auch nicht allgemein empfohlen (Ostergaard et al. 2005). Homozygote Patienten sind zwar mit 1:2.500 selten, trotzdem sollte jede Institution einen Plan haben, wie in einem solchen Fall vorgegangen wird. Eine Option ist die Verlegung auf eine Kinderintensivstation. Die Eltern werden aber dadurch verängstigt und es resultiert oft eine längere Beatmungsdauer, da das Intensivpersonal mit dem neuromuskulären Monitoring und der Reversion von Muskelrelaxanzien weniger vertraut ist. Die optimale Lösung könnte sein, sich noch im Operationsbereich um den Patienten und seine Eltern zu kümmern. Die gute **Kommunikation** ist zentral: Die Eltern müssen wissen, dass dieser andere Metabolismus nur eine Variante der Natur ist, so wie die Haarfarbe, und dass dies keinen Einfluss auf das normale Leben ihres Kindes hat. Das Enzym des Kindes ist sogar noch „stärker" als das normale und wird durch Dibucain nicht gehemmt. Für einen allein arbeitenden Anästhesisten ist aber ein solches Kind ein Problem, denn es kann ein ganzes ambulantes Operationsprogramm zum Stillstand bringen. Deswegen haben einige Kollegen auf den Gebrauch von Mivacurium ganz verzichtet.

Das Vorgehen bei einer prolongierten Blockade nach **Succinylcholin** ist identisch. Bei homozygot atypischer Variante zeigen sich Zeichen eines nichtdepolarisierenden Blocks, eines Phase-II-Blocks (Jurkolow et al. 2014), und die Reversion mit Neostigmin ist erfolgreich.

Eine verlängerte Blockade kann auch Folge einer **Überdosis** sein. Der Autor erinnert sich an einen Säugling, der über wenige Minuten 2 mg/kg Mivacurium erhielt. Erst nach sechs Minuten wurde bemerkt, dass die Mivacuriuminfusion um den Faktor zehn zu schnell lief. Die Erholung erfolgte aber noch während des Eingriffs und war, nachdem sie einmal begonnen hatte, so schnell wie normal. Die Elimination der Steroidsubstanzen Rocuronium, Vecuronium und Pancuronium ist abhängig von der Leber- und Nierenfunktion. Der Autor erinnert sich an ein einjähriges Kind mit Kardiomyopathie und Multiorganversagen, das aufgrund der klinischen Einschätzung auf der Kinderintensivstation in den ersten 36 Stunden sieben Dosen à 0,1 mg/kg Pancuronium erhalten hatte. Erst 49 Stunden nach der letzten Dosis Pancuronium fanden sich zwei Zuckungen im Post-Tetanic-Count und nach 67 Stunden die ersten spontanen Bewegungen. Eine erhöhte Empfindlichkeit aufgrund einer **veränderten Pharmakodynamik** kommt typischerweise bei gewissen neuromuskulären Erkrankungen vor, z. B. bei der Myasthenia gravis (➤ Kap. 7.2).

Die BChE ist auch verantwortlich für den Metabolismus von Chlorprocain. Der Abbau von Esmolol und Remifentanil hingegen erfolgt durch andere unspezifische Esterasen. Der Gebrauch von Chlorprocain erlebt in der Kinderanästhesie eine gewisse Renaissance und Toxizität wurde auch bei Kindern beschrieben. Bei keinem dieser Fälle war aber ein veränderter Metabolismus ursächlich beteiligt (Veneziano und Tobias 2017).

6.10.3 Zusammenfassung und Empfehlungen

Das neuromuskuläre Monitoring ist der Schlüssel für eine sichere Verabreichung von Muskelrelaxanzien. Es erlaubt die korrekte Dosierung, das Sicherstellen der vollständigen Erholung und das Aufspüren von Anomalien.

Die Varianten der Butyrylcholinesterase sind ein typisches Beispiel für die Bedeutung der Pharmakogenetik im klinischen Alltag.

Muskelrelaxanzien, deren Elimination von Leber und Niere abhängt, müssen beim Vorliegen einer Organdysfunktion sehr sorgfältig dosiert werden.

LITERATUR

Bretlau, C., Sorensen, M. K., Vedersoe, A. L. et al. (2013). Response to succinylcholine in patients carrying the K-variant of the butyrylcholinesterase gene. Anesth Analg, 116, 596–601.

Cassel, J., Staehr-Rye, A. K., Nielsen, C. V. et al. (2014). Use of neuromuscular monitoring to detect prolonged effect of succinylcholine or mivacurium: three case reports. Acta Anaesthesiol Scand, 58, 1.040–1.043.

Cerf, C., Mesguish, M., Gabriel, I. et al. (2002). Screening patients with prolonged neuromuscular blockade after succinylcholine and mivacurium. Anesth Analg, 94, 461–466.

Jurkolow, G., Fuchs-Buder, T., Lemoine, A. et al. (2014). Prolonged phase II neuromuscular blockade following succinylcholine administration [auf Französisch]. Ann Fr Anesth Reanim, 33, 176–177.

Lejus, C., Blanloeil, Y., Le Roux, N. et al. (1998). Prolonged mivacurium neuromuscular block in children. Paediatr Anaesth, 8, 433–435.

Ostergaard, D., Viby-Mogensen, J., Rasmussen, S. N. et al. (2005). Pharmacokinetics and pharmacodynamics of mivacurium in patients phenotypically homozygous for the atypical plasma cholinesterase variant: effect of injection of human cholinesterase. Anesthesiology, 102, 1.124–1.132.

Veneziano, G. & Tobias, J. D. (2017). Chloroprocaine for epidural anesthesia in infants and children. Paediatr Anaesth, 27, 581–590.

Wichmann, S., Faerk, G., Bundgaard, J. R. et al. (2016). Patients with prolonged effect of succinylcholine or mivacurium had novel mutations in the butyrylcholinesterase gene. Pharmacogenet Genomics, 26, 351–356.

6.11 Unerwartet langsame Erholung

6.11.1 Fallbericht

Vor vielen Jahren war bei einem 15-jährigen Jungen (61 kg) die Korrektur von abstehenden Ohren vorgesehen. Nach oraler Prämedikation mit 15 mg Midazolam wurde die Anästhesie mit 150 µg (2,5 µg/kg) Fentanyl und Propofol mittels TCI (Paedfusor) eingeleitet. Der Atemweg wurde nach der Gabe von 40 mg (0,7 mg/kg) Rocuronium mit einem geblockten 7er RAE-Tubus gesichert. Für die postoperative Analgesie wurden Paracetamol und Metamizol und zur PONV-Prophylaxe 8 mg Dexamethason und 4 mg Ondansetron verabreicht (➤ Abb. 6.8). Zusätzlich wurde das Wundgebiet mit Bupivacain 0,25 % mit Adrenalin infiltriert.

Über 140 Minuten wurde eine Propofol-Konzentration („plasma target") zwischen 3 und 6 µg/ml gewählt, um die BIS-Werte zwischen 20 und 30 zu halten. Zehn Minuten vor dem Wundverschluss wurde die Propofolzufuhr gestoppt und der letzte BIS-Wert, bevor die BIS-Elektrode für das Anlegen des Verbands entfernt worden war, betrug 26. Insgesamt waren 250 µg Fentanyl verabreicht worden.

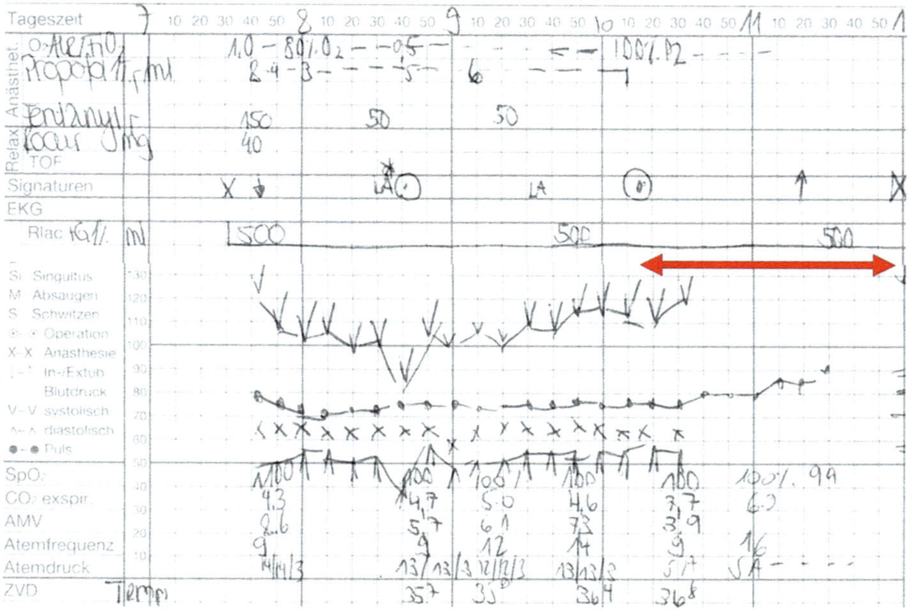

Abb. 6.8 Das Anästhesieprotokoll des Patienten mit unerwartet langsamer Erholung. [T517]

Nach fünf Minuten begann der Patient, spontan zu atmen. Während 90 Minuten aber war nur ein schwacher Hustenreflex vorhanden und der Patient zeigte keine Reaktion auf schmerzhafte Stimuli bei weiten, aber auf Licht reagierenden Pupillen. Flumazenil 10 µg/kg und auch Naloxon 2 µg/kg zeigten keinen Effekt. Physostigmin aber, 40 µg/kg langsam über zehn Minuten verabreicht, führte zu einer sofortigen Aufwachreaktion. Als Diagnose wurde ein zentrales anticholinergisches Syndrom (ZAS) vermutet.

6.11.2 Diskussion

Dieses **verzögerte Aufwachen** kann durch eine **Überdosis** Propofol bei einem empfindlichen Patienten gut erklärt werden. Die BIS-Zielwerte waren mit 20–30 sicher zu tief, es wurde einfach zu viel Propofol verabreicht. Mit dem TIVA-Trainer (einer Software, die auf einem PC läuft und es ermöglicht, die Pharmakokinetik zu simulieren) lagen die simulierten Plasmakonzentrationen unter Verwendung des Paedfusor-Modells nach 30, 50 und 80 Minuten bei < 2,0 µg/ml, < 1,5 µg/ml und < 1,0 µg/ml. Das Aufwachen ist bei ungefähr 1,5 µg/ml zu erwarten. Das bedeutet, dass sogar beim durchschnittlichen Patienten mit einem um rund eine Stunde verzögerten Aufwachen zu rechnen war. Dazu kommen die großen interindividuellen Unterschiede. Propofol muss nach dem klinischen Bedarf dosiert werden und allein die Verwendung einer TCI-Pumpe schützt nicht vor Überdosierung. Beim Paedfusor-Modell (Marsh et al. 1991) verändern sich die pharmakokinetischen Parameter, mit Ausnahme der Clearance, bis zum zwölften Lebensjahr rein linear mit dem Körpergewicht (Absalom und Kenny 2005). Das Schnider-Modell hingegen ist viel detaillierter und beschreibt die Realität besser. Es kann daher als bevorzugtes TCI-Modell für Kinder ab sechs Jahren gelten (Rigouzzo et al. 2010). Opioide weisen einen propofolsparenden Effekt auf. Dies ist von Vorteil, denn bei Kindern steigt die kontextsensitive Halbwertszeit von Propofol rasch an (McFarlan et al. 1999). Dieser Fall zeigt daher auch, dass Fentanyl nicht das optimale Opioid für eine TIVA bei Kindern ist. Remifentanil wird rasch eliminiert und kann in viel höheren Dosen verabreicht werden ohne relevante Verlängerung der Aufwachzeit.

Ein verzögertes Aufwachen erfordert das sorgfältige Abarbeiten möglicher **Differenzialdiagnosen:** Neben dem Medikamentenüberhang kommen u. a.

auch intrakranielle Pathologien, Epilepsie, Intoxikation, Hypoglykämie, Hyponatriämie, Hyperkalzämie, Hypoxämie, Hyperkapnie, Hypothermie und schließlich das ZAS in Frage. Blutgase, Glukose und Elektrolyte können heute einfach vor Ort gemessen werden. Ein postiktaler Zustand oder eine Intoxikation sind im hektischen Klinikalltag aber schwieriger auszuschließen. Nach einem Trauma oder nach neurochirurgischen Eingriffen ist eine zeitnahe Bildgebung anzustreben, um eine intrakranielle Blutung auszuschließen.

Beim **zentralen anticholinergen Syndrom (ZAS)** handelt es sich um einen absoluten oder relativen Mangel an Acetylcholin, einem essenziellen Neurotransmitter im ZNS. Typischerweise wird es durch eine Überdosis anticholinerger Substanzen verursacht, die die Blut-Hirn-Schranke gut passieren können, z. B. Atropin, Skopolamin oder Biperiden (Kulka et al. 2004; Schultz et al. 2002). Spätestens seit Beginn dieses Jahrhunderts verabreichen die meisten Kliniker nicht mehr routinemäßig allen Patienten Anticholinergika (Jöhr 1999). Trotzdem werden immer noch Fälle von ZAS diagnostiziert, da viele andere Substanzen ebenfalls angeschuldigt werden, wie z. B. Opioide, Propofol, Benzodiazepine, Ketamin, halogenierte Inhalationsanästhetika und sogar Lokalanästhetika. Obwohl überraschenderweise der genaue Mechanismus der Anästhesie immer noch unklar ist, wird doch eine Interaktion mit der cholinergen Übertragung postuliert (Kopp Lugli et al. 2009). Die Gabe von Physostigmin, einem Cholinesterasehemmer, der die Blut-Hirn-Schranke passiert, kann die hypnotischen Effekte von Sevofluran, Ketamin oder Propofol antagonisieren (Meuret et al. 2000). Die Wirksamkeit von Physostigmin kann daher auch in diesem Fall ein unspezifischer Effekt sein und muss nicht zwingend als Beweis für das Vorliegen eines ZAS dienen.

Tab. 6.3 Das Vorliegen eines zentralen und zweier peripherer Symptome begründet den Verdacht auf ein ZAS.

Zentrale Symptome	Periphere Symptome
Sedierung, Koma	Mydriasis
Exzitation	Trockener Mund
Desorientiertheit	Tachykardie, Arrhythmie
Hyperpyrexie	Flush
Krämpfe	Beeinträchtigte Miktion

Nach gängiger Lehrmeinung begründet das Vorliegen eines zentralen und zweier peripherer Symptome den Verdacht auf ein ZAS (➤ Tab. 6.3). Die **Diagnose** wird dann durch das Verschwinden der Symptome nach der Gabe von Physostigmin bestätigt.

Bei vielen Patienten können aber einige dieser Symptome im Lauf einer Allgemeinanästhesie, und besonders in der Aufwachphase, auftreten. Der Autor hat daher Zweifel an einer einheitlichen Entität des ZAS. Er ist vielmehr davon überzeugt, dass mit Ausnahme der Überdosis von Anticholinergika der Begriff **ZAS als Sammeltopf** für eine ganze Reihe schlecht verstandener Zustände dient, die lediglich gemeinsam haben, dass sie auf Physostigmin reagieren. Der Autor erinnert sich aber an ein Vorschulkind, das definitiv an einem ZAS litt: An einer nicht pädiatrischen Klinik war ihm mit zwei Ampullen eine Überdosis Metoclopramid verabreicht worden, was zu den typischen extrapyramidalen Nebenwirkungen führte. Deshalb war die Gabe von Biperiden indiziert. Leider aber führte ein Rechenfehler zu einer zehnfachen Überdosierung (Doherty und McDonnell 2012). Dies resultierte in einem komatösen Zustand und erforderte eine Dauerinfusion mit 30 µg/kg/h Physostigmin über mehrere Tage. Physostigmin hat mit 20–30 Minuten eine kurze Halbwertszeit und muss daher oft wiederholt oder als Dauerinfusion verabreicht werden.

6.11.3 Zusammenfassung und Empfehlungen

Eine zu hohe Anästhetikadosis ist häufig die Ursache dafür, dass Patienten verzögert aufwachen. Die Kunst des korrekten Dosierens beruht auf der Beachtung der klinischen Zeichen und der EEG-basierten Parameter sowie auf dem Einsatz der optimalen Medikamente.

Ein ZAS wird typischerweise durch eine Überdosis Anticholinergika verursacht. In der Erfahrung des Autors wird der Begriff aber auch oft verwendet, um unklaren klinischen Situationen mit verzögertem Aufwachen und Besserung nach Physostigmin einen Namen zu geben.

Ein verzögertes Aufwachen soll aber immer die Suche nach möglichen Ursachen initiieren, z. B. die Bestimmung von Glukose, Natrium und den Blutgasen sowie den Ausschluss einer ZNS-Pathologie.

LITERATUR

Absalom, A. & Kenny, G. (2005). 'Paedfusor' pharmacokinetic data set. Br J Anaesth, 95, 110.
Doherty, C. & McDonnell, C. (2012). Tenfold medication errors: 5 years' experience at a university-affiliated pediatric hospital. Pediatrics, 129, 916–924.
Jöhr, M. (1999). Is it time to question the routine use of anticholinergic agents in paediatric anaesthesia? Paediatr Anaesth, 9, 99–101.
Kopp Lugli, A., Yost, C. S. & Kindler, C. H. (2009). Anaesthetic mechanisms: update on the challenge of unravelling the mystery of anaesthesia. Eur J Anaesthesiol, 26, 807–820.
Kulka, P. J., Toker, H., Heim, J. et al. (2004). Suspected central anticholinergic syndrome in a 6-week-old infant. Anesth Analg, 99, 1.376–1.378.
Marsh, B., White, M., Morton, N. et al. (1991). Pharmacokinetic model driven infusion of propofol in children. Br J Anaesth, 67, 41–48.
McFarlan, C. S., Anderson, B. J. & Short, T. G. (1999). The use of propofol infusions in paediatric anaesthesia: a practical guide. Paediatr Anaesth, 9, 209–216.
Meuret, P., Backman, S. B., Bonhomme, V. et al. (2000). Physostigmine reverses propofol-induced unconsciousness and attenuation of the auditory steady state response and bispectral index in human volunteers. Anesthesiology, 93, 708–717.
Rigouzzo, A., Servin, F. & Constant, I. (2010). Pharmacokinetic-pharmacodynamic modeling of propofol in children. Anesthesiology, 113, 343–352.
Schultz, U., Idelberger, R., Rossaint, R. et al. (2002). Central anticholinergic syndrome in a child undergoing circumcision. Acta Anaesthesiol Scand, 46, 224–226.

6.12 Aufwachdelir

6.12.1 Fallbericht

Vor weit mehr als zwei Jahrzehnten kam ein zehnmonatiger Junge (9 kg) mit einer distalen glandulären Hypospadie zur Meatusplastik und Zirkumzision. Nach rektaler Prämedikation mit 9 mg (1 mg/kg) Midazolam wurde die Anästhesie problemlos mit dem damals „neuen" Inhalationsanästhetikum Sevofluran eingeleitet und der Atemweg wurde mit einer klassischen LMA Größe 1,5 gesichert. Zur postoperativen Analgesie wurden ein Kaudalblock und ein Penisblock angelegt sowie 12,5 mg rektales Diclofenac verabreicht. Das Kind atmete während des ganzen, etwas mehr als 60 Minuten dauernden Eingriffs spontan bei perfekt sitzenden regionalen Blockaden. Bei den ersten Spontanbewegungen wurden die LMA und wenige Minuten später auch der venöse Zugang entfernt; anschließend wurde das Kind friedlich schlafend in die Tagesklinik verlegt.

Vierzig Minuten später rief die Pflegekraft den Anästhesisten, weil das Kind nicht zu beruhigen war und wild um sich schlug. Alle Anstrengungen der Eltern, das Kind zu besänftigen, und auch eine Dosis rektalen Paracetamols hatten nichts gebracht. Der Anästhesist entschied, nochmals eine Dosis Midazolam zu verabreichen. Aber erst nach 30 Minuten wurde das Kind ruhig und fiel in einen tiefen Schlaf. Zwei Stunden später wachte es auf, trank seine übliche Portion Milchnahrung, verhielt sich normal und schien offensichtlich schmerzfrei und komfortabel zu sein. Wenig später wurde es nach Hause entlassen.

6.12.2 Diskussion

Dieser Fall zeigt ein typisches **Aufwachdelir** bei einem offensichtlich schmerzfreien Kind. Die Einführung der neuen Substanzen Sevofluran und Desfluran ermöglichte zwar eine rasche Erholung, brachte aber zeitgleich das Problem postoperativer Unruhephasen (Jöhr 2002). Aber erst 1997 wurde klar erkannt, dass solche Unruhephasen ein größeres Problem waren als in der Ära von Halothan (Aono et al. 1997). Nachdem zuerst ein rasches Aufwachen bei ungenügend behandelten Schmerzen als Ursache vermutet worden war, fiel rasch auf, dass solche Unruhezustände keinen Bezug zu Schmerzen haben müssen und auch vorkommen, wenn während der Anästhesie gar nicht operiert worden ist (Cravero et al. 2000). Es scheint sich also um einen spezifischen Medikamenteneffekt zu handeln. Diese Kinder zeigen oft Zeichen eines Delirs mit einem fluktuierenden Bewusstseinszustand und nehmen ihre Umgebung nicht wahr. Oft kommt das Scoring-System von Sikich und Lerman zum Einsatz (Sikich und Lerman 2004). Als erstes müssen aber bei jedem unruhigen Kind Schmerzen als mögliche Ursache ausgeschlossen werden (Somaini et al. 2015). Die **Diagnose eines Delirs** wird durch folgende drei Befunde gestützt: fehlender Augenkontakt mit der Betreuungsperson, keine gezielte Motorik und fehlendes Wahrnehmen der Umgebung. Für untröstliches Schreien und wildes Umsichschlagen können auch Schmerzen ursächlich verantwortlich sein.

Die **Pathophysiologie** wird schlecht verstanden. Es ist unwahrscheinlich, dass die während des Einleitens häufig gesehenen exzitatorischen EEG-Phänomene damit im Zusammenhang stehen. Der direkte Übergang von einem anästhesietypischen EEG zu einem für den Wachzustand typischen EEG macht das Auftreten eines Delirs wahrscheinlich, während ein Delir unwahrscheinlich wird, wenn sich zuerst ein physiologisches Schlaf-EEG einstellt und das Kind anschließend aufwacht. Auch mit der alten Substanz Halothan korrelierte Angst in der Einleitungsphase mit problematischem Aufwachverhalten (Aono et al. 1999). Ähnlich haben auch Soldaten mit Kampferfahrung nach Narkosen gehäuft ein Aufwachdelir. Der Autor ist aber davon überzeugt, dass dies andere Entitäten als die sevofluraninduzierten Aufwachdelirien sind. Ein Delir kann grundsätzlich in allen Altersklassen, auch bei Erwachsenen, auftreten (Card et al. 2015). Es ist aber besonders häufig im Alter von sechs Monaten bis sechs Jahren. Sehr kleine Säuglinge weinen zwar oft beim Aufwachen. Wenn sie aber schmerzfrei sind, so sind sie rasch mit einem Schnuller und etwas Zucker zu beruhigen.

Ein Aufwachdelir hat vermutlich bei Kindern **keine Langzeitfolgen,** wie z. B. negative Verhaltensveränderungen. Akut kann aber das wilde Umsichschlagen zu Selbstverletzung, Verlust des Venenzugangs und zum Verschieben von Verbänden führen. Zudem werden die Eltern verängstigt, weil ihre üblichen Strategien, das Kind zu besänftigen, nicht funktionieren, und die Arbeitsbelastung der Pflegekräfte im Aufwachraum nimmt zu. Es muss daher alles daran gesetzt werden, ein Aufwachdelir zu vermeiden.

Es existiert eine riesige Menge Literatur zur **Prävention** des Aufwachdelirs (Costi et al. 2014). Während die Prämedikation mit Midazolam oder die Anwesenheit der Eltern im Aufwachraum die Inzidenz eines Aufwachdelirs nicht verringern, sind Alpha-2-Agonisten, Opioide, Ketamin und Propofol klar wirksam. Vor allem das bessere Aufwachverhalten hat den Siegeszug der total intravenösen Anästhesie eingeläutet (Lauder 2015). Wenn Inhalationsanästhetika verwendet werden, so muss die Aufwachphase aktiv gestaltet werden, z. B. durch die Gabe einer kleinen Menge Propofol gegen Ende der Anästhesie (Costi et al. 2015). Ein ruhig schlafendes Kind ist im Vorschulalter noch keine Garantie, dass es nicht doch noch zum Aufwachdelir kommt. Auf eine prophylaktische Medikation soll nur verzichtet werden, wenn das Kind wach ist, auf Fragen antwortet und sich seiner Umgebung bewusst ist. Während es zur Prävention des Aufwachdelirs viel Evidenz gibt, gibt es bei der **Therapie** nur Expertenmeinungen (➤ Tab. 6.4). Klar effektiv sind Opioide, Ketamin und Propofol. Auch ein Bolus von 0,5 µg/kg Dexmedetomidin ist bei akzeptablem kardiovaskulärem Nebenwirkungsprofil gut wirksam. Ein Aufwachdelir muss behandelt werden, obwohl es gewöhnlich mit der Zeit von selbst endet.

Tab. 6.4 Therapie eines Aufwachdelirs

Klinische Situation	Substanz	Kommentar
Schmerzen oder Dyskomfort sind möglich (z. B. HNO-Eingriffe)	Opioide	Nalbuphin vermittelt zusätzlich noch Sedierung
Schwere Unruhe mit unklarer Ursache	Ketamin	Vor allem, wenn Opioide schon versucht worden sind
Schmerzen unwahrscheinlich (keine Operation oder gut sitzende Regionalanästhesie)	Propofol oder Thiopental	Propofol ist etabliert Thiopental ist evtl. zuverlässiger (?)
Kritischer Atemweg	Dexmedetomidin	Zum Beispiel Gaumenspaltenverschluss, wenn schon Opioide gegeben worden sind

6.12.3 Zusammenfassung und Empfehlungen

Im Vorschulalter kommt es nach Sevofluran- oder Desfluran-basierten Anästhesien oft zu einem Aufwachdelir.

In dieser Altersgruppe wird eine medikamentöse Prophylaxe empfohlen. Ein am Ende des Eingriffs ruhig schlafendes Kind ist keine Garantie für eine problemlose Aufwachphase.

Ein Aufwachdelir bedarf der Behandlung. Als erstes sollten Schmerzen als Ursache ausgeschlossen und/oder behandelt werden. Es ist keine gute Praxis, Kinder einfach schreien zu lassen.

LITERATUR

Aono, J., Mamiya, K. & Manabe, M. (1999). Preoperative anxiety is associated with a high incidence of problematic behavior on emergence after halothane anesthesia in boys. Acta Anaesthesiol Scand, 43, 542–544.

Aono, J., Ueda, W., Mamiya, K. et al. (1997). Greater incidence of delirium during recovery from sevoflurane anesthesia in preschool boys. Anesthesiology, 87, 1.298–1.300.

Card, E., Pandharipande, P., Tomes, C. et al. (2015). Emergence from general anaesthesia and evolution of delirium signs in the post-anaesthesia care unit. Br J Anaesth, 115, 411–417.

Costi, D., Cyna, A. M., Ahmed, S. et al. (2014). Effects of sevoflurane versus other general anaesthesia on emergence agitation in children. Cochrane Database Syst. Rev. (9) CD007084

Costi, D., Ellwood, J., Wallace, A. et al. (2015). Transition to propofol after sevoflurane anesthesia to prevent emergence agitation: a randomized controlled trial. Paediatr Anaesth, 25, 517–523.

Cravero, J., Surgenor, S. & Whalen, K. (2000). Emergence agitation in paediatric patients after sevoflurane anaesthesia and no surgery: a comparison with halothane. Paediatr Anaesth, 10, 419–424.

Jöhr, M. (2002). Postanaesthesia excitation. Paediatr. Anaesth., 12, 293–295.

Lauder, G. R. (2015). Total intravenous anesthesia will supercede inhalational anesthesia in pediatric anesthetic practice. Paediatr Anaesth, 25, 52–64.

Sikich, N. & Lerman, J. (2004). Development and psychometric evaluation of the pediatric anesthesia emergence delirium scale. Anesthesiology, 100, 1.138–1.145.

Somaini, M., Sahillioglu, E., Marzorati, C. et al. (2015). Emergence delirium, pain or both? A challenge for clinicians. Paediatr Anaesth, 25, 524–529.

KAPITEL

7 Vorerkrankungen

7.1 Maligne Hyperthermie

7.1.1 Fallbericht

Vor bald vier Jahrzehnten kam ein sechsjähriges Mädchen (22 kg) zur Adenotomie. Es wurde im Beisein der Mutter mit Lachgas und Halothan sanft und problemlos eingeleitet. Der Venenzugang gelang primär nicht und, da es völlig schlaff war, kam die Idee auf, es ohne Muskelrelaxans zu intubieren. Das wurde aber verworfen, da es nicht dem an der Klinik üblichen Vorgehen entsprach. Schließlich gelang die Venenpunktion und es wurden 30 mg (1,4 mg/kg) Succinylcholin nach vorheriger Gabe von 0,25 mg Atropin injiziert. Eine Laryngoskopie war aber nicht möglich, denn es bestand jetzt ein massiver Rigor des Masseters. Der Anästhesist rief den aufsichtsführenden Oberarzt und nannte die maligne Hyperthermie oder eine Myotonie als mögliche Diagnosen. Dieser aber zweifelte daran und schlug die Gabe einer zweiten Dosis Succinylcholin vor. Schließlich wurde das Mädchen mit etwas Kraftaufwand erfolgreich intubiert.

Der Anästhesist verlangte sofort ein Thermometer; ein solches war damals noch nicht am Anästhesiearbeitsplatz vorhanden. Als die Anästhesiepflegekraft dann die rektale Temperatursonde einführen wollte, waren die Beine so starr, als ob sie aus Holz wären. Beinahe gleichzeitig traten ventrikuläre Arrhythmien auf und die Herzfrequenz betrug jetzt rund 140. Jetzt akzeptierten alle Teammitglieder die vermutliche Diagnose einer malignen Hyperthermie. Das Atemminutenvolumen wurde erhöht, Halothan abgestellt und zur Anästhesie neben Lachgas Fentanyl, Droperidol und Pancuronium verabreicht. Das Team forderte Dantrolen an und verabreichte 20 mg davon. In einer arteriellen Blutgasanalyse, die nach ca. zehn Minuten abgenommen worden war, fanden sich bereits eine metabolische Azidose und eine erhöhte CK (➤ Tab. 7.1). Die Arrhythmien verschwanden nach der Gabe von zwei Dosen Verapamil à 1,25 mg und die Herzfrequenz wurde langsamer. Die Körpertemperatur stieg nie an, sie fiel im Gegenteil von 36,8 °C auf 36,0 °C. Zwei Stunden später wurde die Adenotomie durchgeführt. Nach der Extubation entleerte das Mädchen eine große Portion rotbraunen Urins. Wegen Shivering und peripherer Zyanose wurde eine zweite Dosis Dantrolen à 20 mg verabreicht.

Die Körpertemperatur stieg über die nächsten Stunden auf 38,5 °C und die CK erreichte nach 24 Stunden mit 79.000 E/l ihren Höchststand. Das Mädchen litt an einer vorübergehenden Muskelschwäche und wurde zwei Wochen später mit einem Brief, der die Diagnose einer malignen Hyperthermie bestätigte, entlassen.

Tab. 7.1 Laborwerte während und nach der Anästhesie

Zeit nach Beginn der Symptome	10 min	60 min	150 min	6 h	24 h	48 h
pCO_2 mmHg	43	26	51			
pH	7,15	7,35	7,23			
BE mmol/l	–14	–9,7	–6,7			
Na mmol/l	128		133			
K mmol/l	5,0		3,9			
CK E/l	4.876			21.000	79.000	48.900

7.1.2 Diskussion

Dieser Fall zeigt, dass eine **maligne Hyperthermie (MH)** immer drohen kann. Nach der Halothaneinleitung triggerte Succinylcholin fulminant eine MH-Episode mit Masseter-Spasmus, Tachykardie und Arrhythmien, gefolgt von Muskelrigidität und Rhabdomyolyse. Dank der raschen Behandlung, kalten Infusionen und Entblößen der Patientin konnte ein Anstieg der Körpertemperatur verhindert werden. Erst später auf der Kinderintensivstation stieg sie an. Typischerweise sind solche Patienten, wie auch im geschilderten Fall, phänotypisch unauffällig und auch die CK-Werte liegen im normalen Bereich. Nur vier klar definierte neuromuskuläre Erkrankungen scheinen mit einer erhöhten MH-Empfindlichkeit verbunden zu sein (Klingler et al. 2009): Central Core Disease, Multi-minicore Disease, Nemaline Rod Myopathy und King-Denborough Syndrome. Die molekulare Grundlage ist meist eine Mutation am Ryanodin-1-Rezeptor-Gen (RYR1-Gen) auf Chromosom 19, die zu einer unkontrollierten Kalziumfreisetzung aus dem sarkoplasmatischen Retikulum und damit zu einem hypermetabolen Zustand führt (Rosenberg et al. 2015). Das erhöhte Risiko einer Rhabdomyolyse z. B. bei der Muskeldystrophie Typ Duchenne (Veyckemans 2010) oder die Gefahr einer myotonen Reaktion bei der Myotonia congenita (Parness et al. 2009) sind andere Entitäten (Schieren et al. 2017).

Die **Diagnose** basiert auf dem **In-vitro-Muskelkontrakturtest** mit Halothan und Koffein an frisch entnommenem Muskelgewebe. Zusätzlich kann heute mit **molekulargenetischen Methoden** nach Mutationen am RYR1-Gen gesucht werden. Wenn eine Mutation gefunden wurde, erlaubt ein Bluttest, eine Person als MH-empfindlich zu klassifizieren, d. h., sie ist gefährdet, eine MH-Krise zu entwickeln. Um eine MH-Empfindlichkeit aber auszuschließen, ist immer noch die Muskelbiopsie erforderlich, da noch nicht alle Mutationen bekannt sind. Klinisch werden viel weniger Fälle manifest, als man bei der Prävalenz einer molekulargenetischen MH-Veranlagung von 1 : 1.500 und dem autosomal-dominanten Erbgang erwarten würde. Dies und auch die Tatsache, dass bevorzugt Männer betroffen sind, wird noch schlecht verstanden.

Die moderne **Therapie einer MH-Krise** unterscheidet sich grundlegend vom damaligen Vorgehen (Girard und Bandschapp 2019). Initial würden 2,5 mg/kg Dantrolen verabreicht, denn diese Dosis bringt üblicherweise MH-Krisen erfolgreich zum Stillstand. Zusätzlich kann weiter Dantrolen bis maximal 10 mg/kg verabreicht werden. Man hätte vermutlich Aktivkohlefilter im in- und im exspiratorischen Schenkel eingebaut. Ein Wechsel des Anästhesiegeräts wird heute nicht mehr empfohlen. Die Laboruntersuchungen würden öfters und systematischer durchgeführt, z. B. beim ersten Verdacht, nach 30 Minuten und dann nach 4, 12 und 24 Stunden. Dabei stünden Blutgase, Laktat, Kalium und Myoglobin im Vordergrund. Vermutlich hätte man den Eingriff nicht durchgeführt. Mit einer modernen Infusionstherapie wäre es nicht zu einer Hyponatriämie von 128 mmol/l gekommen. Hyponatriämien kamen damals, als während der Anästhesie noch routinemäßig hypotone Lösungen infundiert wurden, häufig vor.

Der Autor traf während seines ganzen Berufslebens wiederholt auf die liebenswürdige Patientin. Rund eine Dekade später stand in der Schweiz die **MH-Testung** zur Verfügung. Die Familie wurde kontaktiert und überraschenderweise war die Mutter, die in den 1970er Jahren wiederholt problemlos anästhesiert worden war, im In-vitro-Kontrakturtest MH-empfindlich. Das ist nicht ungewöhnlich, denn über die Hälfte aller Patienten mit MH-Episoden haben eine oder mehrere problemlose Anästhesien in der Vorgeschichte und nur 6,5 % von ihnen haben eine positive Familienanamnese (Larach et al. 2010). Später konnte bei dieser Patientin die verantwortliche Mutation durch **molekulargenetische Untersuchungen** identifiziert und anlässlich der Geburt auch im Nabelschnurblut ihres Kindes nachgewiesen werden (Girard et al. 2006).

Später im Leben hatte diese Patientin mehrere problemlos verlaufende Anästhesien. Bei Verwendung einer **triggerfreien Anästhesie,** d. h. ohne halogenierte Inhalationsanästhetika und Succinylcholin sowie mit einem adäquat vorbereiteten Arbeitsplatz (Cottron et al. 2014), besteht kein Risiko einer MH-Krise und man kann diese Patienten wie normale Patienten behandeln und überwachen (Barnes et al. 2015).

7.1.3 Zusammenfassung und Empfehlungen

Die maligne Hyperthermie kommt immer noch vor und jeder Anästhesist muss in der Lage sein, die frühen Zeichen einer MH-Episode zu erkennen.

Eine rasche Therapie ist unabdingbar und Dantrolen muss zur Verfügung stehen. Bei einer frühzeitigen Therapie kann der Anstieg der Körpertemperatur sogar ausbleiben.

Mit einer „triggerfreien Anästhesie" kann man solche Patienten wie normale Patienten behandeln. Eine entsprechende Vorbereitung des Arbeitsplatzes ist aber erforderlich.

LITERATUR

Barnes, C., Stowell, K. M., Bulger, T. et al. (2015). Safe duration of postoperative monitoring for malignant hyperthermia patients administered non-triggering anaesthesia: an update. Anaesth Intensive Care, 43, 98–104.

Cottron, N., Larcher, C., Sommet, A. et al. (2014). The sevoflurane washout profile of seven recent anesthesia workstations for malignant hyperthermia-susceptible adults and infants: a bench test study. Anesth Analg, 119, 67–75.

Girard, T., Jöhr, M., Schaefer, C. et al. (2006). Perinatal diagnosis of malignant hyperthermia susceptibility. Anesthesiology, 104, 1.353–1.354.

Girard, T., Bandschapp, O. (2019). Maligne Hyperthermie. Anästh Intensivmed 60: 135–143.

Klingler, W., Rueffert, H., Lehmann-Horn, F. et al. (2009). Core myopathies and risk of malignant hyperthermia. Anesth Analg, 109, 1.167–1.173.

Larach, M. G., Gronert, G. A., Allen, G. C. et al. (2010). Clinical presentation, treatment, and complications of malignant hyperthermia in North America from 1987 to 2006. Anesth Analg, 110, 498–507.

Parness, J., Bandschapp, O. & Girard, T. (2009). The myotonias and susceptibility to malignant hyperthermia. Anesth Analg, 109, 1.054–1.064.

Rosenberg, H., Pollock, N., Schiemann, A. et al. (2015). Malignant hyperthermia: a review. Orphanet J Rare Dis, 10, 93.

Schieren, M., Defosse, J., Böhmer, A. et al. (2017). Anaesthetic management of patients with myopathies. Eur J Anaesthesiol, 34, 641–649.

Veyckemans, F. (2010). Can inhalation agents be used in the presence of a child with myopathy? Curr Opin Anaesthesiol, 23, 348–355.

7.2 Neuromuskuläre Erkrankungen

7.2.1 Fallbericht

Vor Jahrzehnten kam ein 14-jähriger Junge mit Charcot-Marie-Tooth-Erkrankung wegen chronischer Schmerzen zur Revision des Großzehennagels. Die Anästhesie wurde nach einer inhalativen Einleitung mit Sevofluran in Luft und Sauerstoff aufrechterhalten. Zur postoperativen Analgesie wurde mit einer 24 G Nadel und Bupivacain 0,75 % eine Zehenblockade angelegt sowie Diclofenac verabreicht. Der primäre Eingriff war eine partielle Resektion des Nagels nach Kocher.

Trotz der während des Eingriffs anscheinend gut funktionierenden Nervenblockade waren postoperativ schwere, opiatbedürftige Schmerzen ein Problem. In den nächsten Jahren wurden wiederholte Eingriffe, jeweils verbunden mit starken postoperativen Schmerzen und einer gestörten Wundheilung, durchgeführt. Mit Blick auf die vorliegende Grunderkrankung haben die Eltern die Indikation und die potenziellen Gefahren des Lokalanästhetikums, das initial verabreicht worden war, kritisch hinterfragt.

7.2.2 Diskussion

Dieser Fall eines Kindes mit einer **neuromuskulären Erkrankung,** einer vererbten peripheren Neuropathie, umfasst mehrere wichtige Themenkomplexe.

Erstens, die **Einteilung** der neuromuskulären Erkrankungen kann anhand der anatomischen Lokalisation des Krankheitsgeschehens erfolgen, z. B. Gehirn, Rückenmark, Nervenwurzel, peripherer Nerv, neuromuskuläre Synapse und Muskelzelle. Die **Charcot-Marie-Tooth-Erkrankung** (CMT-Erkrankung) betrifft die peripheren Nerven und ist eine meist autosomal-dominant vererbte, sensomotorische, periphere Neuropathie. Sie ist allerdings z. T. genetisch heterogen. Die Symptome werden üblicherweise in der Adoleszenz manifest, in manchen Fällen, wie dem hier beschriebenen, setzen sie aber auch schon in der Kindheit ein. Die CMT-Erkrankung kann zusätzlich zu Muskelschwund und Sensibilitätsverlust auch mit relevanten Schmerzen an den Extremitäten einhergehen. Distale orthopädische Eingriffe, besonders am Fuß, um die Gehfähigkeit zu verbessern, sind bei diesen Patienten recht häufig. Wegen der muskulären Schwäche ist im späteren Verlauf das Risiko perioperativer pulmonaler Komplikationen das Hauptproblem.

Zweitens, **Lokalanästhetika** sind bei neuromuskulären Erkrankungen nicht a priori kontraindiziert (McSwain et al. 2014). Im Gegenteil, eine Regionalanästhesie kann sogar das bevorzugte Verfahren sein, z. B. bei Patienten mit einem hohen Risiko für pulmonale Komplikationen wie bei einer Myasthenia gravis (Kocum et al. 2007) oder einer Myotonia dystrophica (Tobias 1995). Der Autor erinnert sich an einen Jungen mit Myotonia dystrophica, der für einen orthopädischen Eingriff mit einer Spinalanästhesie perfekt versorgt werden konnte (➤ Abb. 7.1). Patienten mit einer CMT-Erkrankung wurden sowohl mit neuraxialen (Schmitt et al. 2004) als auch mit peripheren Blockaden (Schmitt et al. 2014) versorgt, ohne dass es zu einer neurologischen Verschlechterung kam. Es gibt aber keine Informationen darüber, was geschieht, wenn kleine periphere Nerven, wie hier bei der Zehenblockade, in konzentriertem Lokalanästhetikum „gebadet" werden. Möglicherweise sind diese Nerven mit einer vorbestehenden Demyelinisierung und einem Verlust an Axonen verletzlicher. Auf jeden Fall sollten die Vor- und Nachteile mit dem Patienten und den Eltern sorgfältig besprochen werden.

Drittens, der Gebrauch von **Muskelrelaxanzien** ist bei neuromuskulären Erkrankungen von speziellem Interesse. **Succinylcholin** verursacht bei Patienten mit ausgedehnten Lähmungen, z. B. einer Paraplegie oder einem Guillain-Barré-Syndrom, eine Hyperkaliämie, und bei Patienten mit Muskeldystrophie Typ Duchenne triggert es eine Rhabdomyolyse (➤ Kap. 5.2). Bei Patienten mit Myotonia dystrophica oder Myotonia congenita fürchtet man eine generalisierte myotone Reaktion, Succinylcholin ist daher kontraindiziert. Eine maligne Hyperthermie ist nur selten das Problem und kommt nur bei vier klar definierten Krankheitsbildern gehäuft vor (➤ Kap. 7.1). Bei Verwendung **nichtdepolarisierender Relaxanzien** ist die veränderte Empfindlichkeit sowie die Gefahr eines Relaxanzienüberhangs zu beachten; z. B. bei Kindern mit Muskeldystrophie Typ Duchenne (Muenster et al. 2006). Vor allem bei Kindern mit einer ausgeprägten Muskelschwäche kann sich schon ein minimaler Relaxanzienüberhang fatal auswirken. Der Gebrauch von Rocuronium gefolgt von Sugammadex ist heute etabliert und wird sich zum Goldstandard für solche Patienten entwickeln (Tobias 2017).

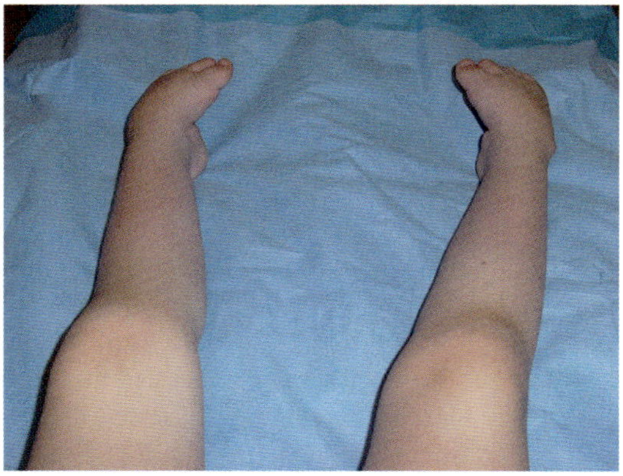

Abb. 7.1 Ein Kind mit Myotonia dystrophica vor einem orthopädischen Eingriff. [T517]

Viertens, gewisse neuromuskuläre Erkrankungen betreffen auch **andere Organsysteme** wie das Herz oder den Gastrointestinaltrakt (Veyckemans und Scholtes 2013). Ein hohes Risiko für kardiale Komplikationen haben besonders Patienten mit Myotonia dystrophica oder Muskeldystrophie Typ Duchenne.

7.2.3 Zusammenfassung und Empfehlungen

Dieser Fall eines Kindes mit Charcot-Marie-Tooth-Erkrankung zeigt, dass eine individuelle Nutzen-Risiko-Abwägung erforderlich ist, auch wenn sich in der Literatur keine Berichte über neurologische Folgen nach einer Regionalanästhesie finden.

Rocuronium gefolgt von Sugammadex ermöglicht eine profunde Blockade für die Intubation und den Eingriff ohne die Gefahr eines Überhangs nach der Operation.

LITERATUR

Kocum, A., Sener, M., Bozdogan, N. et al. (2007). Spinal anesthesia for inguinal hernia repair in 8-year-old child with myasthenia gravis. Paediatr Anaesth, 17, 1.220–1.221.

McSwain, J. R., Doty, J. W. & Wilson, S. H. (2014). Regional anesthesia in patients with pre-existing neurologic disease. Curr Opin Anaesthesiol, 27, 538–543.
Muenster, T., Schmidt, J., Wick, S. et al. (2006). Rocuronium 0.3 mg x kg-1 (ED95) induces a normal peak effect but an altered time course of neuromuscular block in patients with Duchenne's muscular dystrophy. Paediatr Anaesth, 16, 840–845.
Schmitt, H. J., Huberth, S., Huber, H. et al. (2014). Catheter-based distal sciatic nerve block in patients with Charcot-Marie-Tooth disease. BMC Anesthesiol, 14, 8.
Schmitt, H. J., Münster, T. & Schmidt, J. (2004). Central neural blockade in Charcot-Marie-Tooth disease. Can J Anaesth, 51, 1.049–1.050.
Tobias, J. D. (1995). Anaesthetic management of the child with myotonic dystrophy: epidural anaesthesia as an alternative to general anaesthesia. Paediatr Anaesth, 5, 335–338.
Tobias, J. D. (2017). Current evidence for the use of sugammadex in children. Paediatr Anaesth, 27, 118–125.
Veyckemans, F. & Scholtes, J. L. (2013). Myotonic dystrophies type 1 and 2: anesthetic care. Paediatr Anaesth, 23, 794–803.

7.3 Trisomie 21

7.3.1 Fallbericht

Vor mehreren Jahrzehnten kam ein sechsjähriges Mädchen (28 kg) mit Trisomie 21 zur Zahnbehandlung in Narkose. In der Vorgeschichte fand sich ein Ventrikelseptumdefekt, der im Alter von zwei Jahren chirurgisch verschlossen worden war, sowie mehrere „Asthma"-Attacken, die anscheinend auf die klassische Behandlung reagierten. Die Anästhesie wurde mit Etomidat, Succinylcholin und Halothan eingeleitet. Die nasotracheale Intubation gelang mit dem ungeblockten 6er Tubus nicht und es wurden kleinere Tuben versucht. Mit einem ungeblockten 3er Tubus konnte schließlich oral intubiert werden. Der Tubus war dicht und es gab keine Leckage. Nach Konsultation des HNO-Spezialisten entschied man sich dazu, den Eingriff zu verschieben und noch auf dem Zahnarztstuhl eine Tracheotomie durchzuführen.

Das Kind wurde danach auf die Kinderintensivstation verlegt. Dort fand man tracheoskopisch eine beinahe zirkuläre subglottische Stenose, die als Folge einer prolongierten postoperativen Beatmung nach dem herzchirurgischen Eingriff betrachtet wurde. Später wurde die Stenose laserchirurgisch reseziert und mit einem Montgomery-T-Tubus versorgt, um das Lumen offen zu halten. Das Mädchen, das für eine ambulante Zahnbehandlung in die Klinik gekommen war, blieb für mehr als drei Monate hospitalisiert. Während dieser Zeit wurde auch die Zahnbehandlung durchgeführt. Es wurde noch mit dem T-Tubus in situ entlassen und später erfolgreich dekanüliert. Der weitere Verlauf war unauffällig.

7.3.2 Diskussion

Dieser Fall eines Mädchens mit **Trisomie 21** (Down-Syndrom) und einer unerkannten subglottischen Stenose zeigt, dass Krankheitssymptome bei Kindern, die „speziell" sind und nicht die normalen Entwicklungsschritte durchlaufen, oft nicht erkannt und richtig eingeordnet werden. Die „Asthma"-Attacken waren mit großer Wahrscheinlichkeit eine Manifestation der subglottischen Stenose und die eingeschränkte Aktivität, oder verminderte Belastbarkeit, wurde als Folge der Trisomie 21 und der stattgefundenen Herzchirurgie gesehen. Ähnliche Fälle sind auch in der Literatur beschrieben (Farrow und Guruswamy 2008). Bei syndromalen Kindern besteht immer eine erhöhte Wahrscheinlichkeit noch unerkannter Pathologien.

Die Trisomie 21 ist mit einer Reihe von Pathologien assoziiert (Lewanda et al. 2016), die für diese Patienten mit einem erhöhten **Risiko perioperativer Komplikationen** einhergehen (Borland et al. 2004), z. B. Bradykardien, Post-Extubations-Stridor und Atemwegsobstruktion. Es besteht auch ein erhöhtes Risiko einer postoperativen Atemdepression (Jay et al. 2017). Diese beruht aber möglicherweise nicht auf pharmakokinetischen oder pharmakodynamischen Unterschieden, sondern auf der Schwierigkeit, die korrekte Dosis zu finden. Der Autor erinnert sich an ein Kind mit Trisomie 21, das vor vielen Jahrzehnten zwei Tage nach Gaumenspaltenverschluss unter Morphindauerinfusion auf der Station verstarb.

Herzfehlbildungen sind bei Kindern mit Trisomie 21 häufig. Aber auch gastrointestinale Fehlbildungen, z. B. Duodenalatresie, oder andere Erkrankungen wie Morbus Hirschsprung oder Gaumenspalten kommen gehäuft vor. Mehr als ein Drittel der Kinder mit Trisomie 21 hat eine Missbildung des Herzkreislaufsystems. Am häufigsten ist, wie bei unserer Patientin, ein atrioventrikulärer Septumdefekt. Ein typisches Phänomen ist die **Bradykardie** während der Narkoseeinleitung mit Sevofluran, ohne dass eine Hypoxämie oder eine Überdosierung vorliegen. Die Ursache und auch die Dignität dieses Phänomens sind immer noch unklar. Es scheint allerdings vorübergehend zu sein und während der Aufrechterhaltung der Anästhesie zu verschwinden. Der Autor hatte jeweils diese kurzen bradykarden Phasen einfach beobachtet, weil sie zum Zeitpunkt der Atemwegssicherung meist wieder zu verschwinden pflegten. Diese Bradykardien wurden zuerst in Kasuistiken erwähnt (Roodman et al. 2003) und dann systematisch untersucht (Kraemer et al. 2010). Dexmedetomidin, das bekanntlich auch Bradykardien verursacht, kann aber ohne erhöhtes Risiko zur Sedierung bei Kindern mit Trisomie 21 verwendet werden (Miller et al. 2017). Es ist in Anbetracht der hohen Inzidenz von Atemwegsobstruktion und obstruktiver Schlafapnoe ohnehin eine sehr attraktive Substanz für diese Patienten. Kinder mit Trisomie 21 leiden gehäuft an einer **pulmonalen Hypertension,** die ein großes Risiko bei einer Allgemeinanästhesie darstellt.

Auch **Atemwegsprobleme** treten bei **Kindern mit Trisomie 21 gehäuft** auf. Nicht nur obstruktive Schlafapnoe, sondern auch subglottische Stenosen und andere Pathologien kommen häufig vor (Hamilton et al. 2016). Die Dimensionen der Atemwege sind typischerweise kleiner und zu Zeiten, als noch ausschließlich ungeblockte Tuben verwendet wurden, galt die Empfehlung, initial einen um zwei Größen kleineren Tubus als dem Alter entsprechend zu verwenden (Shott 2000). Heute kann man diese Überlegungen für viele Routineeingriffe einfach umgehen, indem man eine Larynxmaske verwendet. Die Mittelgesichtshypoplasie, die hypotone Pharynxmuskulatur, die kleineren Dimensionen der Atemwege kombiniert mit einer relativ großen Zunge, die Adipositas, das vermehrte Sekret und die Infektanfälligkeit tragen alle zum gehäuften Auftreten der obstruktiven Schlafapnoe bei.

Bei Patienten mit Trisomie 21 besteht in über 60 % der Fälle eine **kraniozervikale Instabilität** auf Höhe Schädelbasis-C1 und häufiger auf Höhe C1–C2 (atlantoaxiale Instabilität). Sie wird meist im Kontext einer allgemeinen ligamentären Laxizität gesehen (Hata und Todd 2005). Eine Laryngoskopie unter Kraftanwendung oder lange Eingriffe mit unphysiologischer Lage des Kopfes sind für diese Patienten mit dem Risiko einer Rückenmarksschädigung verbunden. Ein präoperatives radiologisches Screening bei allen Patienten mit Trisomie 21 zum Ausschluss einer kraniozervikalen Instabilität ist unrealistisch und wird von der Mehrheit der Anäs-

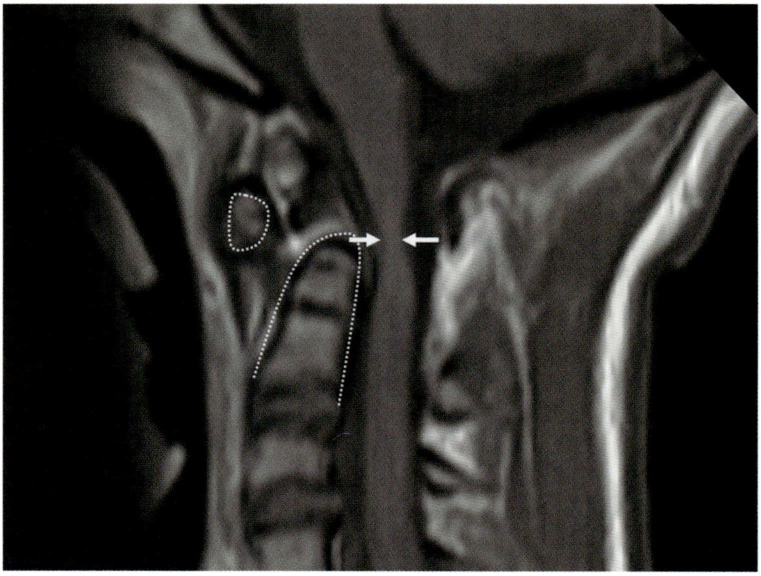

Abb. 7.2 Diese Kernspintomografie zeigt eine schwere zervikale Myelopathie als Folge einer atlantoaxialen Instabilität bei einem zwölfjährigen Mädchen. [T517]

thesisten auch nicht gefordert. Tausende solcher Patienten werden jährlich ohne Probleme anästhesiert. Aber bei symptomatischen Patienten sollten eine weitere Abklärung und eine konsiliarische Beurteilung stattfinden. Die chronische kraniozervikale Instabilität kann mit einer zervikalen Myelopathie einhergehen. Der Autor erinnert sich an ein zwölfjähriges Mädchen, dessen Gehfähigkeit trotz korrektiver Fußchirurgie zunehmend eingeschränkt wurde und das schließlich die Diagnose einer zervikalen Myelopathie bekam (➤ Abb. 7.2).

Vor allem bei Neugeborenen mit Trisomie 21 sind die **hämatologischen Besonderheiten** zu beachten. Eine Neutrophilie kommt häufig vor und bis zu 10 % zeigen vorübergehend ein ähnliches Bild wie eine myeloproliferative Erkrankung. Zusätzlich kommen Polyzythämie und Thrombozytopenie gehäuft vor.

Kinder mit Trisomie 21 sind wegen der gelegentlich verminderten Kooperation bei reduzierten intellektuellen Fähigkeiten sowie den assoziierten Pathologien eine Herausforderung für den Kinderanästhesisten. Sie sind aber auch der **Sonnenschein in jeder Kinderklinik** und ihre Betreuungspersonen haben sie wegen ihres freundlichen Wesens fast ausnahmslos sehr gern.

7.3.3 Zusammenfassung und Empfehlungen

Kinder mit Trisomie 21 haben oft multiple assoziierte Pathologien. Einige sind möglicherweise zum Zeitpunkt der Anästhesie, wie in diesem Fall die Atemwegsstenose, noch nicht bekannt.

Mögliche Schwierigkeiten bei der Atemwegssicherung und die hohe Wahrscheinlichkeit einer postoperativen Atemwegsverlegung sind im Fokus zu behalten.

Die hohe Inzidenz kongenitaler Herzerkrankungen und auch die typische transiente Bradykardie während einer Sevofluraneinleitung müssen dem Anästhesisten bekannt sein.

LITERATUR

Borland, L. M., Colligan, J. & Brandom, B. W. (2004). Frequency of anesthesia-related complications in children with Down syndrome under general anesthesia for noncardiac procedures. Paediatr Anaesth, 14, 733–738.

Farrow, C. & Guruswamy, V. (2008). Undiagnosed tracheal stenosis in a patient with Down's syndrome. Paediatr Anaesth, 18, 577.

Hamilton, J., Yaneza, M. M., Clement, W. A. et al. (2016). The prevalence of airway problems in children with Down's syndrome. Int J Pediatr Otorhinolaryngol, 81, 1–4.

Hata, T. & Todd, M. M. (2005). Cervical spine considerations when anesthetizing patients with Down syndrome. Anesthesiology, 102, 680–685.

Jay, M. A., Thomas, B. M., Nandi, R. et al. (2017). Higher risk of opioid-induced respiratory depression in children with neurodevelopmental disability: a retrospective cohort study of 12 904 patients. Br J Anaesth, 118, 239–246.

Kraemer, F. W., Stricker, P. A., Gurnaney, H. G. et al. (2010). Bradycardia during induction of anesthesia with sevoflurane in children with Down syndrome. Anesth Analg, 111, 1.259–1.263.

Lewanda, A. F., Matisoff, A., Revenis, M. et al. (2016). Preoperative evaluation and comprehensive risk assessment for children with Down syndrome. Paediatr Anaesth, 26, 356–362.

Miller, J., Ding, L., Spaeth, J. et al. (2017). Sedation methods for transthoracic echocardiography in children with Trisomy 21-a retrospective study. Paediatr Anaesth, 27, 531–539.

Roodman, S., Bothwell, M. & Tobias, J. D. (2003). Bradycardia with sevoflurane induction in patients with trisomy 21. Paediatr Anaesth, 13, 538–540.

Shott, S. R. (2000). Down syndrome: analysis of airway size and a guide for appropriate intubation. Laryngoscope, 110, 585–592.

7.4 Onkologische Erkrankungen

7.4.1 Fallbericht

Vor vielen Jahren kam ein 14-monatiges Mädchen (9 kg) zur Resektion eines großen abdominalen Neuroblastoms. Zusätzlich waren eine Knochenmarkspunktion und die Implantation eines Port-a-Caths geplant. Die Anästhesie wurde mit 3 mg/kg Ketamin, 10 µg/kg Fentanyl und 0,6 mg/kg Atracurium eingeleitet und mit Isofluran, einer Atracuriumdauerinfusion und repetierten Dosen Fentanyl bis zu einer Gesamtdosis von 30 µg/kg aufrechterhalten. Zusätzlich war präoperativ ein Kaudalblock mit Bupivacain 0,25 % und 50 µg/kg Morphin angelegt worden. Zwei periphere Venenzugänge, ein 4 Fr Doppellumenkatheter über die linke V. subclavia sowie ein femoraler Arterienkatheter waren in situ.

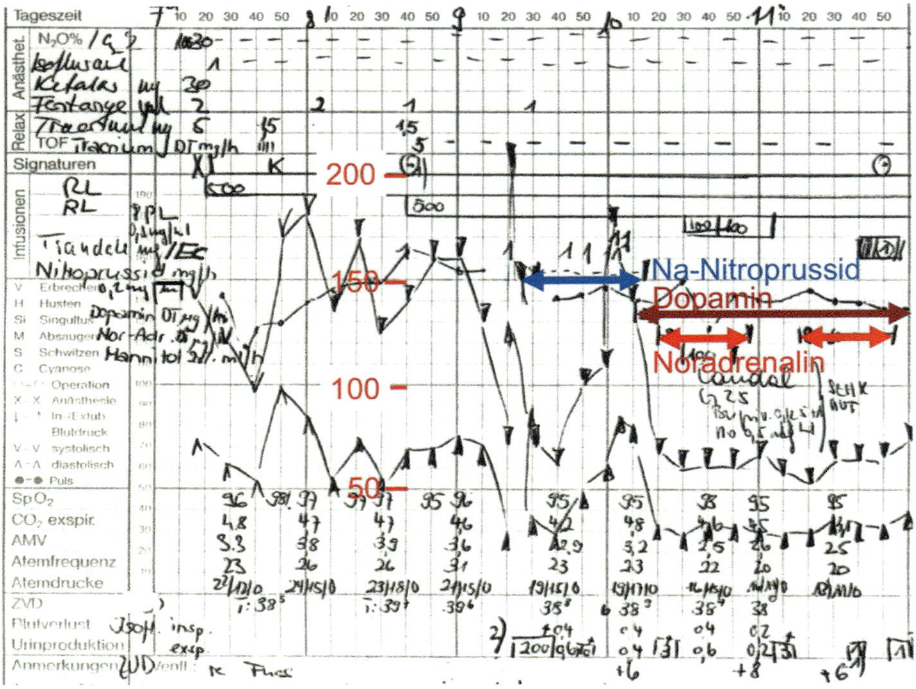

Abb. 7.3 Das Narkoseprotokoll dieses 14-monatigen Mädchens mit Neuroblastom zeigt eine massive Hypertension. [T517]

Der erste, nichtinvasiv gemessene Blutdruckwert nach der Einleitung betrug 150/70 mmHg. Trotz Isofluran und großzügiger Dosen Fentanyl blieb der Blutdruck hoch und stieg bis auf 205/120 mmHg an (➤ Abb. 7.3). Erst Natrium-Nitroprussid und sieben Dosen zu je 0,1 mg/kg Labetalol brachten ihn etwas unter Kontrolle. Sofort nach Entfernung des Tumors wurde das Kind hypotensiv und der Blutdruck konnte nur mit 20 ml/kg Albuminlösung, Dopamin und Noradrenalin im Bereich von 60/30 mmHg gehalten werden. Am Ende der siebenstündigen Anästhesie konnte die Kreislaufunterstützung reduziert werden und der weitere Verlauf war unauffällig.

7.4.2 Diskussion

Dieser Fall ermöglicht einen Blick in die „Frühzeit" der pädiatrischen Onkologie, als abdominale Tumoren wie Neuroblastome oder Nephroblastome noch primär reseziert und erst danach onkologisch behandelt wurden. Der Anästhesist war auf diese Art Chirurgie, die oft mit großen Blutverlusten einherging, gut vorbereitet, außer darauf, dass beim Abklemmen der Aorta die femorale Arterienkurve verloren gegangen wäre.

Dieser Fall eines **Neuroblastoms** zeigt auch, wie wichtig die sorgfältige präoperative Aufarbeitung ist. Die Blutdruckwerte und die Katecholaminwerte in Blut und Urin müssen überprüft werden (Fujimura et al. 1992). Beim **Phäochromozytom,** einer seltenen Erkrankung bei Kindern (Hack 2000), ist eine Hypertonie regelhaft vorhanden. Die präoperative Medikation mit einer antiadrenergen Substanz, z. B. Phenoxybenzamin, um gefährliche Blutdruckexzesse zu vermeiden, ist das akzeptierte Vorgehen. Neuroblastome kommen bei Kindern viel häufiger vor. Aber obwohl die Mehrzahl dieser Tumoren Katecholamine sezerniert, haben nur wenige Kinder (3–17 %) intraoperativ erhöhte Blutdruckwerte (Creagh-Barry und Sumner 1992; Haberkern et al. 1992). Der Kinderanästhesist soll sich aber trotzdem auch bei Neuroblastompatienten des Potenzials einer schweren intraoperativen Hypertension bewusst sein (Haberkern et al. 1992; Kako et al. 2013; Seefelder et al. 2005). Einzelne ausgewählte Patienten sollten evtl. ähnlich wie bei einem Phäochromozytom vorbehandelt werden. Dies gilt auch für den extrem seltenen Fall von Kindern mit Paragangliom.

Bei der Anästhesie beim **onkologischen Kind** sollten folgende Punkte beachtet werden:

Erstens, diese Patienten sind wegen der Erkrankung, aber auch wegen der Chemotherapie extrem anfällig für Infektionen. Ein **perfekter Hygienestandard** und ein minimales Gewebetrauma (wegen der beeinträchtigten Heilung) sind von zentraler Bedeutung.

Zweitens, **Chemotherapie** und Bestrahlung können Langzeitfolgen haben, z. B. die anthrazyklininduzierte Kardiotoxizität, die progressiv und irreversibel sein kann (Bansal et al. 2017), oder die vincristininduzierte Neuropathie.

Drittens, Dexamethason, das üblicherweise zur PONV-Prophylaxe verabreicht wird, kann schon als Einzeldosis ein lebensbedrohliches **Tumor-Lyse-Syndrom** auslösen (Sinha et al. 2009). Es gibt eben in der Medizin grundsätzlich keine „Routinemedikation", die allen Patienten ohne Hinterfragen der Indikation verabreicht werden kann.

Viertens, große Tumormassen im vorderen Mediastinum können zu einem **Mediastinal-Mass-Syndrom** führen (Hack et al. 2008). Mit dem Verlust der spontanen Atmung können die Abnahme der FRC (funktionelle Residualkapazität) die venöse Stauung und der durch die Beatmung erhöhte pulmonalvaskuläre Widerstand zu einem Kreislaufzusammenbruch führen. Das zentrale Phänomen ist eine Kompression des pulmonalen Ausflusstrakts neben der Kompression der zentralen Atemwege. Ein vorbestehender Stridor und eine Kompression der Trachea auf weniger als 30 % des Querschnitts weisen auf Komplikationen hin. Es ist am besten, ganz auf eine Anästhesie mit kontrollierter Beatmung zu verzichten, bevor der Tumor durch eine entsprechende Therapie zum Schrumpfen gebracht worden ist. Bei einer Dekompensation kann das Anheben des Sternums mit einer chirurgischen Repositionszange lebensrettend sein.

Fünftens, onkologische Kinder sind **„frequent flyers"**: Sie kommen wiederholt für bildgebende Verfahren oder Interventionen zum Anästhesisten. Ein Vorgehen, das dem Kind angepasst ist, eine hohe Qualität der Versorgung und personelle Konstanz sind besonders wichtig.

7.4.3 Zusammenfassung und Empfehlungen

Dieser Fall eines Neuroblastoms mit massiver Hypertension zeigt, wie wichtig es ist, mit allen Facetten einer Erkrankung vertraut zu sein.

Die typischen Besonderheiten des onkologischen Kindes müssen immer präsent sein: die Nebenwirkungen der Chemotherapie, das Tumor-Lyse- und das Mediastinal-Mass-Syndrom.

Für das onkologische Kind, das wiederholte Interventionen über sich ergehen lassen muss, und auch für seine Eltern soll der Anästhesist ein guter Freund sein, der in einer schwierigen Phase des Lebens Sicherheit und Komfort verschaffen kann.

LITERATUR

Bansal, N., Amdani, S., Lipshultz, E. R. et al. (2017). Chemotherapy-induced cardiotoxicity in children. Expert Opin Drug Metab Toxicol, 13, 817–832.

Creagh-Barry, P. & Sumner, E. (1992). Neuroblastoma and anaesthesia. Paediatr Anaesth, 2, 147–152.

Fujimura, H., Kitamura, S., Kawahara, R. et al. (1992). Serum catecholamine concentrations and hemodynamics during operations on 23 children with neuroblastoma [auf Japanisch]. Masui, 41, 919–924.

Haberkern, C. M., Coles, P. G., Morray, J. P. et al. (1992). Intraoperative hypertension during surgical excision of neuroblastoma. Case report and review of 20 years' experience. Anesth Analg, 75, 854–858.

Hack, H. A. (2000). The perioperative management of children with phaeochromocytoma. Paediatr Anaesth, 10, 463–476.

Hack, H. A., Wright, N. B. & Wynn, R. F. (2008). The anaesthetic management of children with anterior mediastinal masses. Anaesthesia, 63, 837–846.

Kako, H., Taghon, T., Veneziano, G. et al. (2013). Severe intraoperative hypertension after induction of anesthesia in a child with a neuroblastoma. J Anesth, 27, 464–467.

Seefelder, C., Sparks, J. W., Chirnomas, D. et al. (2005). Perioperative management of a child with severe hypertension from a catecholamine secreting neuroblastoma. Paediatr Anaesth, 15, 606–610.

Sinha, R., Bose, S. & Subramaniam, R. (2009). Tumor lysis under anesthesia in a child. Acta Anaesthesiol Scand, 53, 131–133.

7.5 Diabetes

7.5.1 Fallbericht

Vor vielen Jahren war bei einem sechsjährigen, syndromalen Mädchen (16 kg) mit einer Kraniosynostose eine Kranioplastik mit Anbringung externer Distraktoren vorgesehen. Nach der inhalativen Einleitung und der Intubation wurde die Anästhesie mit Sevofluran, repetierten Dosen Fentanyl und einer Mivacuriumdauerinfusion aufrechterhalten. Während des mehrstündigen Eingriffs wurde der Blutverlust ersetzt. Es wurde mehrfach Blut entnommen mit dem Hauptaugenmerk auf dem Hämoglobin und dem Säure-Basen-Haushalt. Die wiederholt erhöhten Blutzuckerwerte, gegen 20 mmol/l (360 mg/dl), wurden dem operativen Stress, der Verabreichung von Dexamethason und einer zu hohen Glukosezufuhr zugeschrieben. Auch auf der Kinderintensivstation führten erhöhte Blutzuckerwerte nur dazu, die Glukosezufuhr zu reduzieren.

Später auf der Abteilung bewegten sich die Blutzuckerwerte im Bereich von 10 mmol/l (180 mg/dl). Da aber der Fokus auf dem guten chirurgischen Resultat lag, wurde die Patientin mit einer Empfehlung an den Hausarzt entlassen, später einmal den Blutzucker zu kontrollieren. Einige Wochen danach wurde das Mädchen mit einer lebensbedrohlichen ketoazidotischen Entgleisung hospitalisiert. Erst jetzt wurde die Diagnose eines Typ-1-Diabetes gestellt.

7.5.2 Diskussion

Diese verpasste Diagnose eines kindlichen **Diabetes mellitus** trotz frühen Warnzeichen mit wiederholt erhöhten Blutzuckerwerten zeigt, dass man immer an diese Erkrankung denken sollte. Diabetes ist bei Kindern relativ häufig. Im Vereinigten Königreich betrifft es eines von 450 Kindern. In 97 % der Fälle handelt es sich um einen Typ-1-Diabetes (Ali et al. 2011), der sich als reines Hormonmangelsyndrom manifestiert. Gelegentlich kommt auch ein Typ-2-Diabetes vor. Dieser betrifft meist ältere Kinder, oft im Kontext von Syndromen oder der anrollenden Epidemie von adipösen Kindern. Erstes klinisches Symptom bei Kindern unter vier Jahren ist in 89 % eine sekundäre Enuresis, gefolgt von den klassischen Zeichen Polyurie, Polydipsie und Gewichtsverlust. Die Diagnose wird initial, wie in diesem Fall, oft verpasst und 30 % der Kinder haben vor der Diagnosestellung mindestens einmal einen Arzt aufgesucht. Daher soll jeder Blutzuckerwert über 11 mmol/l (200 mg/dl) noch am gleichen Tag abgeklärt werden: Dazu gehört die sorgfältige Anamnese, die Messung von Blutzucker und HbA_{1c} sowie die Planung einer Nachkontrolle.

Bei der Behandlung eines Diabetes geht es um weit mehr als nur die Glukosekonzentration. **Insulin ist ein anaboles Hormon** mit multiplen Funktionen: Es begünstigt die Energiespeicherung, zudem hat es Transportfunktionen und bewahrt die Reserven durch Hemmung der Lipolyse und Förderung der Glukoneogenese. Diese letzten Funktionen bleiben beim Typ-2-Diabetes erhalten, während ein unbehandelter Typ-1-Diabetes unweigerlich zu einer ketoazidotischen Entgleisung führt. Insulin hat mehr Funktionen, als lediglich die Glukosekonzentration im Plasma zu regulieren. Vor allem im perioperativen Umfeld, wo eine mangelnde Nahrungsaufnahme häufig ist, kann der Blutzuckerspiegel nur moderat ansteigen und es kommt trotzdem zu Proteinkatabolismus, Lipolyse und Ketonproduktion. Deshalb soll nicht nur der Blutzuckerspiegel im Blickfeld sein. Die Zufuhr von Insulin und von Glukose ist wichtig.

Das Prinzip der **modernen Behandlung** ist, kontinuierlich einen basalen Insulinspiegel mit langwirkendem Insulin oder einer Insulinpumpe zu garantieren und für die Blutzuckerspitzen kleinere, aber häufigere Boli eines ultrakurz wirkenden Insulins zu verabreichen. Die Diabetologie ist keine exakte Wissenschaft und die meisten Empfehlungen beruhen auf Expertenmeinungen (Jefferies et al. 2018; Martin et al. 2020). In der perioperativen Phase sind folgende Dinge zu beachten:

Erstens, bereits präoperativ ist eine **optimale Einstellung** anzustreben. Dies beinhaltet eine fehlende Ketonurie, normale Serumelektrolyte und ein HbA_{1C} nahe der Norm, im Idealfall unter 7,5 %.

Zweitens, Hungerphasen mit **mangelnder Nahrungsaufnahme** sind möglichst zu minimieren. Auch auf zellulärer Ebene sollte möglichst wenig Mangel herrschen, indem Glukose und Insulin zugeführt werden. Die Stressantwort ist möglichst zu unterdrücken und der Blutzuckerspiegel sollte mindestens alle 60 Minuten bestimmt werden. Das Au-

Tab. 7.2 Vorschlag für die Verabreichung von Insulin und Glukose im Kontext eines großen Eingriffs mit längerer postoperativer Nahrungskarenz (wenn ein Erhaltungsbedarf Flüssigkeit verabreicht wird).

0,5 E/kg Insulin in 50 ml NaCl 0,9 % → 1 ml = 0,01 E/kg				
Glukose		**Insulin**		**Flüssigkeit***
mmol/l	mg/dl	ml/h	E/kg/h	Glukosekonzentration
15	>270	10	0,1	keine
8–15	146–269	5	0,05	5 %
4–8	80–145	5	0,05	10 %
< 4	< 80	2	0,02	10 %

* Ein flexiblerer Weg ist es, eine balancierte Elektrolytlösung und eine konzentrierte Glukoselösung (z. B. 40 %) parallel zu infundieren.

genmerk des Anästhesisten soll außerdem besonders auf einer frühen oralen Nahrungsaufnahme und dem Vermeiden von postoperativem Erbrechen liegen.

Drittens, wegen des Risikos **unerkannter Hypoglykämien** sollen beim anästhesierten Patienten die Zielwerte für den Blutzucker nicht zu tief angesetzt sein. Häufig empfohlene Grenzwerte sind 5–10 mmol/l (90–180 mg/dl) in Narkose und 4,5–8 mmol/l (80–160 mg/dl) beim wachen Patienten.

Viertens, vor **großer Chirurgie** mit unklar langer postoperativer Nahrungskarenz wird die morgendliche Insulindosis vorenthalten, der Blutzucker gemessen und eine Infusion mit Glukose und Insulin begonnen (➤ Tab. 7.2). Als Faustregel gilt, dass ein Kind 2–3 mg/kg/min und ein Adoleszenter 1–2 mg/kg/min Glukose benötigt. Eine gut steuerbare Lösung ist, parallel eine balancierte Elektrolytlösung und eine Glukoselösung (z. B. 40 %) zu infundieren.

Vor **kleiner Chirurgie** wird bei Patienten mit Basis-Bolus-Regime oder einer Insulinpumpe das langwirkende Insulin (evtl. um 25 % reduziert) respektive die Basalrate wie gewöhnlich beibehalten. Zusätzlich werden 2–3 mg/kg/min Glukose verabreicht. Gemäß den Guidelines von 2018 (Jefferies et al. 2018; Martin et al. 2020) können auch glukosefreie Lösungen verabreicht werden. Mit einer adäquat eingestellten Basalrate und sorgfältigem Monitoring ist dieses Vorgehen vermutlich sogar physiologischer. Heutzutage werden, zumindest in der Schweiz, die meisten Kinder mit einem neu diagnostizierten Typ-1-Diabetes mit einer Insulinpumpe behandelt, einige sogar kombiniert mit kontinuierlichem Glukosemonitoring.

Die Eckpfeiler der Behandlung einer **diabetischen Ketoazidose** sind Flüssigkeit, Insulin und Kalium, später gefolgt von einer Glukosezufuhr (Wolfsdorf et

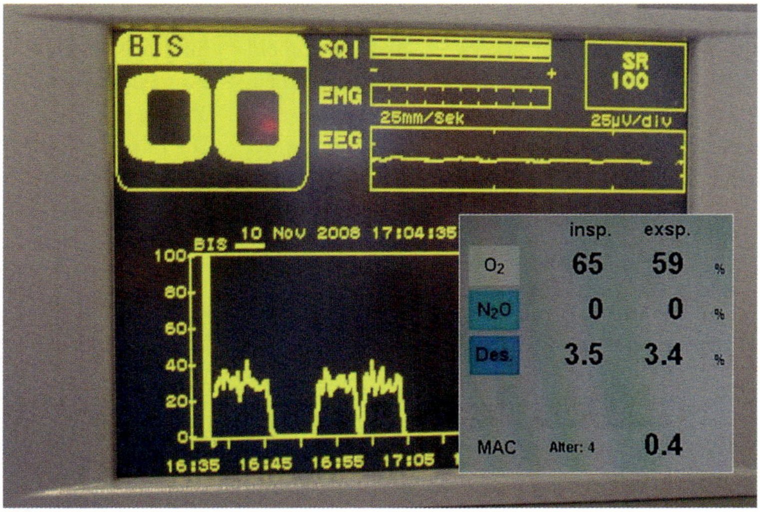

Abb. 7.4 Patienten mit einer ketoazidotischen Entgleisung können sehr fragil sein. Ein Burst-Suppression-Muster im EEG eines Kindes, bei dem unter Allgemeinanästhesie mit nur 0,4 MAC Desfluran ein Venenzugang gelegt wird. [T517]

al. 2018). Eine diabetische Ketoazidose kann vor allem über den Weg eines Hirnödems, das pathophysiologisch erst schlecht verstanden wird, immer noch tödlich enden. Der Anästhesist soll sich dessen bewusst sein und entgegen seinem Temperament nicht zu viel und nicht zu schnell Flüssigkeit verabreichen. Während der ersten ein bis zwei Stunden werden 10 ml/kg/h einer balancierten Elektrolytlösung oder (v. a. früher üblich) physiologischer Kochsalzlösung verabreicht. Nur ausnahmsweise und nur kurzzeitig sollte bei Kindern mit Kreislaufschock die Infusionsrate auf 20 ml/kg/h erhöht werden. Danach wird die Infusionsrate für die nächsten 24 Stunden auf den Erhaltungsbedarf zuzüglich des vermuteten Defizits (meist 5 % des Körpergewichts) zurückgestellt. Die in 24 Stunden verabreichte Flüssigkeitsmenge sollte nur ganz ausnahmsweise den doppelten Erhaltungsbedarf übersteigen. Überraschenderweise wird immer noch häufig physiologische Kochsalzlösung verwendet, was zur Hyperchlorämie mit persistierender Azidose führt (Taylor et al. 2006). Patienten mit Ketoazidose oder anderen metabolischen Entgleisungen können sehr fragil sein und häufig nur einen sehr geringen Anästhetikabedarf haben (➤ Abb. 7.4).

7

7.5.3 Zusammenfassung und Empfehlungen

Beim diabetischen Kind kommt es nicht nur auf den Blutzuckerspiegel an. Die gleichzeitige Zufuhr von Insulin und Glukose sind wichtig.

Beim kindlichen Diabetes ist die zeitnahe Diagnose essenziell. Jeder Blutzuckerwert über 11 mmol/l (200 mg/dl) soll noch am selben Tag abgeklärt werden.

Die ketoazidotische Entgleisung benötigt eine sorgfältig bemessene Therapie; zu schnell und zu viel kann letal sein.

LITERATUR

Ali, K., Harnden, A. & Edge, J. A. (2011). Type 1 diabetes in children. BMJ, 342, d294.

Jefferies, C., Rhodes, E., Rachmiel, M. et al. (2018). ISPAD clinical practice consensus guidelines 2018: Management of children and adolescents with diabetes requiring surgery. Pediatr Diabetes, 19(27), 227–236.

Martin, L. D., Hoagland, M. A., Rhodes, J. et al.(2020). Perioperative management of pediatric patients with type 1 diabetes mellitus, updated recommendations for anesthesiologists. Anesth Analg, 130, 821–827.

Taylor, D., Durward, A., Tibby, S. M. et al. (2006). The influence of hyperchloraemia on acid base interpretation in diabetic ketoacidosis. Intensive Care Med, 32, 295–301.

Wolfsdorf, J. I., Glaser, N., Agus, M. et al. (2018). ISPAD clinical practice consensus guidelines 2018: Diabetic ketoacidosis and the hyperglycemic hyperosmolar state. Pediatr Diabetes, 19 (27), 155–177.

7.6 Spezielles Verhalten

7.6.1 Fallbericht

Vor vielen Jahren war bei einem zehnjährigen Jungen (30 kg) eine einseitige Orchidopexie vorgesehen, ein Eingriff, der damals noch stationär durchgeführt wurde. Wegen der zunehmenden Angst des Jungen, sobald der Tag näher rückte, war der Eingriff schon mehrfach verschoben worden. Die Operation wurde als notwendig eingestuft und es wurde psychologische Hilfe angefordert. Es fanden mehrere Sitzungen mit der Psychologin statt und mit der Zeit kristallisierte sich heraus, dass der Junge viele Monate zuvor schwerste Schmerzen erlitten hatte, als ohne Beteiligung der Anästhesie eine Vorderarmfraktur nur mit nasalem Fentanyl in Stellung gebracht worden war (➤ Abb. 7.5). Vor diesem Erlebnis hatte der Junge keine Probleme damit gehabt, sich in einem medizinischen Umfeld zu bewegen.

Am Tag des Eingriffs traf der Patient, begleitet von den Eltern und der Psychologin, auf der Abteilung ein. Er weigerte sich aber, die geplante schwere Prämedikation (15 mg Midazolam [0,5 mg/kg] und 150 mg [5 mg/kg] S-Ketamin) zu sich zu nehmen. Die Pflegekraft rief daher den Anästhesisten. In der nun folgenden Diskussion erkannte der normal entwickelte, intelligente Junge, dass der Hoden ins Skrotum gebracht werden musste und dass jetzt ein guter Zeitpunkt war, da er ja ohnehin schon in der Klinik war. Er hatte lediglich Angst davor, den ersten Schritt zu machen, die Prämedikation zu schlucken und dann wieder hilflos dem Geschehen und dem Schmerz ausgeliefert zu sein. Der Anästhesist schlug ihm folgendes Vorgehen vor: Verzicht auf eine Prämedikation, um die völlige Kontrolle zu behalten; sich zu Fuß begleitet von der Mutter und

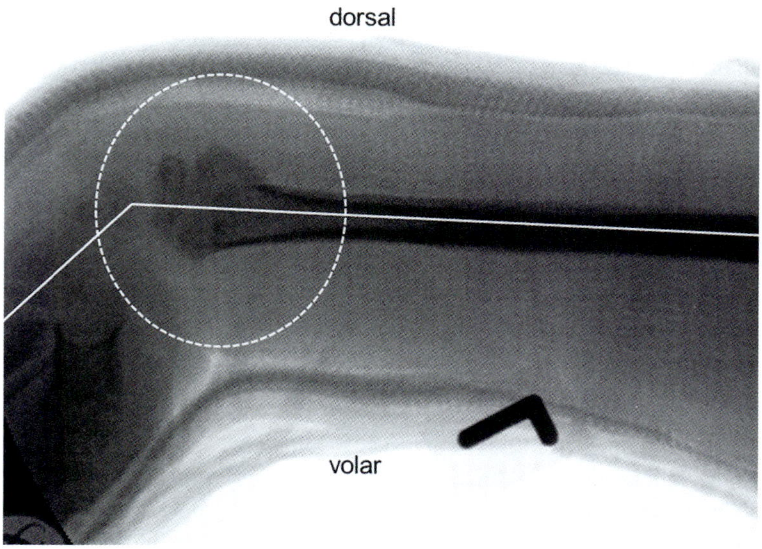

Abb. 7.5 Röntgenbild des Vorderarms, der ohne Anästhesie in diese Flexionsstellung im Handgelenk gebracht worden war, was zweifellos eine sehr schmerzhafte Prozedur war. [T517]

vom Anästhesisten in den Operationsbereich zu begeben und dort mit der Maske die Anästhesiegase zu atmen; im Wachzustand kommen weder Nadeln zum Einsatz noch wird irgendetwas an ihm gemacht. Intraoperativ werden dank des „Gehirnmonitorings" (BIS) ein tiefer Schlaf und postoperativ eine gute Schmerzkontrolle garantiert.

Der Junge war einverstanden, stand auf, nickte der Mutter zu und bewegte sich in Richtung der Zimmertür. In diesem Moment intervenierte die Psychologin, dies sei ein völlig neuer Plan, den man zuerst besprechen müsse. Der Anästhesist verlor seine Beherrschung, der Junge kehrte zum Bett zurück und der Eingriff wurde abgesagt.

7.6.2 Diskussion

Der Patient entwickelte eine **Angststörung** nach einem Erlebnis im Operationssaal, bei dem er sich im Stich gelassen fühlte und schwere Schmerzen litt. Diese Reaktion war nachvollziehbar. Der Junge war entschlossen, so etwas nie wieder über sich ergehen zu lassen. Dieser Fall zeigt auch, dass Ehrlichkeit, das Gewinnen des Vertrauens sowie „Pacing and Leading", zumindest bei einem normal entwickelten Kind, erfolgreiche Strategien sind. Die Autonomie zu behalten, also zu Fuß zum Operationssaal zu gehen, statt hingefahren zu werden, wird gut akzeptiert. Unglücklicherweise brach der „Flow" ab und das unprofessionelle Verhalten des Anästhesisten machte jede Möglichkeit, das Kind erfolgreich einzuleiten, zunichte.

Dieser Fall zeigt auch, dass es in Kinderkliniken, trotz der Fortschritte bei der Prävention von Schmerzen, immer noch **viel unnötiges Leiden** gibt. Bei einem Kind mit einem gebrochenen Vorderarm lindern nasale Opioide, z. B. Fentanyl, die Schmerzen in Ruhe. Sie reichen aber nie aus, um eine Fraktur zu reponieren. Einige Ärzte glauben, beim Anlegen eines Gipses oder „Korrigieren der Stellung" sei alles in Ordnung, solange das Kind sich nicht schreiend wehrt. Manche Menschen aber verharren bei schweren Schmerzen einfach regungslos und verlieren die Sprache. Leider sind daher die „modernen Techniken", wie nasale Opioide oder auch das Lachgas, nicht immer zum Vorteil des Kindes. Der mit diesen Dingen nicht vertraute Kliniker kann dazu neigen, ihre Wirksamkeit zu überschätzen und so eine **neue Kategorie von Opfern** zu schaffen, indem er den Anästhesisten nicht hinzuzieht.

In diesem Fall ist das Einleiten der Anästhesie beinahe geglückt, bis dann der „Flow" durch das Eingreifen der Psychologin abbrach. Die Situation geriet aber völlig außer Kontrolle, als der Anästhesist seine Beherrschung verlor, was immer ein inadäquates Verhalten ist. **Etikette** (Kahn 2008), ein gutes Benehmen, in diesem Fall in einer ärgerlichen

Situation Haltung zu bewahren, ist immer hilfreich und Teil eines professionellen Verhaltens (Becke und Jöhr 2017). Man muss sich aber bewusst sein, dass es für den Anästhesisten zum Alltag gehört, ein unkooperatives Kind zu führen und erfolgreich einzuleiten, während für die Psychologin allein schon der Gedanke, ein Kind in den Einleitungsraum begleiten zu müssen, beängstigend sein kann. Sie hatte noch nie die oft vergnügliche Atmosphäre beim Einleiten von Kindern erlebt, wo auch gespielt und gelacht werden kann. Diese Episode führte zu einer besseren Kooperation zwischen Anästhesie und dem Team der Psychologen und Besuche im Operationssaal wurden ins Auge gefasst.

Das **unkooperative Kind** ist ein wichtiges Thema in der Kinderanästhesie. Die Hauptgründe, nicht zu kooperieren, sind Angst, mentale Überforderung und Schmerzen. Zusätzlich sind einige wenige Kinder einfach unerzogen und selten einmal liegt eine psychiatrische Erkrankung vor. Ein frühzeitiges Erkennen ist zentral, denn das wichtigste ist die Prophylaxe. Es ist immer anzustreben, die Unterstützung durch die Eltern zu gewinnen. Kindern geht es gut, wenn sie spüren, dass die Eltern den Anästhesisten unterstützen und dem Geschehen vertrauen. Angst und Unsicherheit können von den Eltern auf das Kind übertragen werden. Obgleich nicht gezeigt werden konnte, dass die Eltern durch ihr Beisein die Angst des Kindes reduzieren können (Wright et al. 2010), ist ihre Anwesenheit von Vorteil und nach Ansicht des Autors klar der richtige Weg. Eine sedierende Prämedikation ist hilfreich und verbessert das Verhalten des Kindes während der Einleitung (Cox et al. 2006). Eine Einleitung mit kräftigem **Festhalten** des Kindes sollte die Ausnahme sein. Es ist allerdings unrealistisch zu fordern, ganz auf jegliche Fixierung zu verzichten. Für das erfolgreiche Anlegen des Venenzugangs z. B. wird bei den meisten, wenn nicht bei allen Vorschulkindern eine gewisse Immobilisierung der Hand erforderlich sein. Es gibt sowohl in der anästhesiologischen als auch in der pädiatrischen Literatur eine sehr lebhafte Diskussion zu diesem Thema (Homer und Bass 2010). Die Schlussfolgerung wird wohl sein, dass der Entscheid, ob etwas noch als tolerabel betrachtet wird, vom Ausmaß und von der Indikation abhängt. Es ist nicht akzeptabel, einen normal entwickelten Teenager mit Gewalt festzuhalten. Ein Säugling hingegen wird fast immer beim Einleiten der Anästhesie etwas festgehalten werden müssen. Letztlich ist auch das Verschieben der Anästhesie eine mögliche Option, vor allem bei älteren Kindern mit nicht dringlicher Indikation. Der Anästhesist muss besonders bei unkooperativen Adoleszenten mit eingeschränkten mentalen Fähigkeiten erfinderisch sein. Der Autor erinnert sich daran, am Boden sitzende Kinder außerhalb des Operationssaals und sogar auf der Straße vor der Kinderklinik eingeleitet zu haben. Das wurde aber immer in Absprache mit den Eltern und unter den notwendigen Sicherheitsvorkehrungen getan.

Bei Kindern mit **Aufmerksamkeits-Defizit-Hyperaktivitäts-Syndrom (ADHS)** ist das Risiko von unkooperativem Verhalten beim Einleiten und postoperativ länger andauerndem gestörten Verhalten erhöht (Tait et al. 2010). Es dauert länger, bis diese Kinder zurück im normalen Leben sind (Rosander et al. 2015). Die Verabreichung einer starken Prämedikation, z. B. Midazolam und Ketamin, kann helfen. Für manche, vor allem ältere und intellektuell nicht eingeschränkte Kinder kann es aber besser sein, überhaupt keine Prämedikation zu geben, um ihnen nicht den letzten Rest Selbstkontrolle zu nehmen. Viele von ihnen haben eine Dauermedikation mit Stimulanzien, z. B. mit Methylphenidat. Diese Medikamente sind hochwirksam und können auch präoperativ ohne ein erhöhtes Risiko kardiovaskulärer Komplikationen verabreicht werden (Cartabuke et al. 2017).

Autismus-Spektrum-Störungen (Autism Spectrum Disorder, ASD) kommen mit einer Inzidenz von 1 % häufig vor und sind für den Anästhesisten eine große Herausforderung (Taghizadeh et al. 2015). Defizite bei der sozialen Interaktion und ritualhafte repetitive Verhaltensweisen sind typisch für solche Kinder. Mehr als die Hälfte von ihnen ist intellektuell beeinträchtigt. Sie können Probleme haben, mit sensorischen Reizen umzugehen. Und wie immer wissen die Eltern am besten, wie ihr Kind in gewissen Situationen reagieren wird. Für die Anästhesie ist es wichtig, einem individuell angepassten Plan zu folgen, von dem nur im absoluten Notfall kurzfristig abgewichen wird (Swartz et al. 2017). Oft ist eine starke Prämedikation erforderlich und es ist klug, solche Kinder als ersten Punkt auf dem Operationsprogramm zu haben.

7.6.3 Zusammenfassung und Empfehlungen

Beim abweisenden und nicht kooperativen Kind benötigt es erfahrene Anästhesisten, die in der Lage sind, das Vorgehen den speziellen Bedürfnissen des Kindes anzupassen.

Die möglichen Optionen, eine starke Prämedikation, das Verschieben des Eingriffs oder ausnahmsweise eine Einleitung mit Festhalten des Kindes sind zu diskutieren.

Zur Professionalität gehört Etikette, ein korrektes Benehmen, das auch beinhaltet, in jeder Situation die Haltung zu bewahren.

LITERATUR

Becke, K. & Jöhr, M. (2017). Etiquette, competence, and professionalism: the profile of the 'ideal pediatric anesthesiologist'. Paediatr Anaesth, 27, 116–117.

Cartabuke, R. S., Tobias, J. D., Rice, J. et al. (2017). Hemodynamic profile and behavioral characteristics during induction of anesthesia in pediatric patients with attention deficit hyperactivity disorder. Paediatr Anaesth, 27, 417–424.

Cox, R. G., Nemish, U., Ewen, A. et al. (2006). Evidence-based clinical update: does premedication with oral midazolam lead to improved behavioural outcomes in children? Can J Anaesth, 53, 1.213–1.219.

Homer, J. R. & Bass, S. (2010). Physically restraining children for induction of general anesthesia: survey of consultant pediatric anesthetists. Paediatr Anaesth, 20, 638–646.

Kahn, M. W. (2008). Etiquette-based medicine. N Engl J Med, 358, 1.988–1.989.

Rosander, S., Nause-Osthoff, R., Voepel-Lewis, T. et al. (2015). A comparison of the postoperative pain experience in children with and without attention-deficit hyperactivity disorder (ADHD). Paediatr Anaesth, 25, 1.020–1.025.

Swartz, J. S., Amos, K. E., Brindas, M. et al. (2017). Benefits of an individualized perioperative plan for children with autism spectrum disorder. Paediatr Anaesth, 27, 856–862.

Taghizadeh, N., Davidson, A., Williams, K. et al. (2015). Autism spectrum disorder (ASD) and its perioperative management. Paediatr Anaesth, 25, 1.076–1.084.

Tait, A. R., Voepel-Lewis, T., Burke, C. et al. (2010). Anesthesia induction, emergence, and postoperative behaviors in children with attention-deficit/hyperactivity disorders. Paediatr Anaesth, 20, 323–329.

Wright, K. D., Stewart, S. H., & Finley, G. A. (2010). When are parents helpful? A randomized clinical trial of the efficacy of parental presence for pediatric anesthesia. Can J Anaesth, 57, 751–758.

7.7 Anaphylaxie

7.7.1 Fallbericht

Ein sechsjähriger Junge (14 kg) sollte als Notfall wegen eines Ileus mit dilatierten Darmschlingen operiert werden. Dem Chirurgen gemäß sollte der Eingriff nur sehr kurz dauern. Die Anamnese umfasste eine Ösophagus- und eine Analatresie, die mehrere chirurgische Eingriffe erfordert hatten. Die Mutter verneinte bei direkter Befragung das Vorliegen von Allergien oder von Asthma.

Die Anästhesie wurde mit 4 mg/kg Propofol, zweimal 15 µg/kg Alfentanil und 0,7 mg/kg Rocuronium problemlos eingeleitet und das Kind mit einem ungeblockten 6er Tubus intubiert. Auch danach blieb unter der Aufrechterhaltung mit 2 V% Sevofluran in einem Luft/Sauerstoff-Gemisch alles stabil. Als der Anästhesist die vielen Narben am Abdomen bemerkte, legte er, während der Eingriff schon begonnen hatte, einen ZVK über die rechte V. jugularis interna ein.

Plötzlich ertönte der Atemwegsdruckalarm des Respirators und auch die Beatmung von Hand war fast nicht möglich, als ob man das Y-Stück mit dem Daumen zuhalten würde. Es gab keinen Hinweis auf eine Gerätedysfunktion, ein Absaugkatheter passierte problemlos den Tubus, auskultatorisch fanden sich minimalste oder keine Atemgeräusche über beiden Lungen, der Radialispuls war nur schwach palpabel und aus dem ZVK konnte ohne erhöhten Widerstand frei Blut aspiriert werden. Da alle mechanischen Ursachen ausgeschlossen waren, blieb als wahrscheinlichste Diagnose eine Anaphylaxie mit schwerstem Bronchospasmus. Es wurden 100 µg, 30 µg und dann 100 µg Adrenalin intravenös verabreicht (mehr als die heute empfohlenen Dosen), jeweils mit beinahe immediatem Erfolg. Eine Beatmung ohne Widerstand war möglich. Zusätzlich wurden H_1- und H_2-Blocker sowie ein Bolus Ringer-Laktat verabreicht.

Die Operation verlief ohne Zwischenfall, das Kind wurde extubiert und auf die Kinderintensivstation verlegt. Bei der nochmaligen Befragung verneinte die Mutter zwar immer noch das Vorliegen von Allergien. Sie erwähnte aber, dass der Junge keine Bananen mochte, weil sie zu Husten führten. Zudem sei er einmal nach Kontakt mit einem Radiergummi in der Schule mit einem geschwollenen Gesicht nach Hause gekommen. An der Diagnose einer Latexallergie war nicht mehr zu zweifeln.

7.7.2 Diskussion

Dies ist ein Fall einer fulminanten Reaktion bei einer **Latexallergie.** Sie trat typischerweise auf, als der Chirurg mit seinen Handschuhen das Abdomen explorierte. Das Kind hatte eine typische Anamnese mit multiplen früheren Eingriffen in der Vorgeschichte sowie subtilen Hinweisen: die Hustenattacken beim Essen von Bananen, da tropische Früchte mit Latex kreuzreagieren können, und die Gesichtsschwellung nach dem Kontakt mit dem Radiergummi in der Schule. Interessanterweise wurde aber das Vorliegen einer Allergie bei der direkten Befragung verneint.

Mit dem Beginn der HIV-Epidemie in den 1980er Jahren kam die ganze Bevölkerung intensiv mit qualitativ minderwertigen Latexprodukten, vor allem Latexhandschuhen, in Kontakt. Dies löste eine Epidemie von Latexallergien aus (Gerber et al. 1989). Diese wurde zur häufigsten Ursache anaphylaktischer Reaktionen in der Kinderanästhesie (Murat 1993). Initial glaubte man, eine Latexallergie sei typisch für Spina bifida, was aber nicht der Fall ist. Es ist die Exposition bei wiederholten Eingriffen jeglicher Art (Porri et al. 1997). Die Latexsensibilisierung wurde auch zum Problem beim medizinischen Personal (Konrad et al. 1997). Infolgedessen hat die Medizin versucht, den Gebrauch latexhaltiger Produkte zu reduzieren und vor allem wurde die Qualität der Latexprodukte verbessert. Sie setzen jetzt weniger Latexprotein frei und mit dem Verzicht auf Puder wird auch die Kontaktoberfläche und die Verbreitung von latexhaltigen Partikeln reduziert. Die Latexallergie ist heutzutage selten geworden (Blaabjerg et al. 2015). Deshalb wird auch bei Kindern mit Spina bifida die klassische latexfreie Behandlung ab Geburt nicht mehr von allen Experten gefordert. Heute stehen andere Substanzen als Trigger einer Anaphylaxie im Vordergrund, z. B. Antibiotika, Kolloide, Muskelrelaxanzien oder Chlorhexidin (Meng et al. 2017). Die direkte Histaminfreisetzung durch Medikamente, wie z. B. Mivacurium oder Atracurium, ist eine andere Entität und nicht antikörperbedingt. Sie ist üblicherweise ein benignes Phänomen (➤ Abb. 7.6) und mit einer Reduktion der Dosis und langsamer Injektion zu minimieren.

Die **Diagnose** der Latexallergie stützt sich auf die Anamnese des Kindes. Wenn unklar ist, ob die Symptome der Instabilität Zeichen einer anaphylaktischen Reaktion sind, sollte die Tryptase bestimmt werden, deren Wert nach 30 Minuten bis drei Stunden am höchsten ist. Das Serum kann auch für eine spätere Bestimmung eingefroren werden. Postmortal entnommenes Blut kann nicht dazu verwendet werden. Nach einem Intervall von sechs Wochen können Antikörper bestimmt und Hauttests ge-

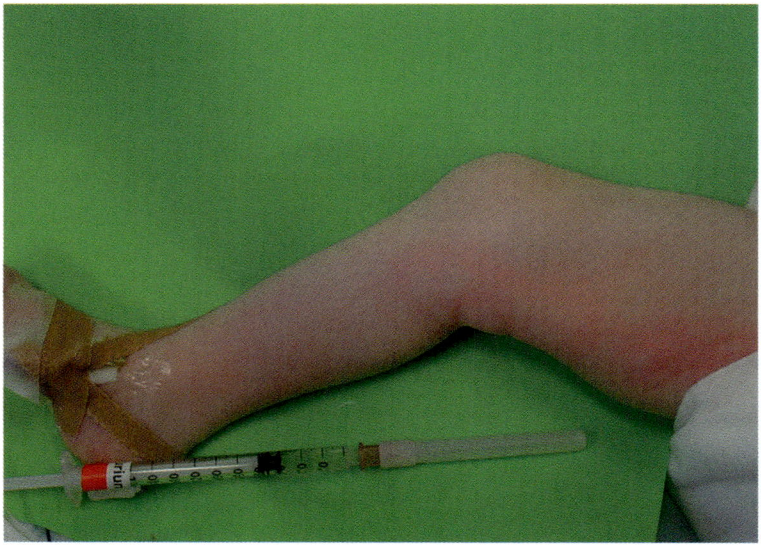

Abb. 7.6 Kutane Reaktion wegen einer direkten Histaminfreisetzung nach der Injektion von 0,2 mg/kg Mivacurium. [T517]

macht werden. Wenn das zu früh gemacht wird, kann ein negatives Resultat nicht diagnostisch verwertet werden. Eine sehr späte Diagnostik, z. B. nach zwei oder mehr Jahren, ist nicht zu empfehlen, da sie evtl. nicht mehr aussagekräftig ist. Jahre oder gar Jahrzehnte später kann nur noch der Reexpositionstest eine definitive Antwort geben.

Der Schlüssel für eine erfolgreiche **Therapie** ist die frühe Gabe von Adrenalin (Dhami et al. 2014). Anästhesisten tendieren dazu, Medikamente intravenös zu verabreichen. In dieser Situation aber ist die intramuskuläre Gabe von 10 µg/kg Adrenalin von Vorteil, da so die Symptome zuverlässiger behoben werden. Nach der intravenösen Gabe von 1 µg/kg Adrenalin kehren die Symptome gerne, wie in diesem Fall, nach wenigen Minuten wieder zurück. Selbstverständlich wäre theoretisch ein kleiner Bolus Adrenalin gefolgt von einer Adrenalininfusion die optimale Lösung. Dies ist aber in diesen hektischen Situationen sehr oft nicht praktikabel. Im Tierversuch ist intramuskuläres Adrenalin auch nach einem Herzstillstand hocheffektiv (Mauch et al. 2013). Zusätzlich werden Kortikosteroide und, vermutlich weniger wichtig, H_1- und H_2-Blocker verabreicht.

7.7.3 Zusammenfassung und Empfehlungen

Dieser Fall zeigt eine intraoperative Anaphylaxie, die durch latexhaltige Handschuhe getriggert wurde. Das eindrücklichste Symptom war ein Bronchospasmus, der durch die Gabe von Adrenalin sehr schnell behoben werden konnte.

Der Eckpfeiler der Therapie ist das Adrenalin. Anästhesisten sind mit der intramuskulären Medikamentengabe nicht sehr vertraut. Im Fall der Anaphylaxie ist aber die intramuskuläre Injektion von Adrenalin zu bevorzugen.

Dieser Fall zeigt auch, dass die dezidierte Aussage der Eltern, ihr Kind sei nicht allergisch, diese Diagnose nicht ausschließt.

LITERATUR

Blaabjerg, M. S., Andersen, K. E., Bindslev-Jensen, C. et al. (2015). Decrease in the rate of sensitization and clinical allergy to natural rubber latex. Contact Dermatitis, 73, 21–28.

Dhami, S., Panesar, S. S., Roberts, G. et al. (2014). Management of anaphylaxis: a systematic review. Allergy, 69, 168–175.

Gerber, A. C., Jörg, W., Zbinden, S. et al. (1989). Severe intraoperative anaphylaxis to surgical gloves: latex allergy, an unfamiliar condition. Anesthesiology, 71, 800–802.

Konrad, C., Fieber, T., Gerber, H. et al. (1997). The prevalence of latex sensitivity among anesthesiology staff. Anesth Analg, 84, 629–633.

Mauch, J., Ringer, S. K., Spielmann, N. et al. (2013). Intravenous versus intramuscular epinephrine administration during cardiopulmonary resuscitation – a pilot study in piglets. Paediatr Anaesth, 23, 906–912.

Meng, J., Rotiroti, G., Burdett, E. et al. (2017). Anaphylaxis during general anaesthesia: experience from a drug allergy centre in the UK. Acta Anaesthesiol Scand, 61, 281–289.

Murat, I. (1993). Anaphylactic reactions during paediatric anaesthesia: results of the survey of the French Society of Paediatric Anaesthetists (ADARPEF) 1991–1992. Paediatr Anaesth 3, 339–343.

Porri, F., Pradal, M., Lemiere, C. et al. (1997). Association between latex sensitization and repeated latex exposure in children. Anesthesiology, 86, 599–602.

7.8 Sepsis

7.8.1 Fallbericht

Vor mehreren Jahrzehnten wurde ein dreimonatiger Junge (3,8 kg) wegen hohen Fiebers und in schlechtem Allgemeinzustand von seinen Eltern in die Notaufnahme eines kleinen Krankenhauses gebracht. Am Vortag waren die Eltern mit ihm für die Routinekontrolle und die erste Impfung gegen Diphtherie, Tetanus und Pertussis beim lokalen Pädiater gewesen.

Der diensthabende Arzt war im sechsten Jahr seiner Facharztausbildung, die auch Pädiatrie und Anästhesie umfasste. Er fand einen blassen, hypotonen Säugling mit einer Körpertemperatur von 40,5 °C. Das Kind war tachypnoisch, aber auskultatorisch fanden sich keine Rasselgeräusche und die Palpation des Abdomens schien nicht schmerzhaft zu sein. Die Inspektion der Trommelfelle und des Pharynx ergab einen unauffälligen Befund. Der diensthabende Arzt rief den lokalen Pädiater an und dieser bestätigte, dass das Baby am Vortag absolut gesund gewesen sei und es sich vermutlich um eine Impfreaktion handle. Obwohl es Wochenende war, bot er an, Eltern und Kind in seiner Praxis zu sehen, sofern sich der Zustand nicht bessere.

Gegen das Fieber wurde rektal Azetylsalizylsäure verabreicht und das Kind nach Hause entlassen. Einige Stunden später stürmten die Eltern mit ihrem toten Kind auf den Armen durch die Tür des Krankenhauses; der Reanimationsversuch blieb erfolglos. Die Autopsie fand mehr als zwei Tage später statt und fand keine erklärende Ursache oder spezifische Erkrankung. Die Schlussdiagnose war eine letal verlaufene Impfreaktion. Viele Wochen später kam der schriftliche Autopsiebericht, in dem der Pathologe ein moderates Wachstum von *Escherichia coli* im Herzblut erwähnte.

7.8.2 Diskussion

Dieser Fall ohne direkten Bezug zur Anästhesie hat die berufliche Karriere des beteiligten Arztes sowie seine Art und Weise, zu handeln und Medizin zu betreiben, grundlegend beeinflusst. Es lassen sich folgende didaktische Schwerpunkte herausarbeiten:

Erstens, eine **Diagnose** ist nie zu 100 % sicher. Eine Impfreaktion war nur die wahrscheinlichste Diagnose und aus heutiger Sicht würden bei einem Kind mit unklarem hohem Fieber Blutbild, Blutgasanalyse, C-reaktives Protein, vielleicht Procalcitonin und ein Urinstatus gefordert. In der damaligen Zeit aber waren diese Untersuchungen z. T. noch gar nicht eingeführt oder an diesem kleinen Krankenhaus als Notfalluntersuchung nicht verfügbar. Die Schlussfolgerung des Autors ist: Beim geringsten Zweifel an einer Diagnose, oder auch nur einem „schlechten Bauchgefühl“, lohnt es sich immer, den Patienten weiter eng zu beobachten oder in ein spezialisiertes Zentrum zu verlegen. Das trifft besonders bei den ganz kleinen Patienten zu.

Zweitens, es gibt **Impfreaktionen** und der Anästhesist soll wissen, ob das Kind kürzlich geimpft worden ist. Die aktuelle Debatte über „Impfung und Narkose“ fokussiert auf zwei Dinge: die immunmodulatorischen Effekte der Anästhesie und die diagnostische Unsicherheit bei einer perioperativen Impfreaktion. Es gibt heute keinen auf Evidenz basierenden Grund, vor elektiver Chirurgie auf eine Impfung zu verzichten (Lin et al. 2021). Ein minimaler Abstand zwischen Impfung und Anästhesie, z. B. zwei Tage bei Totimpfstoffen und 14–21 Tage bei Lebendimpfstoffen, hilft aber, die Verwechslung einer Impfreaktion mit postoperativen Komplikationen zu vermeiden (Siebert et al. 2007). Der Autor hat nie wegen einer kurz vorher stattgefundenen Impfung eine Anästhesie verschoben und folgte sogar dem Wunsch der Eltern, ihr Kind während einer ohnehin stattfindenden Anästhesie zu impfen; allerdings immer erst nach ausgiebiger Diskussion über diese strittigen Punkte (Short et al. 2006).

Drittens, bei jedem kranken Kind sollte eine **Sepsis** mit auf der Liste der Differenzialdiagnosen stehen. Im Klinikumfeld hatte eines von 250 febrilen Kindern, die jünger als fünf Jahre waren, eine Bakteriämie; dies war aber für den Kliniker ohne weitere Abklärungen schwierig zu erkennen (Craig et al. 2010). Im dargestellten Fall war das moderate Wachstum von *Escherichia coli* im Blut bei weitem kein Beweis für eine Sepsis und wurde für irrelevant gehalten, denn die Autopsie hatte mit mehreren Tagen Verzögerung stattgefunden und das Blut war einer bereits autolytischen Leiche entnommen worden. Trotzdem gehen dem beteiligten Arzt solche Gedanken immer wieder durch den Kopf, wenn er sich an die damalige Situation zurückerinnert. Sepsis ist eine lebensbedrohliche Erkrankung (➤ Abb. 7.7) und das frühzeitige Erkennen und die adäquate Behandlung sind absolut essenziell (Davis et al. 2017; Martin und Weiss 2015). Ein Diagnostik- und ein Behandlungs-„Bündel“ sollen auf institutioneller Basis bereitliegen, so dass es zu keinen Verzögerungen oder Unsicherheiten kommt. Die antimikrobielle Behandlung soll sofort beginnen (Weiss et al. 2014): Jede Stunde zählt. Der Kinderanästhesist muss mit diesen allgemeinen Prinzipien vertraut sein. Er soll darauf beharren, dass präoperativ oder in der Notfallmedizin, neben der Kreislaufstabilisierung, die in seiner Kernkompetenz liegt, auch zeitnah eine antimikrobielle Therapie angefangen wird.

7.8.3 Zusammenfassung und Empfehlungen

Bei jedem kranken Kind soll die Möglichkeit einer Sepsis mit auf der Liste der Differenzialdiagnosen stehen. Es handelt sich um eine lebensbedrohliche

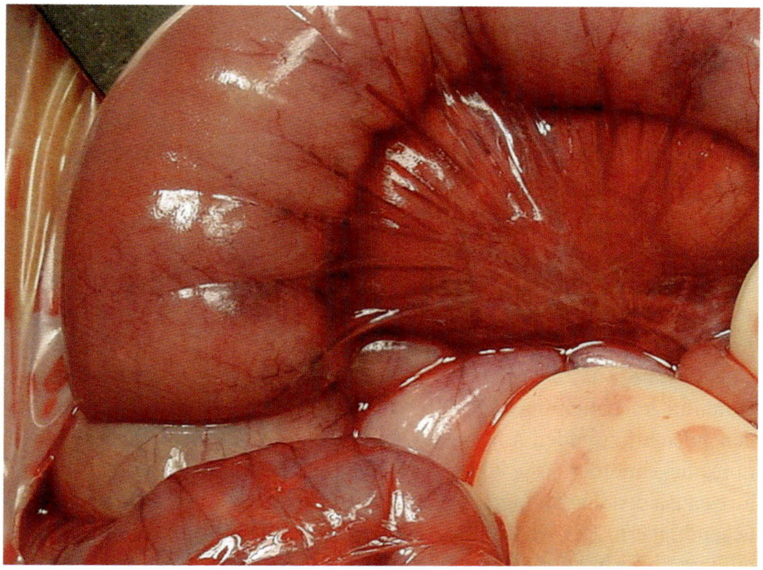

Abb. 7.7 Intravasale Gasbläschen bei einem septischen Frühgeborenen mit einem ungünstigen Verlauf. Die Sepsis ist eine rasch fortschreitende Erkrankung und muss ohne Verzögerung behandelt werden. [T517]

Erkrankung und das frühzeitige Erkennen und Behandeln sind essenziell.

Bei einem kürzlich geimpften Kind können Fieber und neurologische Symptome auftreten. Dies muss dem Anästhesisten bekannt sein. Es gibt allerdings keinen auf Evidenz basierenden Grund, einen elektiven Eingriff zu verschieben.

Beim geringsten Zweifel an einem problemlosen postoperativen Verlauf oder auch nur bei einem „schlechten Bauchgefühl" ist es immer lohnend, über eine engere Überwachung des Patienten nachzudenken. Schauen Sie postoperativ einfach noch einmal mehr nach Ihrem Patienten.

LITERATUR

Craig, J. C., Williams, G. J., Jones, M. et al. (2010). The accuracy of clinical symptoms and signs for the diagnosis of serious bacterial infection in young febrile children: prospective cohort study of 15 781 febrile illnesses. BMJ, 340, c1594.

Davis, A. L., Carcillo, J. A., Aneja, R. K. et al. (2017). American College of Critical Care Medicine clinical practice parameters for hemodynamic support of pediatric and neonatal septic shock. Crit Care Med, 45, 1.061–1.093.

Lin, R., Shihurkar, R., Ahmad, N. (2021). APAGBI Best practice guidance on immunization and surgery. https://www.apagbi.org.uk/news/guidance-immunisation-and-surgery

Martin, K. & Weiss, S. L. (2015). Initial resuscitation and management of pediatric septic shock. Minerva Pediatr, 67, 141–158.

Short, J. A., van der Walt, J. H. & Zoanetti, D. C. (2006). Immunization and anesthesia – an international survey. Paediatr Anaesth, 16, 514–522.

Siebert, J. N., Posfay-Barbe, K. M., Habre, W. et al. (2007). Influence of anesthesia on immune responses and its effect on vaccination in children: review of evidence. Paediatr Anaesth, 17, 410–420.

Weiss, S. L., Fitzgerald, J. C., Balamuth, F. et al. (2014). Delayed antimicrobial therapy increases mortality and organ dysfunction duration in pediatric sepsis. Crit Care Med, 42, 2.409–2.417.

7.9 Schwangerschaft

7.9.1 Fallbericht

Vor Jahrzehnten war bei einem 16-jährigen Mädchen (60 kg) wegen Schmerzen eine operative Revision der Ferse vorgesehen. Einen Monat vorher war die Patientin bei ihrem Hausarzt, um wegen ihres schmerzenden Fußes um Rat zu fragen. Drei Wochen vorher war sie als stationäre Patientin in die Klinik eingetreten und „vollständig" körperlich untersucht worden. Wegen einer erhöhten Blutsenkungsreaktion war sie aber durch einen am Schreibtisch gefällten Entscheid wieder nach Hause geschickt worden. Der Hausarzt aber bat, sie doch zu operieren, denn das Mädchen scheine schwer zu leiden. So trat sie erneut als stationäre Patientin ein und ließ erneut eine „vollständige" körperliche Untersuchung über sich ergehen. Sie wurde auch vom Anästhesisten in Ausbildung gesehen und kam so schließlich am Tag darauf im Operationssaal an.

Der in seiner Ausbildung schon fortgeschrittene Anästhesist legte nach Sedierung mit Midazolam einen lumbalen Epiduralkatheter. Nach der Gabe von 20 ml Lidocain 2 % CO_2 mit Adrenalin etablierte sich mit Th2 ein erstaunlich hohes Anästhesieniveau. Eine Anästhesiepflegekraft überwachte die Patientin im Einleitungsraum, rief aber schließlich den aufsichtführenden Anästhesisten, da die Operationspflege monierte, sie könne die Patientin wegen ihres ausladenden Abdomens nicht auf dem Bauch liegend lagern. Der Anästhesist, der in seiner Ausbildung über ein Jahr geburtshilfliche Erfahrung gesammelt hatte, führte eine äußerliche Untersuchung durch und stellte die Diagnose einer Beckenendlage bei schon fortgeschrittener Schwangerschaft. Notfallmäßig wurde ein Gynäkologe in den Operationssaal gerufen. Dieser aber vermutete wegen des jugendlichen Alters und des kindlichen Aussehens zuerst eine große Ovarialzyste mit etwas Aszites. Die Ultraschalluntersuchung bestätigte aber die Schwangerschaft. Die Patientin war immer noch im orthopädischen Operationssaal, wurde aber dann wegen geringen vaginalen Ausflusses und unregelmäßiger Kontraktionen direkt in den Kreißsaal verlegt, wo sie noch am selben Tag notfallmäßig mittels Sectio von einem gesunden, termingeborenen Kind entbunden wurde.

7.9.2 Diskussion

Diese Geschichte einer **unerkannten Schwangerschaft** bei einem Teenager hat verschiedene edukative Aspekte.

Erstens, jenseits der Menarche sollte bei Mädchen immer an eine **mögliche Schwangerschaft** gedacht werden. Das Alter bei der Menarche und die Menstruationsanamnese werden vom sorgfältigen Kliniker sehr oft erfragt. Verständlicherweise aber zögern die meisten Erwachsenen, Teenager bei der präoperativen Visite über ihr Sexualleben zu befragen (Donaldson et al. 2012). Trotzdem sollte das aber in speziellen Fällen vermutlich getan werden. Während man es in der Schweiz und in anderen Ländern vielfach als Aufgabe der Patientin und ihrer Eltern betrachtet, eine mögliche Schwangerschaft offenzulegen, wird andernorts bei jedem Mädchen ab einem gewissen Alter routinemäßig ein Schwangerschaftstest durchgeführt, z. T. schon ab elf Jahren. Dies könnte aber für viele Bevölkerungsgruppen als Übergriff gewertet werden und es scheint auszureichen, einen Schwangerschaftstest nur bei echter Unsicherheit vorzuschlagen (Malviya et al. 1996). Bei einer unerkannten Schwangerschaft stellen eine Anästhesie und die kleine Chirurgie für den Fötus und die Mutter nur ein minimales Risiko dar. Für andere Verfahren, z. B. radiologische Untersuchungen oder gewisse medikamentöse Therapien, ist das aber sicher nicht der Fall.

Zweitens, **medizinische Akten enthalten nicht zwingend die Wahrheit.** Sogar ganz offensichtliche Befunde können vom Patienten nicht wahrgenommen und vom Arzt nicht bemerkt werden. Dieses schwangere Mädchen, nahe am Termin, wurde von vier verschiedenen Ärzten gesehen (vom Hausarzt, zweimal von Ärzten auf der Station, vom Anästhesisten) und keiner von ihnen bemerkte etwas Spezielles, weil sie nichts Spezielles erwarteten und ihre Aufmerksamkeit ausschließlich auf die Ferse der Patientin richteten. Diese Patientin ließ zweimal eine „rituelle" körperliche Untersuchung über sich ergehen, was gemäß der Krankengeschichte auch die Palpation von Leber und Milz umfasste. Es ist daher von zentraler Bedeutung, dass sich Anästhesisten jedem Kind mit offenem Geist und ohne Vorurteil nähern, aufnahmebereit, um auch überraschende Dinge nicht zu übersehen.

Drittens, diese Jugendliche ging hilfesuchend zu ihrem Hausarzt. Sie zeigte ihm ihre schmerzende Ferse, aber ganz offensichtlich war das nicht ihr Hauptproblem. Jedes Gespräch mit Patienten oder Eltern soll daher mindestens **eine offene Frage** enthalten, z. B. „Und sonst, wie ist das Leben?" oder „Gibt es noch etwas zu besprechen?", um ihnen die Möglichkeit zu geben, das Gespräch auf die wirklich brennenden Probleme in ihrem Leben zu lenken. Es war keineswegs schwierig, mit dieser Patientin ins Gespräch zu kommen. Sie erzählte freimütig über ihre Schulprobleme, die unerwünschte Gewichtszunahme und bei direkter Befragung auch über ungeschützten Geschlechtsverkehr. Leider aber wollte das keiner der Ärzte hören, bis sie mit einer Epiduralanästhesie mit Niveau Th2 auf dem Operationstisch lag.

Viertens, die Ausbreitung einer **Epiduralanästhesie** ist während der Schwangerschaft um ungefähr ein Drittel erhöht. Nach der Injektion von 20 ml Lidocain 2 % wäre bei einer nicht schwangeren 16-Jährigen ein Niveau von Th10 zu erwarten. Bei einer Schwangeren aber reicht dieses Volumen üblicherweise für eine Sectio aus. Ein weiterer wichtiger Faktor ist das Alter der Patientin. Die höchsten Dosen sind mit 18 Jahren erforderlich (Bromage 1969).

Obwohl eine relevante Anzahl von Adoleszenten **orale Kontrazeptiva** einnehmen, sind Kinderanästhesisten oft nicht gewohnt, dieses Thema anzusprechen. Die Einführung von Sugammadex in den klinischen Alltag hat dieser Thematik aber mehr Gewicht gegeben (Tobias 2017). Sugammadex enkapsuliert nicht nur Steroid-Muskelrelaxanzien, sondern in einem gewissen Ausmaß auch Steroidhormone, was die Zuverlässigkeit oraler Kontrazeptiva vermindert. Ähnlich wie nach dem Auslassen einer „Pille" wird daher für diesen Zyklus eine zusätzliche, nichthormonelle Methode der Schwangerschaftsverhütung empfohlen (Williams & Bryant 2018). Die Patientin muss das wissen.

7.9.3 Zusammenfassung und Empfehlungen

Dieser Fall einer unerkannten Schwangerschaft zeigt, dass jedes Mädchen jenseits der Menarche möglicherweise schwanger sein könnte.

Kinderanästhesisten sollten wissen, wenn Mädchen orale Kontrazeptiva einnehmen. Zumindest, wenn bei der Anästhesie Sugammadex zur Anwendung kommt.

Anästhesisten sollten immer mit offenem Geist und ohne Vorurteil auf den Patienten zugehen, jedes Gespräch sollte eine offene Frage enthalten.

LITERATUR

Bromage, P. R. (1969). Ageing and epidural dose requirements: segmental spread and predictability of epidural analgesia in youth and extreme age. Br J Anaesth, 41, 1.016–1.022.

Donaldson, J. F., Napier, S. J., Ward-Jones, M. et al. (2012). Checking pregnancy status in adolescent girls before procedures under general anaesthesia. Arch Dis Child, 97, 895–899.

Malviya, S., D'Errico, C., Reynolds, P. et al. (1996). Should pregnancy testing be routine in adolescent patients prior to surgery? Anesth Analg, 83, 854–858.

Tobias, J. D. (2017). Current evidence for the use of sugammadex in children. Paediatr Anaesth, 27, 118–125.

Williams, R. & Bryant, H. (2018). Sugammadex advice for women of childbearing age. Anaesthesia, 73, 133–134.

KAPITEL

8 Verschiedenes

8.1 Druckschäden

8.1.1 Fallbericht

Vor vielen Jahren kam ein ein Jahr und drei Monate alter Junge (7 kg) zur Korrektur einer proximalen Hypospadie. Er war als Frühgeborener mit einem Geburtsgewicht von 600 g und einem Gestationsalter von 30 Wochen zur Welt gekommen. Der Junge wurde nach inhalativer Einleitung und Gabe von 1,5 mg (0,2 mg/kg) Mivacurium mit einem ungeblockten 4,5er Tubus nasotracheal intubiert. Die Anästhesie wurde mit Desfluran und einer Mivacuriumdauerinfusion aufrechterhalten. Es wurde ein Penisblock mit zweimal 0,7 ml (0,1 ml/kg) Bupivacain 0,75 % sowie ein Kaudalblock mit, nach Vorabgabe einer adrenalinhaltigen Testdosis, 5 ml (0,7 ml/kg) Ropivacain 0,2 % und 2 µg/kg Clonidin angelegt. Für repetitive Blutentnahmen wurde eine 24 G Kanüle in die linke V. jugularis externa gelegt. Zudem wurde ein BIS-Monitoring installiert.

Während sechs Stunden war der Anästhesieverlauf unauffällig, mit stabiler Hämodynamik und konstanten respiratorischen Parametern. Lediglich die Körpertemperatur stieg an und erreichte zwei Stunden nach der Einleitung mit 39 °C ihren Spitzenwert. Die Temperatur begann anzusteigen, nachdem die chirurgische Abdeckung das Kind bis auf das kleine Operationsfeld vollständig bedeckte, während das Kind mit einem konvektiven Wärmesystem immer noch aktiv gewärmt wurde. Eine maligne Hyperthermie schien unwahrscheinlich, weil das Atemminutenvolumen konstant blieb. Die aktive Erwärmung wurde gestoppt und die Körpertemperatur begann graduell abzusinken. Zudem zeigten sich in den stündlichen Blutgasanalysen weder eine metabolische Azidose noch erhöhte Laktatwerte. An Ende des Eingriffs wurde das Kind nach einem zweiten Kaudalblock extubiert und für die weitere Überwachung auf die pädiatrische Intensivstation verlegt.

Nur „zur Sicherheit" wurde die Kreatinkinase (CK) bestimmt: Der Wert betrug 479 E/l (Normalwert < 195 E/l) und erreichte nach 24 Stunden mit 928 E/l sein Maximum. Bei der klinischen Untersuchung fand sich ein friedlich schlafendes Kind mit normaler Atemfrequenz und warmer Peripherie. Die linke Wade aber war eindrücklich verhärtet. Die Analyse der Abläufe identifizierte einen kontinuierlichen Druck durch den chirurgischen Assistenten als die wahrscheinlichste Ursache für diesen lokalisierten Muskelschaden (➤ Abb. 8.1).

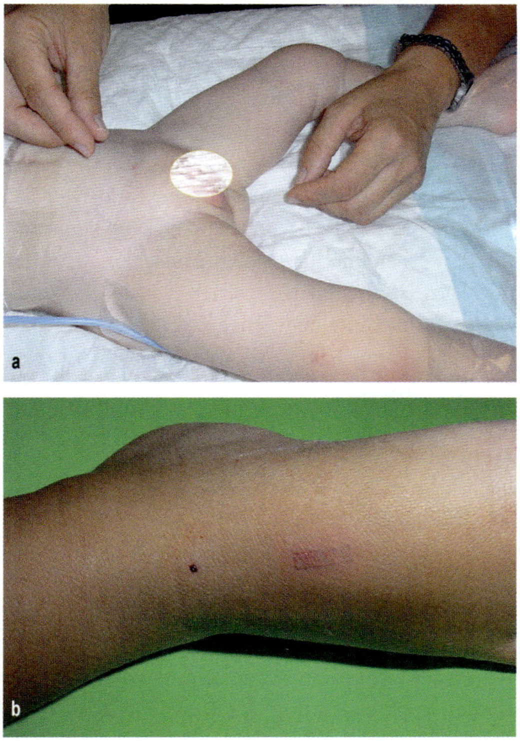

Abb. 8.1 a) Die Situation während der Hypospadiekorrektur (nachgestellt): Der Vorderarm des chirurgischen Assistenten verursachte mit seinem Druck lokal eine Rhabdomyolyse. b) Hautnekrose durch einen ungenügend gepolsterten peripheren Venenzugang am Fußrücken. [T517]

8.1.2 Diskussion

Dieser Fall einer **druckbedingten Rhabdomyolyse** zeigt, wie wichtig es ist, auch auf kleinste Details zu achten. Personen, die sich nicht regelmäßig um kleine Kinder kümmern, in diesem Fall ein junger chirurgischer Ausbildungsassistent, realisieren oft nicht, dass unter den Abdecktüchern ein kleiner menschlicher Körper liegt und wie fragil ein kleines Kind sein kann. Anästhesisten intervenieren sofort, wenn chirurgische Kollegen den Thorax komprimieren und so die Beatmung behindern. Anästhesisten sollten aber auch einen synoptischen Blick auf den perioperativen Prozess haben und sofort darauf hinweisen, wenn etwas nicht im Interesse des Patienten zu sein scheint, auch wenn es nicht direkt mit der Anästhesie zusammenhängt.

Ein gewisser **Anstieg der CK** kommt nach chirurgischen Eingriffen vor. Bei Kindern wurden nach kleiner Chirurgie Werte von 15–195 E/l und nach großer Chirurgie von 58–770 E/l gemessen (Yousef et al. 2006). Bei Erwachsenen kommen noch höhere Werte vor, z. T. über 1.000 E/l (Laurence 2000). Der Anstieg hängt vom Ausmaß und der Dauer des Eingriffs ab (Mouzopoulos et al. 2007) und die Maximalwerte der CK werden üblicherweise am ersten postoperativen Tag erreicht. Im geschilderten Fall stieg die CK weit mehr an, als man es bei Penischirurgie, bei der überhaupt kein Muskel zerschnitten oder gequetscht wird, erwarten würde. Auch die Blutdruckmessung über lange Zeit kann zu Muskel- (Srinivasan und Kuppuswamy 2012) und Nervenschäden (Swei et al. 2009) führen. Es ist vermutlich unklug, über lange Zeit einen sehr kurzen Messzyklus zu wählen, wenn es nicht zwingend erforderlich ist. Im geschilderten Fall war die Blutdruckmanschette aber an der oberen Extremität.

Die **chirurgische Lagerung** kann durch die Kombination von direktem Druck auf den Muskel und einem lagerungsbedingt niedrigen Perfusionsdruck eine Rhabdomyolyse begünstigen. Dazu kommt es typischerweise bei einer Steinschnittposition mit extremer Kopftieflagerung. Auch bei Kindern gibt es solche Fallberichte (Bocca et al. 2002). Die Dauer des Eingriffs ist ebenfalls von Bedeutung (Poli et al. 2007). Der Autor erinnert sich an ein Mädchen mit prolongierter transanaler kolorektaler Chirurgie in Steinschnittlage, das danach über schwere Schmerzen in beiden Beinen klagte und in der Folge an Muskelschwäche, Gehschwierigkeiten und Langzeitfolgen litt.

Viel häufiger sind im klinischen Alltag **Druckstellen** oder gar umschriebene **Hautnekrosen** wegen ungenügend gepolsterter peripherer Venenzugänge (➤ Abb. 8.1b) oder Schienen, die zur Immobilisierung der Extremität verwendet werden. Wegen der trotz größter Sorgfalt immer noch hohen Rate von Druckstellen im Fersenbereich hat der Autor ganz darauf verzichtet, bei Venenzugängen am Fuß die Region mit einer Schiene zu immobilisieren.

Druckschäden durch zu straff angelegte Pulsoxymeter-Sensoren kommen regelmäßig vor (Ceran et al. 2012), besonders, wenn der Sensor beim wachen und strampelnden Kind angelegt wird. Es wird daher empfohlen, den Sensor nach der Einleitung unter gut kontrollierten Bedingungen, wenn das Kind nicht mehr versucht, ihn aktiv zu entfernen, erneut zu befestigen.

8.1.3 Zusammenfassung und Empfehlungen

Dieser Fall zeigt, dass der Anästhesist sich als Advokat des Patienten verstehen soll. Er soll nicht nur die Anästhesie, sondern den gesamten perioperativen Prozess im Blickfeld haben.

Ein chirurgischer Eingriff kann zu einem moderaten Anstieg der CK führen. Bei kleiner Chirurgie sollte dieser Anstieg bei Kindern aber nur minimal sein.

Mit einer sorgfältigen Polsterung des Konus der Venenkanüle und einer nicht zu straffen Fixierung des Pulsoxymeter-Sensors können Schäden vermieden werden.

LITERATUR

Bocca, G., van Moorselaar, J. A., Feitz, W. F. et al. (2002). Compartment syndrome, rhabdomyolysis and risk of acute renal failure as complications of the lithotomy position. J Nephrol, 15, 183–185.

Ceran, C., Taner, O. F., Tekin, F. et al. (2012). Management of pulse oximeter probe-induced finger injuries in children: report of two consecutive cases and review of the literature. J Pediatr Surg, 47, e27–e29.

Laurence, A. S. (2000). Serum myoglobin and creatine kinase following surgery. Br J Anaesth, 84, 763–766.

Mouzopoulos, G., Kouvaris, C., Antonopoulos, D. et al. (2007). Perioperative creatine phosphokinase (CPK) and troponin I trends after elective hip surgery. J Trauma, 63, 388–393.
Poli, D., Gemma, M., Cozzi, S. et al. (2007). Muscle enzyme elevation after elective neurosurgery. Eur J Anaesthesiol, 24, 551–555.
Srinivasan, C. & Kuppuswamy, B. (2012). Rhabdomyolysis complicating non-invasive blood pressure measurement. Indian J Anaesth, 56, 428–430.
Swei, S. C., Liou, C. C., Liu, H. H. et al. (2009). Acute radial nerve injury associated with an automatic blood pressure monitor. Acta Anaesthesiol Taiwan, 47, 147–149.
Yousef, M. A., Vaida, S., Somri, M. et al. (2006). Changes in creatine phosphokinase (CK) concentrations after minor and major surgeries in children. Br J Anaesth, 96, 786–789.

8.2 Lagerungsschäden

8.2.1 Fallbericht

Vor Jahrzehnten kam ein 16-jähriges Mädchen (72 kg) zur Trichterbrustkorrektur nach Nuss. Nach intravenöser Sedierung wurde auf Höhe Th6/Th7 über eine 18 G Tuohy-Nadel ein thorakaler Epiduralkatheter eingelegt und mit 8 ml Bupivacain 0,25 % und 0,5 mg Morphin bestückt. Die Anästhesieeinleitung erfolgte mit Propofol, Fentanyl und Mivacurium und der Atemweg wurde mit einem 37 Fr Doppellumentubus gesichert. Seine korrekte Lage wurde fiberoptisch kontrolliert. Zur Aufrechterhaltung wurden Desfluran und eine Mivacuriumdauerinfusion verwendet.

Die Patientin wurde auf Wunsch des Chirurgen mit den Armen um 90° abduziert gelagert. Es handelte sich um einen Revisionseingriff und die Operation war anspruchsvoll. Der Chirurg klagte, er werde durch den seiner Ansicht nach ungenügend abduzierten Arm eingeengt und schob ihn in Richtung des Kopfs der Patientin, obgleich der Anästhesist anmerkte, dass dies den Plexus brachialis gefährden könne.

Während des Eingriffs wurden über den Epiduralkatheter 4 ml/h Bupivacain 0,25 % infundiert, zusätzlich wurde vor der Extubation ein Bolus von 4 ml Bupivacain 0,75 % verabreicht. Postoperativ kam eine PCEA (patientenkontrollierte Epiduralanalgesie) mit Bupivacain 0,125 % mit 2 µg/ml Fentanyl zum Einsatz. Initial wurde daher die Schwäche des rechten Arms der Analgesietechnik zugeschrieben. Sie persistierte aber auch nach einer Reduktion und später dem Sistieren der Zufuhr des Lokalanästhetikums. Die Diagnose einer Plexusparese wurde bestätigt. Über die nächsten Wochen trat eine gewisse Besserung ein, aber auch nach drei Monaten war die Patientin bei ihren täglichen Aktivitäten immer noch beeinträchtigt.

8.2.2 Diskussion

Dieser Fall eines **Plexusschadens** durch eine Abduktion um mehr als 90° in der Schulter zeigt, dass die Lagerung auch bei Kindern zu Nervenläsionen führen kann. Sie sind nicht resistent gegen solche Schäden. Beim Erwachsenen ist eine Plexusläsion der zweithäufigste Nervenschaden in Zusammenhang mit einer Anästhesie (Cheney et al. 1999). Bei der Nuss-Prozedur benötigt der Chirurg Zugang zur lateralen Brustwand und eine Abduktion der Arme ist gewöhnlich erwünscht. Allerdings wurde bei diesem Eingriff bei einer Abduktion von mehr als 90° in 5,1 % der Fälle über eine transiente Plexusschädigung berichtet (Fox et al. 2005). Bei Herzkatheter-Untersuchungen werden die Arme oft überstreckt hinter dem Kopf gelagert mit dem Risiko, den Plexus brachialis zu überdehnen (Souza Neto et al. 1998). Eine solche Lagerung wird aber routinemäßig für bildgebende Verfahren, z. B. CT-Untersuchungen, ohne negative Folgen verwendet. Die Dauer der Ischämie scheint daher entscheidend zu sein. Eine Rotation des Kopfs zum abduzierten Arm hin scheint die Dehnung des Plexus brachialis zu verringern.

Der **N. ulnaris** kann am Ellbogen direktem Druck ausgesetzt sein und wird während einer Anästhesie am häufigsten geschädigt (Cheney et al. 1999). Der Ellbogen sollte gestreckt, gut gepolstert und bevorzugt in Supinationsstellung gelagert werden (Prielipp et al. 1999).

Der Autor hat persönlich einen Ulnarisschaden bei einem Schulkind gesehen, dessen Arm mit dem Ellbogen 90° flektiert auf dem Operationstisch lag (➤ Abb. 8.2).

An der unteren Extremität ist der **N. peroneus** extrem druckempfindlich. Besonders in Seitenlage ist

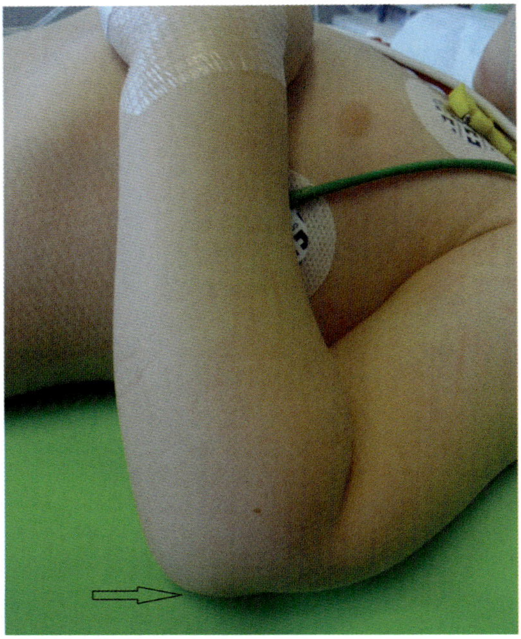

Abb. 8.2 Die Lagerung des Arms mit 90° flektiertem Ellbogen geht mit einem hohen Risiko eines Ulnarisschadens einher. Diese Position muss unbedingt vermieden werden, z. B., wenn Kinder in Steinschnittposition gelagert werden. [T517]

größte Sorgfalt bei der Polsterung der Region um das Fibulaköpfchen erforderlich. Der Autor hat persönlich ein vierjähriges Kind gesehen, das nach einem Niereneingriff in Seitenlage über mehrere Wochen einen „hängenden Fuß" hatte. Peroneusparesen kommen bei Kindern auch bei Femurfrakturen nach Lagerung auf dem Extensionstisch mit den entsprechenden Vorrichtungen vor (Kelly et al. 2017). Oft ist die nichtoperierte Seite betroffen, die während des Eingriffs weniger Beachtung findet. Sogar in Rückenlage kann eine extreme O-Bein-Position den N. peroneus gefährden, besonders, wenn in der Genitalregion operiert wird und die Beine mit Abdecktüchern bedeckt sind.

Neben den Nervenschäden durch Überdehnung oder direkten Druck gibt es **Druckstellen und Hautnekrosen.** Bei sehr langen Eingriffen, z. B. mehr als vier Stunden, reicht auch eine perfekte Polsterung nicht aus, um das Risiko völlig auszuschließen. Es ist eine gute Praxis, den Kopf und wenn möglich auch die Fersen wiederholt um wenige Millimeter zu bewegen, um die Druckexposition des Gewebes zu verändern.

8

Normalerweise gut tolerierte Manöver können bei sehr vulnerablen Patienten schon zu **Frakturen** führen. Der Autor erinnert sich an mehr als eine Femurfraktur während Fersenblutentnahmen bei Frühgeborenen, die durch die Lagerung und Außenrotation des Beines verursacht wurde. Und selbstverständlich sind Kinder mit Osteogenesis imperfecta eine besondere Herausforderung für den Kinderanästhesisten.

Die **Operation nach Nuss** ist eine minimalinvasive Korrektur einer Trichterbrust, die 1987 von Nuss entwickelt wurde und an vielen Orten die traditionelle Ravitch-Technik ersetzt hat. Obwohl der Eingriff in den meisten Fällen problemlos verläuft, hat der Eingriff Risiken, die für den Anästhesisten wichtig sind: Er muss sich auf Arrhythmien, Gefäßverletzungen, Herzperforation, Pneumothorax, Pleuraerguss und Blutungen einstellen. In beinahe 20 Jahren war der Autor mit lebensbedrohlichen Arrhythmien sowie mit Pneumothorax und Pleuraerguss konfrontiert, zusätzlich zum beschriebenen Fall mit der Plexusparese.

Perioperative Medizin ist ein „Teamsport". Für ein gutes Outcome ist eine hohe Performance aller Teammitglieder erforderlich. Dies kann an diesem Beispiel mit der Lagerung sehr gut illustriert werden. Der Chirurg benötigt einen guten Zugang zum Operationsgebiet. Für den Anästhesisten stehen eine minimale Interferenz mit der Beatmung sowie im Notfall der Zugang zum Atemweg und zu den Gefäßkathetern im Fokus. Beide sind dafür verantwortlich, dass alles im besten Interesse des Patienten verläuft und kein Schaden auftritt. In manchen Ländern werden die rechtlichen Aspekte dieser Zusammenarbeit detailliert diskutiert (Auerhammer 2008). Das Lagern kann für den Anästhesisten die Funktionsfähigkeit der Installationen und auch den Zugang zum Kind erheblich beeinflussen. Korrektes Lagern gehört daher zu den Kernkompetenzen des Kinderanästhesisten.

8.2.3 Zusammenfassung und Empfehlungen

Dieser Fall einer Plexusparese zeigt, dass das ganze perioperative Team darauf zu achten hat, dass die Arme nicht unnötigerweise um mehr als 90° abduziert sind.

N. ulnaris und N. peroneus sind extrem anfällig für Druckschäden.

Sogar mit korrektem Polstern können Druckstellen und Hautnekrosen entstehen. Es ist daher zu empfehlen, die Position von Zeit zu Zeit minimal zu verändern.

LITERATUR

Auerhammer, J. (2008). Lagerung des Patienten zur Operation. Anaesthesist, 57, 1.107–1.124.

Cheney, F.W., Domino, K.B., Caplan, R.A. et al. (1999). Nerve injury associated with anesthesia: a closed claims analysis. Anesthesiology, 90, 1.062–1.069.

Fox, M.E., Bensard, D.D., Roaten, J.B. et al. (2005). Positioning for the Nuss procedure: avoiding brachial plexus injury. Paediatr Anaesth, 15, 1.067–1.071.

Kelly, B.A., Naqvi, M., Rademacher, E.S. et al. (2017). Fracture table application for pediatric femur fractures: incidence and risk factors associated with adverse outcomes. J Pediatr Orthop, 37, e353–e356.

Prielipp, R.C., Morell, R.C., Walker, F.O. et al. (1999). Ulnar nerve pressure: influence of arm position and relationship to somatosensory evoked potentials. Anesthesiology, 91, 345–354.

Souza Neto, E.P., Durand, P.G., Sassolas, F. et al. (1998). Brachial plexus injury during cardiac catheterisation in children. Report of two cases. Acta Anaesthesiol Scand, 42, 876–879.

8.3 Iatrogene Verbrennungen

8.3.1 Fallbericht

Vor Jahrzehnten stand ein zwei Tage altes Neugeborenes (3,5 kg) bei vermuteter intestinaler Obstruktion für eine Notfalllaparotomie auf dem Plan. Die Anästhesie wurde nach intravenöser Einleitung mit 4 mg/kg Thiopental und 0,2 mg/kg Pancuronium mit Isofluran in Luft/Sauerstoff aufrechterhalten.

Im zweiten Versuch wurde die rechte A. radialis unter Verwendung der Transillumination mit dem vom chirurgischen Team geborgten „Kaltlicht" erfolgreich kanüliert. Der 2 Fr Arterienkatheter (Seldicath Plastimed) wurde festgenäht und verbunden, zudem wurde dorsal eine Schiene angelegt. Dorsal am Handgelenk wurde zwar ein 4 mm großer, weißlicher Hautbereich bemerkt, aber nicht für relevant gehalten. Erst zwei Tage später machte der Kinderchirurg den Anästhesisten auf eine „mysteriöse" Hautnekrose dorsal am Handgelenk des Babys aufmerksam (➤ Abb. 8.3). Die Nekrose wurde exzidiert und die Haut primär chirurgisch verschlossen. Der weitere Verlauf war problemlos, denn die darunterliegenden Sehnen waren nicht zu Schaden gekommen.

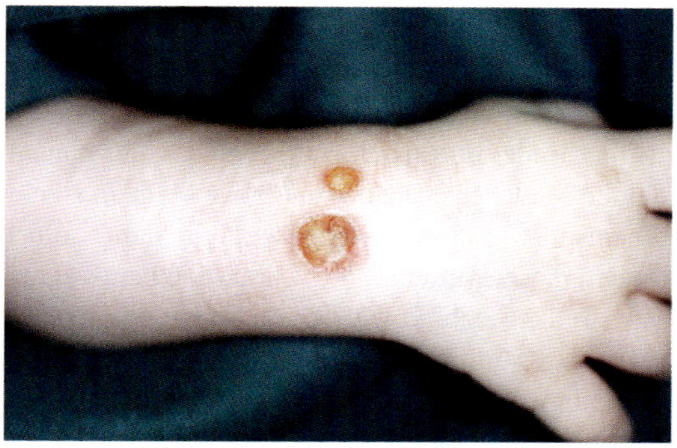

Abb. 8.3 Verbrennung durch Verwendung einer chirurgischen Kaltlichtquelle für die Kanülierung der A. radialis. [T517]

8.3.2 Diskussion

Dieser Fall einer **iatrogenen Verbrennung** durch **„Kaltlicht"** illustriert auf dramatische Art, dass diese Geräte keineswegs kalt sind (Hindle et al. 2009). Es gibt zahlreiche Fallberichte über Verbrennungen, wenn bei der Transillumination solche „Kaltlicht"-Quellen für den Gefäßzugang (Sümpelmann et al. 2006) oder die Diagnose eines Pneumothorax (Sajben et al. 1999) verwendet wurden. Wie in diesem Fall kann die Herkunft dieser Hautläsionen für Kollegen, die nicht direkt involviert waren, auf den ersten Blick nicht klar erkennbar sein (Sajben et al. 1999). Nach diesem Fall packte der Autor immer zuerst einige Eiswürfelchen in den sterilen Handschuh, der die Lichtquelle bedeckte. Später begann er, gewöhnliche Taschenlampen zu verwenden. Taschenlampen werden weniger heiß, aber immer noch heiß genug, dass es zur Blasenbildung kommt. Heute können ausschließlich **LED-Lichtquellen** empfohlen werden. Die Mehrzahl der iatrogenen Verbrennungen geht aber vermutlich auf chirurgische Prozeduren zurück. Der Autor erinnert sich an den aufsteigenden Rauch, als die chirurgische Abdeckung in

Brand geriet, nachdem die fiberoptische Lichtquelle nach Beendigung einer Zystoskopie auf dem Thorax abgelegt wurde. Es resultierte eine Verbrennung dritten Grades im Ausschnittbereich des betroffenen kleinen Mädchens. Die perioperative Medizin ist ein „Teamsport" und der Anästhesist muss daher sofort reagieren, wenn er eine solche Situation bemerkt.

Auch die Gefahr von Verbrennungen durch **elektrischen Strom** ist zu bedenken. Bei Verwendung der monopolaren Kaustik kann eine ungenügend haftende Negativplatte zu schweren Verbrennungen führen. Ähnlich kann während eines MRT das rasch wechselnde Magnetfeld in Schlingen der EKG-Kabel einen Stromfluss erzeugen, der dann Hautverbrennungen hervorruft.

Mit den heutigen **Warmluft-Wärmegeräten** ist das Risiko von Verbrennungen relativ gering. Die Haut soll allerdings keinen direkten Kontakt mit dem Anschlussschlauch haben und der Weg des Luftstroms in der Matratze darf nicht verlegt sein (Azzam und Krock 1995; Stewart und Harban 2012). Zwischen dem Anschlussschlauch-Konnektor und dem anliegenden Bein oder Arm soll ein Tuch liegen. **Elektrische Heizkissen,** die nicht speziell für den medizinischen Gebrauch bestimmt sind, dürfen in der Anästhesie und Intensivmedizin nicht verwendet werden. Wenn diese nämlich ausgedehnt mit Körperflüssigkeiten durchtränkt werden, kann es zu schweren, ja sogar letalen Verbrennungen kommen.

Es besteht immer eine erhöhte **Brandgefahr** (Rinder 2008), wenn Sauerstoff in das chirurgische Feld flutet: Es gibt dort entflammbare Substanzen (Culp, Jr. et al. 2013), z. B. die noch nicht ganz trockene alkoholische Hautdesinfektion (Bonnet al. 2015), und die Kauter- oder Laseranwendung kann eine Entzündung begünstigen. Wenn im Hals- oder Kopfbereich Kauter oder Laser zur Anwendung kommen, sollte bei „Monitored Anaesthesia Care" möglichst auf eine nasale Sauerstoffgabe verzichtet werden und in Narkose soll die Sauerstoffkonzentration so tief wie möglich eingestellt sein. Meistens kommt es zu einem chirurgischen Brand, weil die Beteiligten nicht an diese Möglichkeit denken. In der Vergangenheit, als noch Äther und Zyklopropan verwendet wurden, war die Gefahr eines Brandes oder einer Explosion für den Anästhesisten ständig präsent (Macdonald 1994a; Macdonald 1994b). Wir sollten nicht vergessen, was uns die Vergangenheit gelehrt hat.

Zusätzlich hat der Autor unzählige Verbrennungen und Verbrühungen durch medizinische Wärmeapplikation oder das Verschütten von heißem Wasser während des Inhalierens bei Atemwegsinfektionen gesehen.

8.3.3 Zusammenfassung und Empfehlungen

Das sog. „Kaltlicht" darf keinesfalls Hautkontakt mit dem Patienten haben, da dabei ein hohes Risiko von Verbrennungen besteht. Für die Transillumination dürfen ausschließlich LED-Lichtquellen verwendet werden.

Warmluft-Wärmegeräte können zu Verbrennungen führen, wenn der Verbindungsschlauch in direkten Kontakt mit der Haut kommt.

Bei erhöhtem Entzündungs- und Brandrisiko soll die Sauerstoffkonzentration so tief wie möglich eingestellt werden.

LITERATUR

Azzam, F. J. & Krock, J. L. (1995). Thermal burns in two infants associated with a forced air warming system. Anesth Analg, 81, 661.

Bonnet, A., Devienne, M., De Brouker, V. et al. (2015). Operating room fire: Should we mistrust alcoholic antiseptics? Ann Chir Plast Esthet, 60, 255–261.

Culp, W. C., Jr., Kimbrough, B. A. & Luna, S. (2013). Flammability of surgical drapes and materials in varying concentrations of oxygen. Anesthesiology, 119, 770–776.

Hindle, A. K., Brody, F., Hopkins, V. et al. (2009). Thermal injury secondary to laparoscopic fiber-optic cables. Surg Endosc, 23, 1.720–1.723.

Macdonald, A. G. (1994a). A brief historical review of non-anaesthetic causes of fires and explosions in the operating room. Br J Anaesth, 73, 847–856.

Macdonald, A. G. (1994b). A short history of fires and explosions caused by anaesthetic agents. Br J Anaesth. 72, 710–722.

Rinder, C. S. (2008). Fire safety in the operating room. Curr Opin Anaesthesiol, 21, 790–795.

Sajben, F. P., Gibbs, N. F. & Friedlander, S. F. (1999). Transillumination blisters in a neonate. J Am Acad Dermatol, 41, 264–265.

Stewart, C. & Harban, F. (2012). Thermal injuries from the use of a forced-air warming device. Paediatr Anaesth, 22, 414–415.

Sümpelmann, R., Osthaus, W. A., Irmler, H. et al. (2006). Prevention of burns caused by transillumination for peripheral venous access in neonates. Paediatr Anaesth, 16, 1.097–1.098.

8.4 Toxisch verursachte Hautnekrosen

8.4.1 Fallbericht

Vor Jahrzehnten war bei einem sechsjährigen Mädchen (20 kg) ein großer urologischer Eingriff vorgesehen. Die Anästhesie wurde intravenös mit Thiopental, Fentanyl und Mivacurium eingeleitet. Der Atemweg wurde mit einem geblockten 5er Tubus gesichert, der – gut gleitfähig gemacht – mit Leichtigkeit durch das Nasenloch in die Trachea glitt. Nase und Wange wurden, um die Haut zu entfetten, mit „Wundbenzin" gereinigt und der Tubus mit Pflaster fixiert. Nach den Regeln des Hauses wurde ein Faden um den Tubus gelegt und geknotet, um eine stabile Verbindung von Pflaster und Tubus zu garantieren.

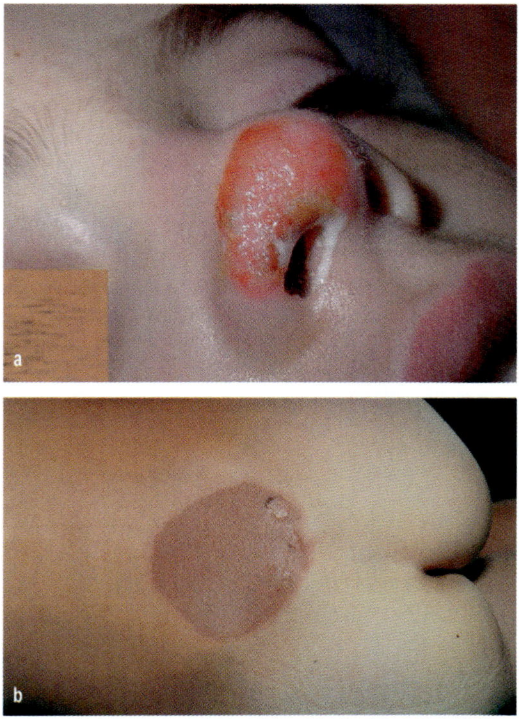

Abb. 8.4 a) Toxisch verursachter Hautschaden durch Reinigen der Haut mit „Wundbenzin" vor der straffen Fixierung des nasotrachealen Tubus mit Pflaster. b) Toxisch verursachter Hautschaden durch Reinigen der Haut mit „Wundbenzin", um nach der Instruktion für einen Kaudalblock die eingezeichneten Landmarken zu entfernen. [T517]

Desfluran und eine Mivacuriuminfusion dienten der Aufrechterhaltung der Anästhesie und ein Kaudalblock mit 50 µg/kg Morphin der postoperativen Analgesie. Die Anästhesie verlief ereignislos und nach über sechs Stunden wurde das Mädchen extubiert. Klebstoffrückstände auf der Haut wurden wiederum mit „Wundbenzin" entfernt. Die vorher vom Pflaster bedeckte Haut hatte einen feuchten Aspekt, schien aber nicht relevant geschädigt zu sein. Zwei Tage später aber war klar eine oberflächliche Hautnekrose sichtbar (➤ Abb. 8.4a). Die Läsion wurde mit Salbe behandelt und heilte ab. Aber auch Jahre später war immer noch eine Narbe an der Nasenspitze zu sehen.

8.4.2 Diskussion

Dieser Fall einer **toxisch bedingten Hautnekrose** führte dazu, dass der Autor „Wundbenzin" definitiv aus seinem Arbeitsumfeld verbannte. **„Wundbenzin" (petroleum ether)** ist kein Äther im chemischen Sinn, sondern eine Mischung von gesättigten Kohlenwasserstoffen, z. B. Pentan, Hexan, Heptan. Es wird im medizinischen Umfeld häufig verwendet und ist auch in vielen Haushalten vorhanden, um Klebstoffrückstände von Pflastern zu entfernen und die Haut zu reinigen. Es ist aber im Gegensatz zu Ethanol und Isopropanol nicht für die Hautdesinfektion geeignet. Grundsätzlich ist die Substanz toxisch, und zwar sowohl systemisch als auch lokal (Parasuraman et al. 2014). Es kann komplikationslos für die Hautreinigung eingesetzt werden, sofern genügend Zeit eingerechnet wird, damit es vollständig verdampfen kann. Sobald es aber von einem Okklusivverband bedeckt wird, in diesem Fall vom Pflaster für die Tubusfixation, dringt die sehr lipophile Substanz tief in die Haut ein und führt zu einer Hautnekrose, die typischerweise erst mit der Latenz von einem Tag gut sichtbar wird. In diesem Fall könnte der straffe Faden um den Tubus den mechanischen Stress für die Haut an der Nasenspitze noch erhöht haben.

Der Autor war noch für **drei weitere Fälle** mit toxischen Hautschäden durch „Wundbenzin" verantwortlich:

- Eine Patientin entwickelte eine tiefe schwarze Hautnekrose mitten auf der Stirn, nachdem dort

8

nach Entfernung des Make-ups mit „Wundbenzin" eine EKG-Elektrode geklebt worden war.
- Ein Frühgeborenes entwickelte eine tiefe Hautnekrose, die wiederholte chirurgische Revisionen erforderlich machte, nach Fixierung eines Venenzugangs in der V. saphena magna mittels eines Tegaderms. Bei diesem Patienten hatte die leitende Kinderanästhesiepflegekraft den Anästhesisten sogar darauf aufmerksam gemacht, dass die Verwendung von Äther sicherer sei.
- Schließlich entwickelte ein vierjähriger Junge einen handflächengroßen toxischen Hautschaden über der Sakralregion nach der Entfernung von Landmarken, die für die Instruktion eines Kaudalblocks eingezeichnet worden waren (➤ Abb. 8.4b). Hier wurde zwar kein Okklusivverband angelegt, aber die Haut war mit einer großen Menge „Wundbenzin" kräftig eingerieben worden und das Kind lag danach überwiegend auf dem Rücken.

Obgleich die toxischen Eigenschaften von „Wundbenzin" erfahrenen Pflegekräften vertraut sind, werden sie erstaunlicherweise in der medizinischen Literatur nicht erwähnt. Der Autor benötigte mehr als sein halbes Berufsleben, um dieses Problem zu erkennen.

Was sind die **Alternativen, um die Haut zu entfetten** und die Haftfähigkeit von Pflaster zu erhöhen? **Äther** entfernt Pflasterrückstände sehr effizient und verdampft sehr schnell, sodass das Heftpflaster wenige Sekunden später gefahrlos geklebt werden kann. Nachteile sind der spezielle Geruch und das Risiko, dass bei einer Mischung mit Sauerstoff eine explosive Mischung entsteht (Macdonald 1994); besonders, wenn es bei einem leckenden Tubus während der Fixierung zu hohen Sauerstoffkonzentrationen im Anwendungsgebiet kommt. Trotzdem wurde Äther an der Institution des Autors, mit der entsprechenden Vorsicht, über viele Jahre erfolgreich verwendet. Kommerziell erhältliche Lösungen, z. B. Cavilon, führen zu einem schnell trocknenden, schützenden Film auf der Haut, auf dem dann das Pflaster gut haftet. Zur Entfernung von Klebstoffrückständen kann Niltac, eine silikonbasierte, schnell verdampfende Flüssigkeit verwendet werden.

Lösungen zur Hautdesinfektion, vor allem solche auf alkoholischer Basis, können im Übermaß eingesetzt zu einem großflächigen Schaden führen, wenn die Haut längere Zeit feucht bleibt. Der Autor erinnert sich an einen zehnjährigen Jungen, bei dem es nach einem Femoralisblock mit ungenügender Entfernung der alkoholhaltigen Polyvinylpyrrolidon-Lösung zu einer schwerwiegenden Hautnekrose am Skrotum kam. Die Haut zwischen Oberschenkel und Skrotum, resp. Labium majus, muss nach jedem Eingriff in der Leiste sorgfältig gereinigt und getrocknet werden.

8.4.3 Zusammenfassung und Empfehlungen

Dieser Fall zeigt, dass „Wundbenzin" (petroleum ether) aus dem Anästhesieumfeld verbannt werden sollte, da es, von Pflaster bedeckt, zu einem schweren toxischen Hautschaden führen kann.

Nach jeder invasiven Prozedur soll verbleibendes Desinfektionsmittel entfernt und die Haut sorgfältig getrocknet werden, ganz besonders an den intertriginösen Körperstellen.

Diese Fallserie von Hautnekrosen nach dem Gebrauch von „Wundbenzin" zeigt, dass der Lernprozess eines Individuums, aber auch einer Institution, sehr viel Zeit in Anspruch nehmen kann.

LITERATUR

Macdonald, A. G. (1994). A short history of fires and explosions caused by anaesthetic agents. Br J Anaesth, 72, 710–722.

Parasuraman, S., Sujithra, J., Syamittra, B. et al. (2014). Evaluation of sub-chronic toxic effects of petroleum ether, a laboratory solvent in Sprague-Dawley rats. J Basic Clin Pharm, 5, 89–97.

8.5 Transfusionsreaktion

8.5.1 Fallbericht

Vor Jahrzehnten wurde ein zehnjähriger Junge (28 kg) nach einem Verkehrsunfall mit der Ambulanz in die Kinderklinik gebracht. Er hatte eine offene Fraktur und eine ausgedehnte Ablederung der Haut am Bein erlitten. Nach primärer Beurteilung,

Blutentnahme und Röntgenabklärung wurde er in den Operationssaal gebracht. Unter Intubationsnarkose wurde die Wunde debridiert und ein Fixateur externe angelegt. Über die nächsten drei Tage fand täglich eine Wundrevision in Allgemeinanästhesie statt. Jedes Mal waren wegen der profusen Blutung ein bis zwei Erythrozytenkonzentrate erforderlich, um das Hämoglobin bei 80 g/l zu halten. Ein leichter Ikterus und ein unerwartet hoher Transfusionsbedarf triggerten eine weitere Abklärung. Zudem war es gemäß den lokalen Richtlinien ohnehin erforderlich, „Type und Screen" nach 96 Stunden zu wiederholen.

Erst als „Type und Screen" wiederholt wurde, berichtete das hämatologische Labor, dass die „echte" Blutgruppe des Patienten nicht derjenigen, die man in der initialen Blutentnahme von der Notaufnahme gefunden hatte, entsprach. Offensichtlich waren Blutproben verwechselt worden, aber überraschenderweise war man nicht in der Lage, den Ablauf dieser Verwechslung zu klären.

8.5.2 Diskussion

Dieser Fall einer **hämolytischen Transfusionsreaktion** wegen verwechselter Blutproben, sei es beim Entnahmeprozess oder bei der Beschriftung, zeigt, dass es jedes Mal um Leben und Tod geht, wenn einem Patienten Blut abgenommen und dann mit seinem Namen versehen wird. „Falsches Blut im Röhrchen" darf nicht vorkommen (Ansari und Szallasi 2011). Der heikelste Schritt im ganzen Prozess ist wahrscheinlich die Beschriftung der frisch abgenommenen Blutprobe, da in diesem Moment oft mehrere Personen involviert sind. Die meisten schweren hämolytischen Transfusionsreaktionen geschehen vermutlich aufgrund eines menschlichen Fehlers (Stainsby et al. 2008). Glücklicherweise kam es bei diesem Patienten nur zu einer verzögerten hämolytischen Reaktion. Eine akute intravasale Hämolyse wäre akut lebensbedrohlich gewesen. Sie führt zu Schock, Gerinnungsstörung, Nierenschädigung und Hyperkaliämie. Nach diesem Fall wurde das Vorgehen an der Klinik, analog zum Vorgehen an anderen Institutionen, geändert (Ansari und Szallasi 2011): Jeder Empfänger ohne vorher bekannte Blutgruppe benötigt jetzt zusätzlich zum aktuellen „Type und Screen" noch eine zweite Blutgruppenbestimmung. Und in jeder Konserve, die das Hämatologielabor verlässt, wird nochmals die Blutgruppe bestimmt, obgleich die Konserve vorher selbstverständlich gründlich getestet und mit der Blutgruppe beschriftet wurde.

Zusätzlich existieren **bei Bluttransfusionen** viele andere **Gefahren** (Harrison und Bolton 2011). Die infektiösen Risiken sind immer noch ein Thema, obgleich mit den heutigen Testverfahren die Gefahr einer Ansteckung mit einer **Viruserkrankung** sehr gering ist. Die **bakterielle Kontamination** ist aber immer noch ein Problem und mit einer hohen Mortalität assoziiert. Auch bei einer präoperativen Eigenblutspende bleibt dieses Risiko und auch die Verwechslungsgefahr bestehen. Die präoperative Eigenblutspende ist ohnehin aus verschiedenen Gründen weitgehend verlassen worden: Die Lagerung scheint bei Eigenblut zu ähnlichen negativen immunologischen Folgen wie bei einer fremden Spende zu führen; zudem wird ein niedrigerer Ausgangshämatokrit die Wahrscheinlichkeit einer Transfusion während des Eingriffs erhöhen. Auch der finanzielle und logistische Aufwand darf neben den emotionalen Problemen bei Kindern nicht unterschätzt werden. Die meisten Transfusionsreaktionen sind **febrile oder allergische nichthämolytische Reaktionen.** Die ausschließliche Verwendung von leukozytendepletierten Konserven hat sie allerdings viel seltener gemacht. Das „gefährlichste" Blutprodukt sind Thrombozytenkonzentrate. In der Erfahrung des Autors war, vor allem zu Beginn seiner Karriere, eine **Kreislaufüberladung** die häufigste Komplikation. Er erinnert sich an ein Kind mit einer Tonsillennachblutung, das zwar aktiv blutete, aber bereits eine schwere Anämie mit einem Hämoglobin von 50 g/l aufwies. Die rasche Verabreichung von zwei Blutkonserven induzierte ein fulminantes Lungenödem. Im klinischen Alltag kann es eine Herausforderung sein, eine akute von einer vorwiegend chronischen Blutung zu unterscheiden.

Der optimale Weg, eine Transfusionsreaktion zu umgehen, ist das Vermeiden einer Transfusion. Das Konzept des **Blood-Patient-Management** ist en vogue und hat auch die Kinderanästhesie erreicht (Cholette et al. 2017). Realistisch betrachtet kann eine präoperative Anämie nur selten mit vertretbarem Aufwand korrigiert werden. Aber allein schon

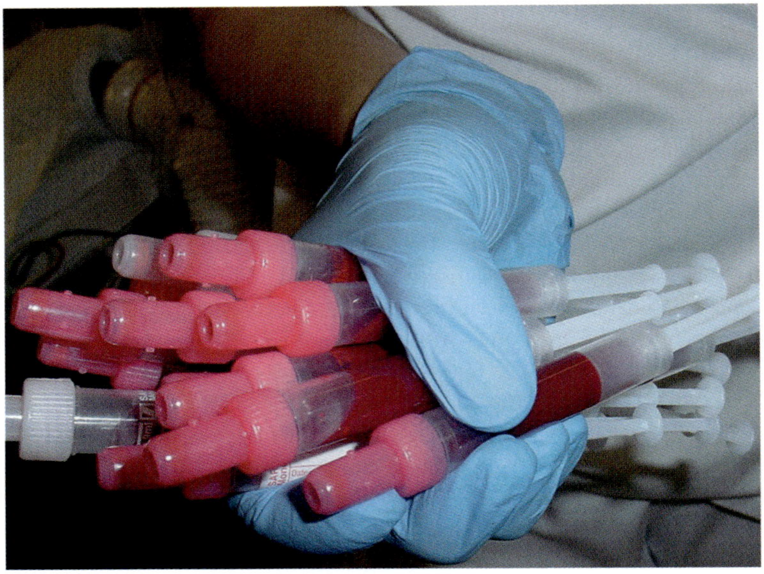

Abb. 8.5 Blutentnahme „zur weiteren Abklärung" bei einem Vorschulkind. Wenn es gelingt, den durch repetitive Blutentnahmen bedingten iatrogenen Blutverlust zu minimieren, kann die Transfusionsfrequenz reduziert werden. [T517]

die Befolgung von Transfusionsrichtlinien (Kozek-Langenecker et al. 2017), der Einsatz von Tranexamsäure und besonders das Minimieren der iatrogenen Verluste durch wiederholte große Blutentnahmen (Steffen et al. 2017) sind als wichtige Schritte zu betrachten (> Abb. 8.5).

8.5.3 Zusammenfassung und Empfehlungen

Dieser Fall zeigt, dass „falsches Blut im Röhrchen" eine ständig drohende Gefahr ist, die unbedingt vermieden werden muss.

Das Ziel des technischen Fortschritts muss es sein, das notwendige Volumen bei Blutentnahmen zu minimieren.

LITERATUR

Ansari, S. & Szallasi, A. (2011). 'Wrong blood in tube': solutions for a persistent problem. Vox Sang, 100, 298–302.

Cholette, J. M., Faraoni, D., Goobie, S. M. et al. (2018). Patient blood management in pediatric cardiac surgery: a review. Anesth Analg, 127, 1.002–1.016.

Harrison, E. & Bolton, P. (2011). Serious hazards of transfusion in children (SHOT). Paediatr Anaesth, 21, 10–13.

Kozek-Langenecker, S. A., Ahmed, A. B., Afshari, A. et al. (2017). Management of severe perioperative bleeding: guidelines from the European Society of Anaesthesiology: first update 2016. Eur J Anaesthesiol, 34, 332–395.

Stainsby, D., Jones, H., Wells, A. W. et al. (2008). Adverse outcomes of blood transfusion in children: analysis of UK reports to the serious hazards of transfusion scheme 1996–2005. Br J Haematol, 141, 73–79.

Steffen, K., Doctor, A., Hoerr, J. et al. (2017). Controlling phlebotomy volume diminishes PICU transfusion: Implementation processes and impact. Pediatrics, 140: e20162480.

Register

Weitere Bücher zum Thema Anästhesie bei Elsevier

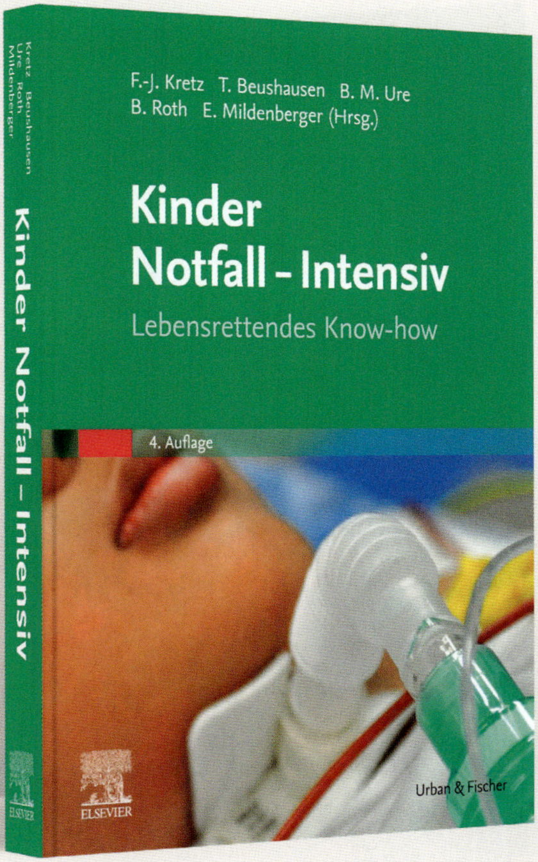

Melden Sie sich für unseren Newsletter an unter www.elsevier.de/newsletter

ELSEVIER

Diesen und viele weitere Titel sowie die aktuellen Preise finden Sie in Ihrer Buchhandlung vor Ort und unter **shop.elsevier.de**